2500万人が苦しむ

名もなき腰痛

白《しら》井《い》天《てん》道《どう》
西住之江鍼灸整体院院長

を自分で治すすごい本

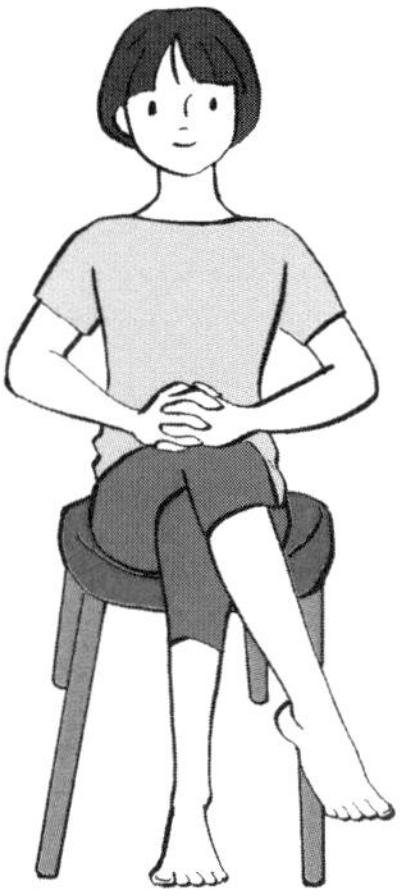

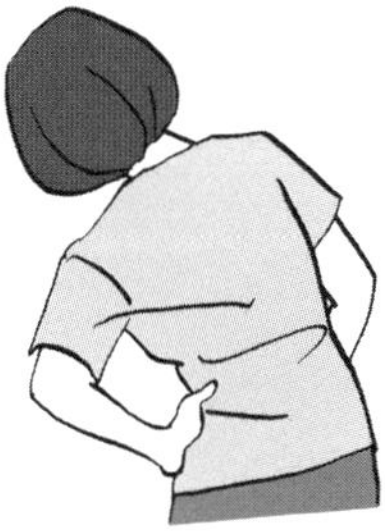

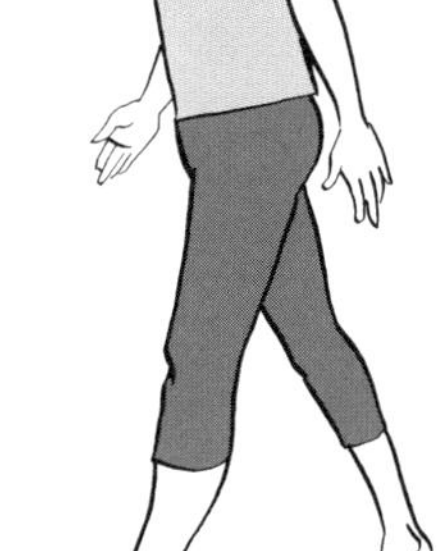

民社

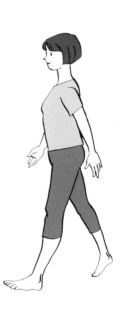

はじめに

原因不明の腰痛・坐骨神経痛は、「痛いゾーンチェック」と「セルフケア」ですぐ治る！

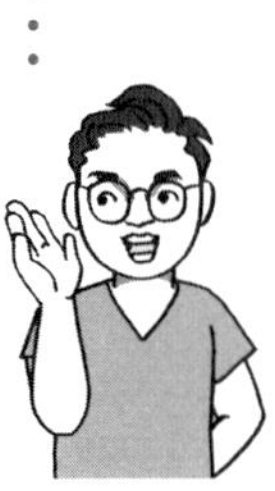

日本の「腰痛人口」は、約３０００万人……国民の４人にひとりは、腰の痛みに苦しんでいることになります。世代別にいえば、40代～60代には特に多く、２人にひとりが腰痛持ちであるという調査結果もあります。

また、日本人の80％以上の人は、生涯で一度は腰痛を経験するともいわれていますので、まさに腰痛は「国民病」であるといえるでしょう。

私が院長を務める西住之江鍼灸整体院は、地域で唯一の脊柱管狭窄症《せきちゅうかんきょうさくしょう》・すべり症の専門院で、原因不明の腰痛・坐骨神経痛《ざこつしんけいつう》に悩まされている患者さんも大変多く来院され、その数は年間約１万人にのぼります。

また、腰痛のスペシャリストとして、私はＹｏｕＴｕｂｅで動画の配信も行っていますが、その再生回数は1700万回を超えました。そのうち、本書で取り上げる腰痛・坐骨**神経痛のセルフケアを紹介する動画は、合計500万回超**となっています。

出版では、2022年末に刊行した『すべり症を自分で治す本』は、たびたび重版されており、ロングセラーとなっています。

これらの事実はすべて、いかに日本人の多くが腰痛に苦しめられているのかを示す証であると私は考えています。

腰痛には大きく分けて2種類あって、「**特異的《とくいてき》腰痛**」と「**非特異的腰痛**」に分類されます。

特異的腰痛とは、主に**腰椎椎間板《ようついついかんばん》ヘルニア**や**腰部脊柱管狭窄症**、**すべり症**など、病院で診療を受けることによって原因を特定できる腰痛のことです。

いっぽうの非特異的腰痛とは、**医療機関を受診しても原因がわからない腰痛**のことで、急性の**ぎっくり腰**や一般的な**慢性腰痛症**などが含まれます。

腰痛全体の割合でいえば、前者は約15%、後者は約85%……つまり、**大部分の腰痛は後者の非特異的腰痛**ということになります。

本書では、全腰痛の約85%を占める（＝約2500万人の）非特異的腰痛を改善するセルフケアについて、くわしく解説していきます。

日本人の国民病ともいえる腰痛ですが、なぜ病院で診療を受けてもたったの15％しか、その原因を特定できないのでしょうか？

その答えは、腰痛患者に対する病院での検査方法にあると私は考えています。

しばしば「3分診療」などと揶揄《やゆ》されるように、昨今の病院はひとりの患者にかける診療時間がとても短い傾向があります。その背景としては、日本の医療費が安いことから、どうしても病院はひとりでも多くの患者を診ようとし、数をこなす必要性から、診断結果はどうしてもレントゲンやＭＲＩなどによる画像の所見だけで判断されやすいのです。

本来であれば、患者から話を聞く問診、またベーシックな整形外科的検査法である「徒《と》手《しゅ》検査」（医師が患者の体を動かしたり、触れたりしながら診る検査）に時間を割くべきなのですが、いわゆる「3分診療」では、それは難しいことになります。

つまり、全腰痛のうち約15％しかその原因を特定できないということは、「病院で受けるレントゲンやＭＲＩなどの画像検査でわかる腰痛の病名は約15％しかない」ということを言っているに等しいといえます。

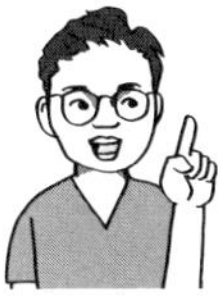

腰痛の85%は「原因不明」

腰痛における非特異的腰痛の割合

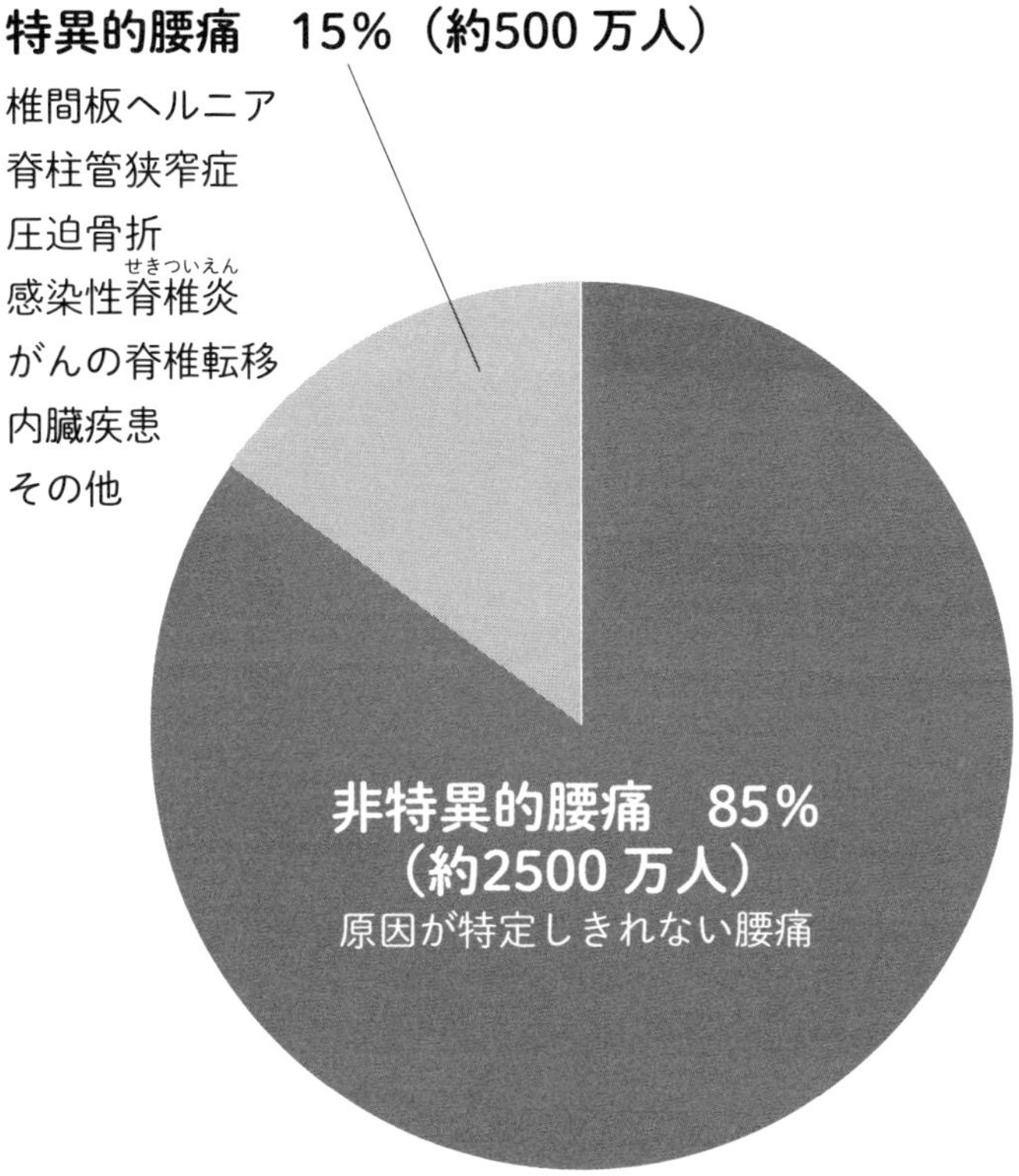
特異的腰痛　15%（約500万人）
椎間板ヘルニア
脊柱管狭窄症
圧迫骨折
感染性脊椎炎《せきついえん》
がんの脊椎転移
内臓疾患
その他
非特異的腰痛　85%
（約2500万人）
原因が特定しきれない腰痛

出典：「成田崇矢の臨床『腰痛』（臨床家バイブルシリーズ）」
（成田崇矢著、運動と医学の出版社）内の図を参考に作成

実際、当院を来訪される多くの腰痛患者さんは、病院で「原因不明」とされた経験があり、中には、医師に「とりあえず、お薬を出しますので様子を見ましょう」などと言われてしまい、戸惑ったという人もいます。

また、病院でレントゲンやＭＲＩの検査を受けて、脊柱管狭窄症や椎間板ヘルニア、すべり症などの特異的腰痛であると診断された患者さんの中にも、治療がうまくいかず、薬も効かずの状態が続き、悩んだ挙句、当院に来訪される方も少なくありません。

そんな患者さんを私が診てみると、確かにレントゲンやＭＲＩの画像上では診断通りだったとしても、つらい腰の痛みの症状は非特異的腰痛が原因だった……というケースも多々あります。

年間約１万例の腰痛・坐骨神経痛の患者さんを見続けてきた私が、腰痛のスペシャリストとして実感していることは、原因のわからない腰痛はほとんどないということです。

実際、腰痛の患者さんの体を見させていただき、筋肉や関節などの状態を確認してみると、痛みの原因はほぼ判明しますし、整体の施術をおこなうことで、多くの方が「腰痛が治った！」とよろこんでくださいます。

また、腰痛・坐骨神経痛のセルフケアを紹介するＹｏｕＴｕｂｅ動画にも「改善した！」というコメントを多く寄せていただき、患者さんのよろこびの声とともに私自身の大きな励みになっています。

原因不明の腰痛・坐骨神経痛を改善するために、大切なのは腰のどの部分が痛むのか？を明確にすることです。

本書では、「痛いゾーンチェック」を始めとしたセルフチェックによって腰痛の原因を明らかにし、それぞれの腰痛を改善する「セルフケア」を紹介します。

また、本書で紹介するセルフケアは、病院の治療がうまくいかない特異的腰痛の方にも、試していただく価値が大いにありますので、ぜひ実践してみてください。

西住之江鍼灸整体院　院長　白井天道

目次

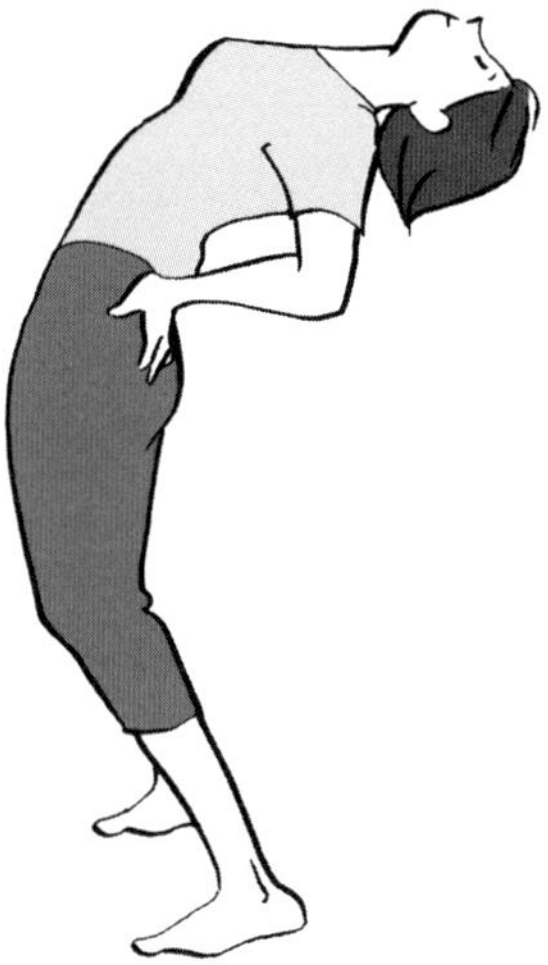

第1章　筋《きん》・筋膜性腰痛《きんまくせいようつう》(左・右)のセルフチェック・セルフケア

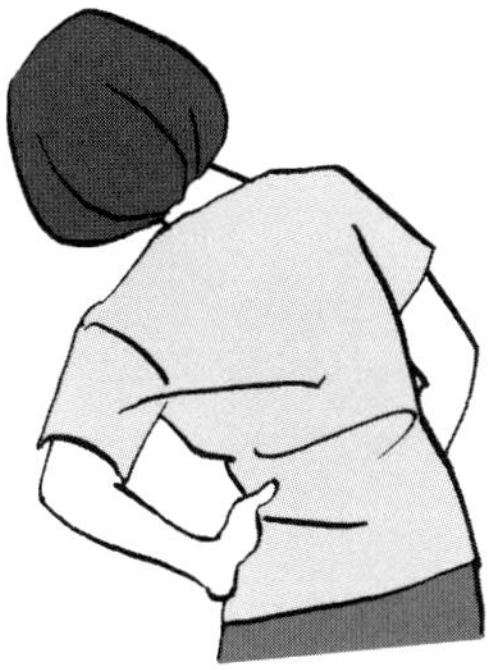

第2章 仙《せん》腸《ちょう》関《かん》節《せつ》性《せい》腰《よう》痛《つう》（左・右）のセルフチェック・セルフケア

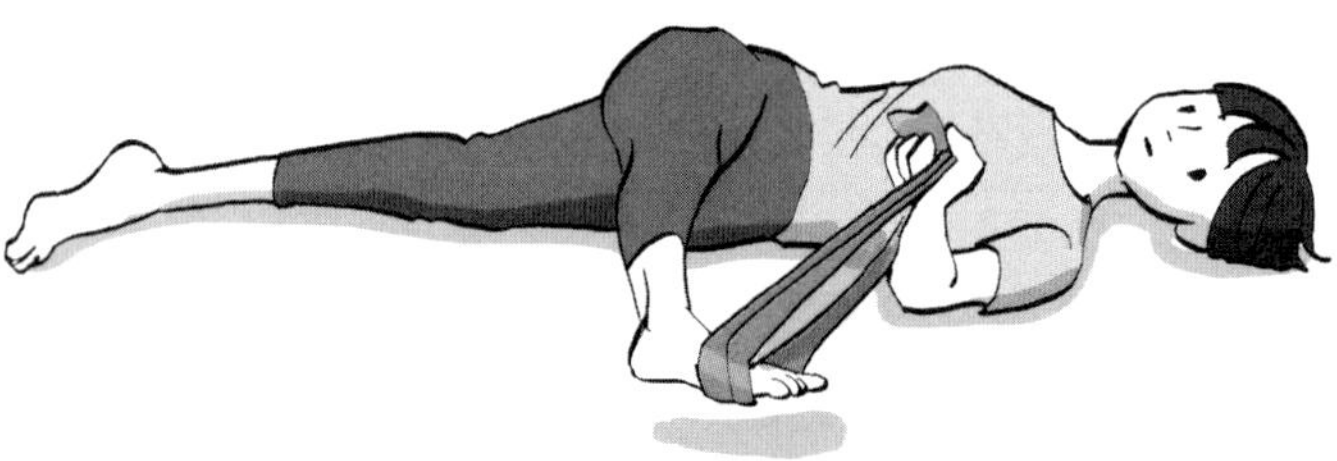

第3章 椎間板性腰痛《ついかんばんせいようつう》・椎間関節性腰痛《ついかんかんせつせいようつう》の セルフチェック・セルフケア

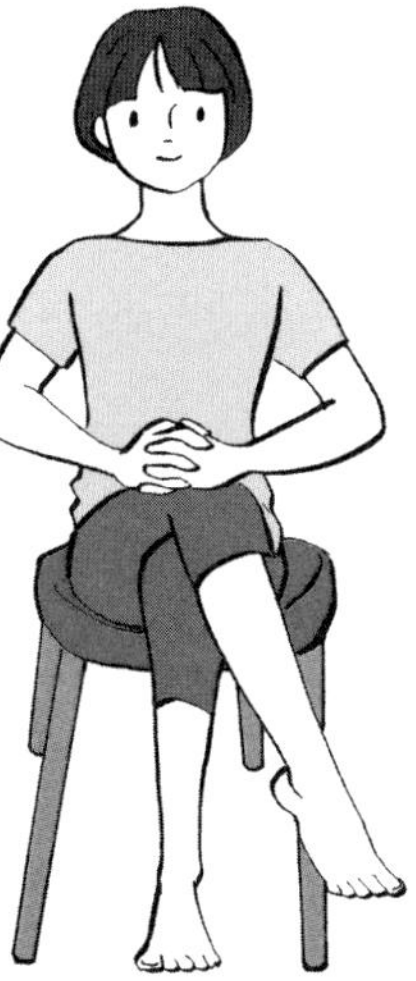

第4章　坐《ざ》骨《こつ》神《しん》経《けい》痛《つう》（左・右）のセルフチェック・セルフケア

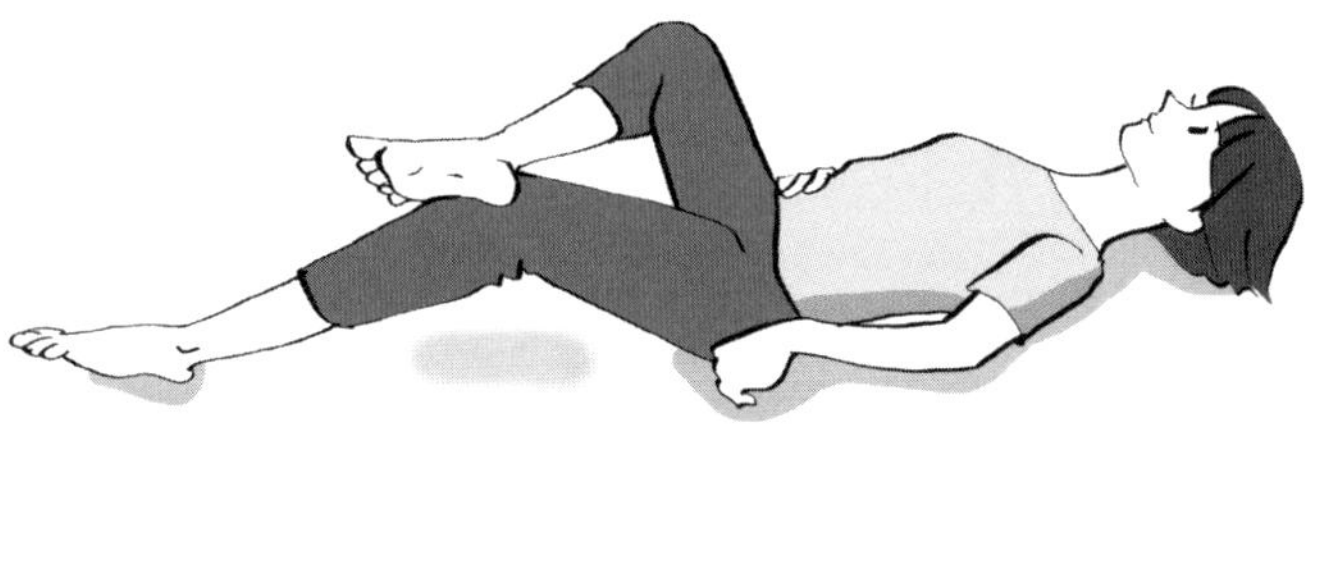

第5章 どこが痛いのかよくわからない腰痛のセルフチェック・セルフケア

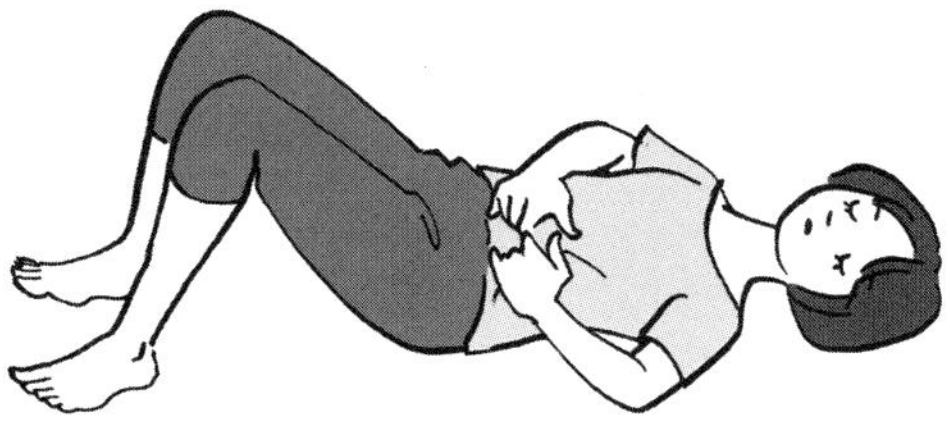

腰痛・坐骨神経痛にいい生活習慣

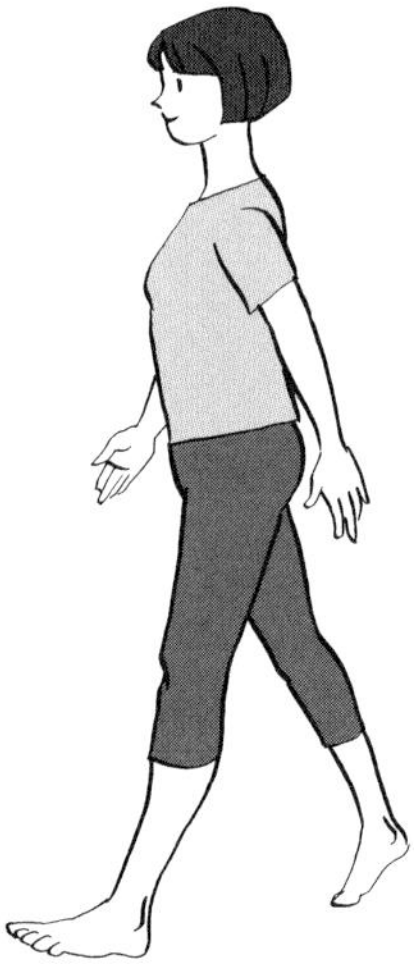

Special Thanks to:
編集協力　西田貴史（manic）
イラストレーション　MICANO
人体輪郭図（P25、29、39、53、65、81、99、109、123）karada_kenkou／PIXTA（ピクスタ）

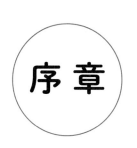

序章

痛いゾーンチェック
&セルフチェック

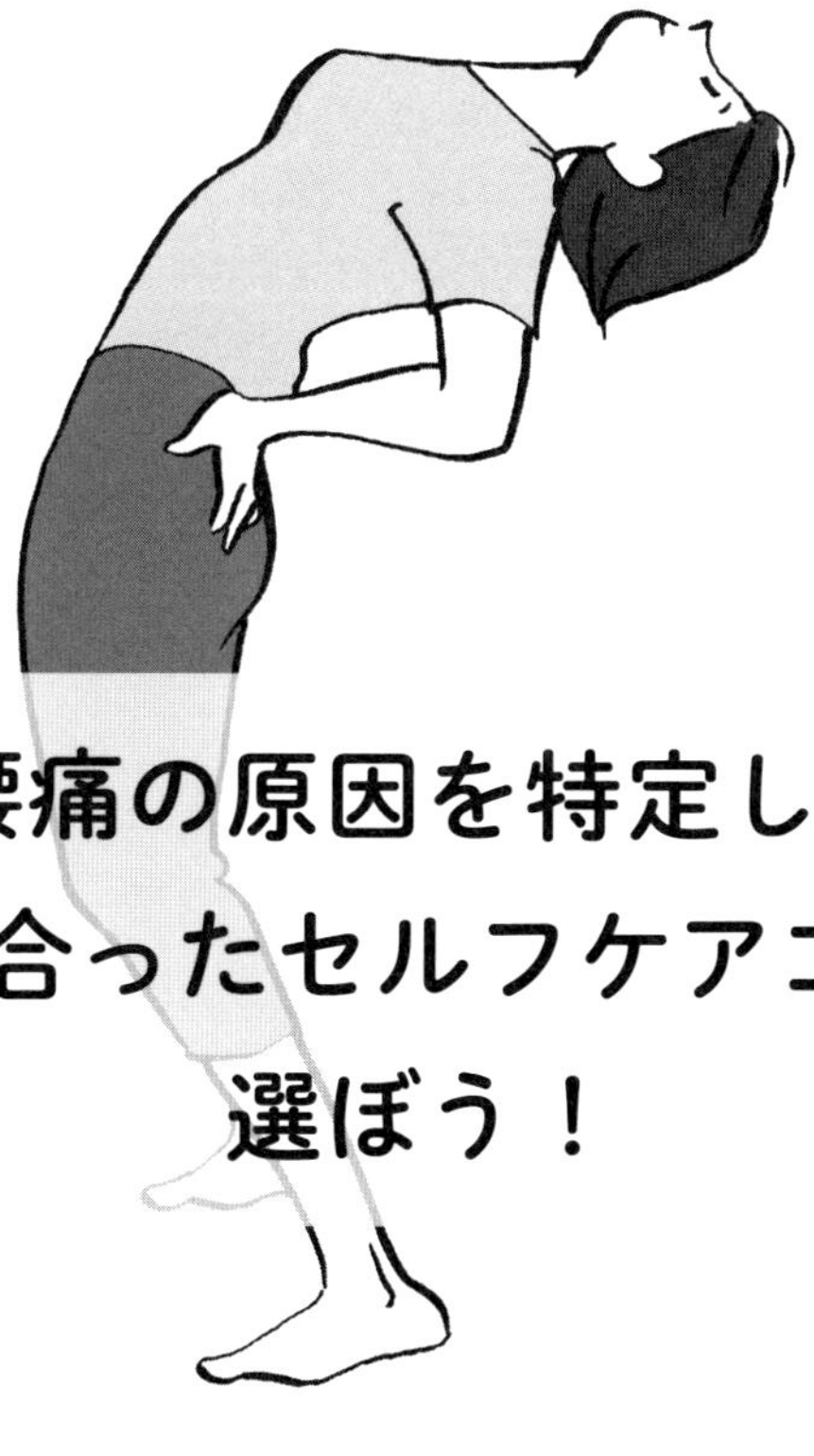

腰痛の原因を特定して
自分に合ったセルフケアコースを
選ぼう！

腰痛を「知る」ではなく「治す」本

本書の使い方

本書の目的は、読者のみなさんに腰痛についてくわしく知っていただくことではなく、つらい腰痛をすぐに改善し、楽になっていただくことです。

簡単なセルフチェックで自分の腰痛タイプを確認し、該当箇所だけ読めばOKです！

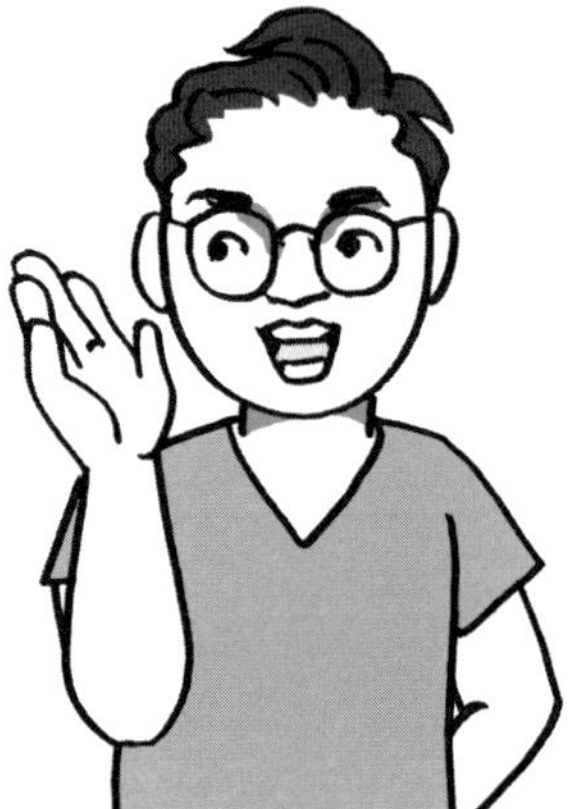

痛いゾーンチェックで読むべきページがわかる！

ステップ1

前屈・後屈をおこない、
痛みのある場所と痛みの度合いをチェックします。

⇩

ステップ2

痛いゾーンチェックをおこない、自分が①〜⑧の
ゾーンタイプのどの腰痛なのか？を判定します。

⇩

ステップ3

自分のゾーンタイプのページに移動し、
セルフチェックをおこない、腰痛タイプを再確認します。

⇩

ステップ4

腰痛タイプに合ったセルフケアを実践します。

⇩

ステップ5

セルフケア後に、再び前屈・後屈やセルフチェックを
おこない、改善効果を実感！してください。

⇩

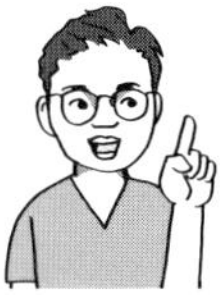

腰の痛みが消えてスッキリ！

痛む場所&痛みの度合いをチェック

前屈・後屈をやってみよう！

一概に「腰痛」といっても、患部や痛みの度合いは、さまざまです。

最初に痛む場所と痛みの度合いを確認することは、とても重要です。

まずは、前屈・後屈をおこない、チェックしてみましょう！

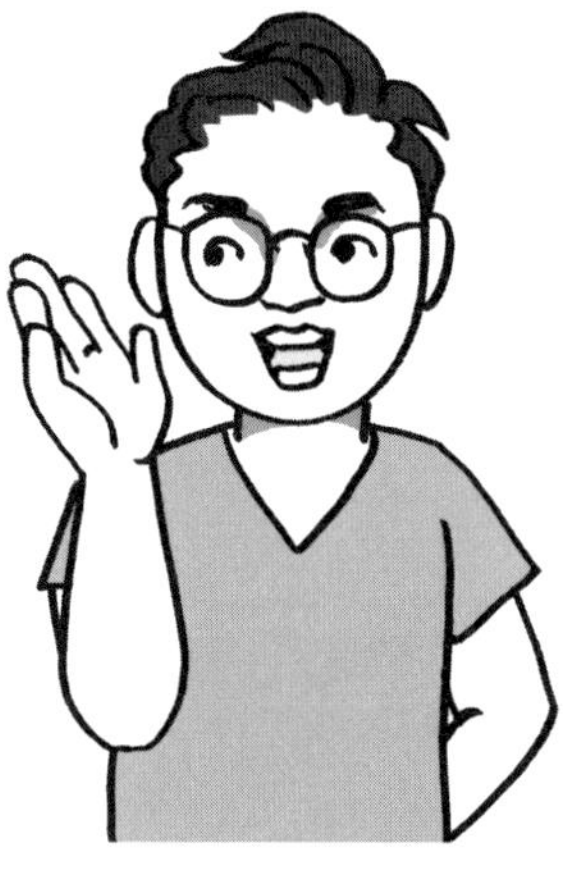

基本のセルフチェック

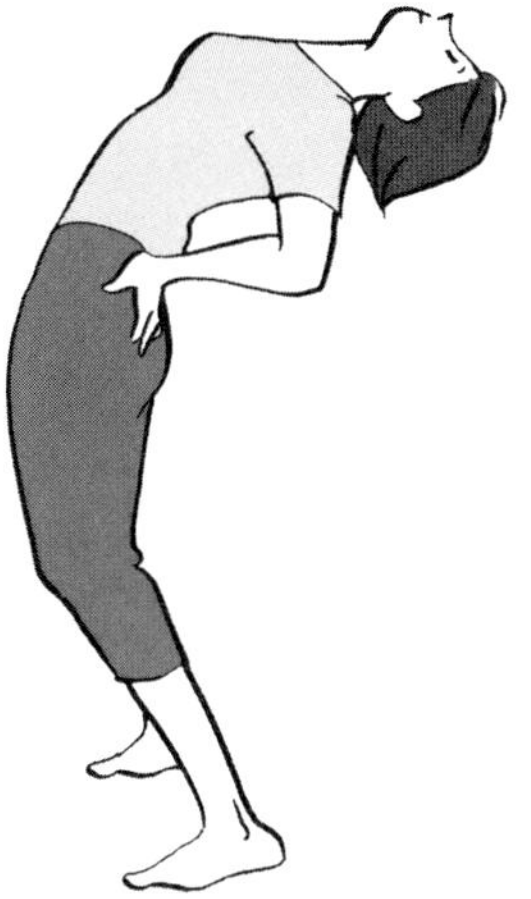

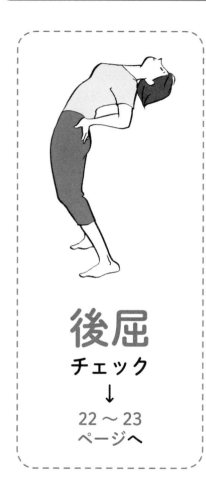

後屈
チェック

↓

22～23
ページへ

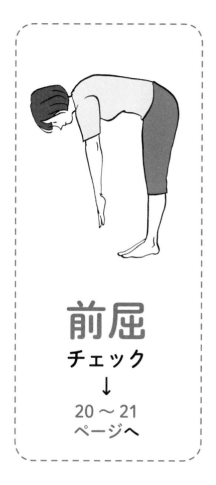

前屈
チェック

↓

20～21
ページへ

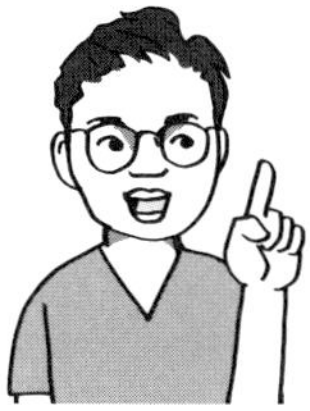

セルフケア後にも
さらに前屈・後屈をおこなえば、
その効果も簡単に確認できます！

基本のセルフチェック

前屈チェック

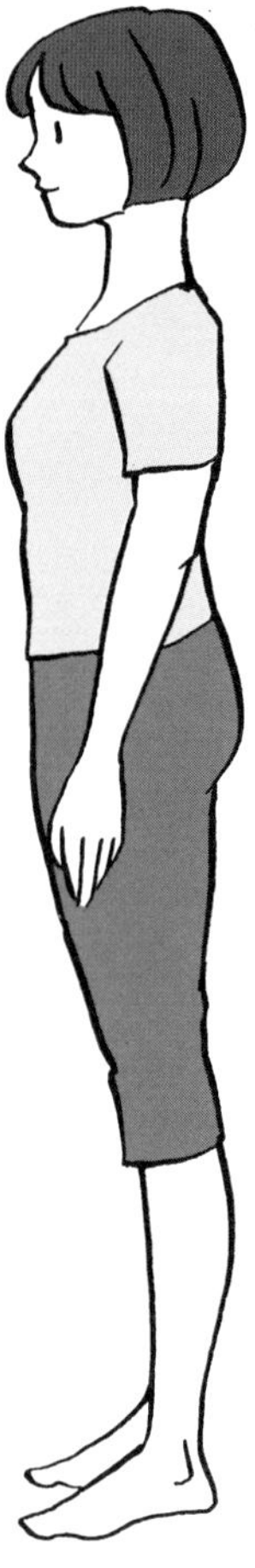

1

リラックスして立つ

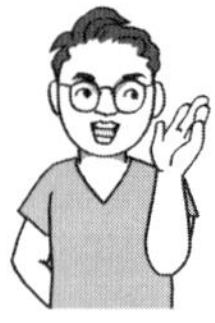

天道先生の動画を
スマホでチェック！ ⇨
※動画の 9:14 からチェック！

前屈で痛む場所＆痛みの度合いをチェック！

2

無理なくできる限り、前屈する

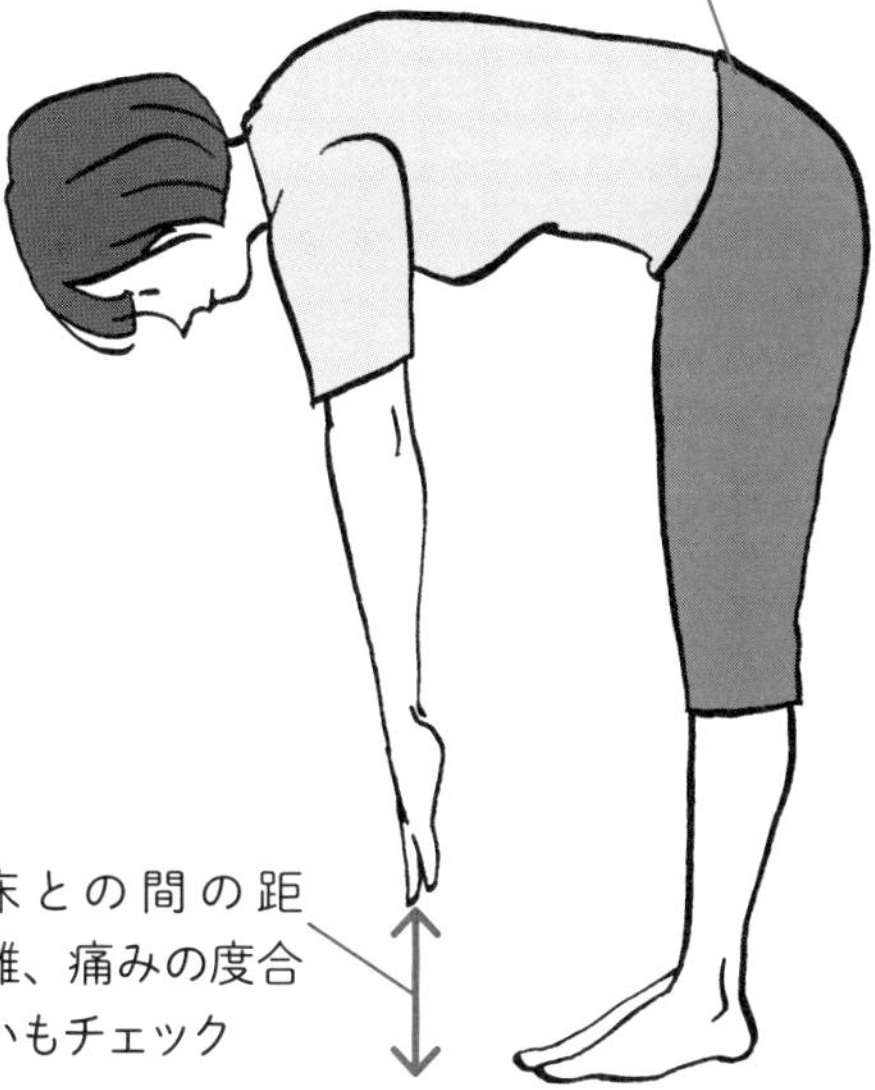
腰の張りや痛みがある
場所をチェック
床との間の距
離、痛みの度合
いもチェック

セルフケアの後にも
やってみよう

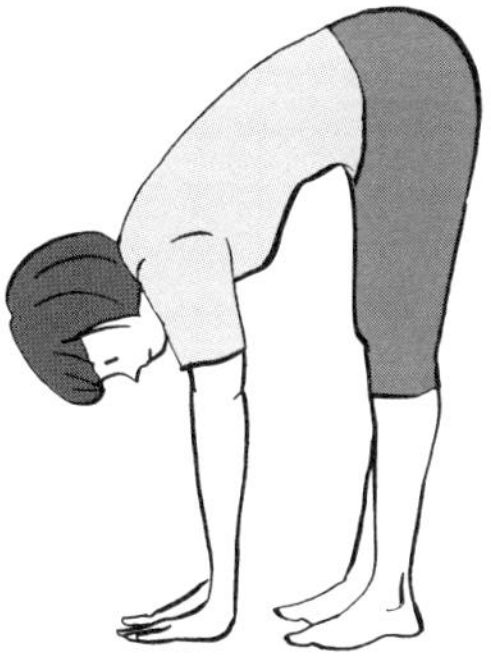

床との間の距離が縮まり、腰の張りや痛みも改善されるはず

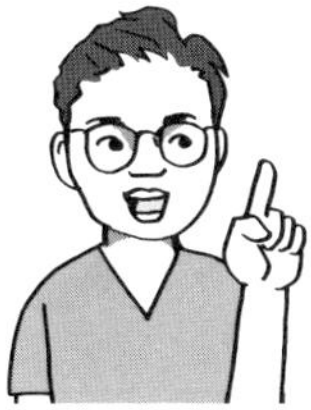

ワンポイント！

無理なくできる範囲でOKですので、前屈をおこなってみて、腰の張りや痛みがある場所をチェックしてみましょう。また、床との間の距離や痛みの度合いも確かめてください。

基本のセルフチェック

後屈チェック

1

リラックスして立つ

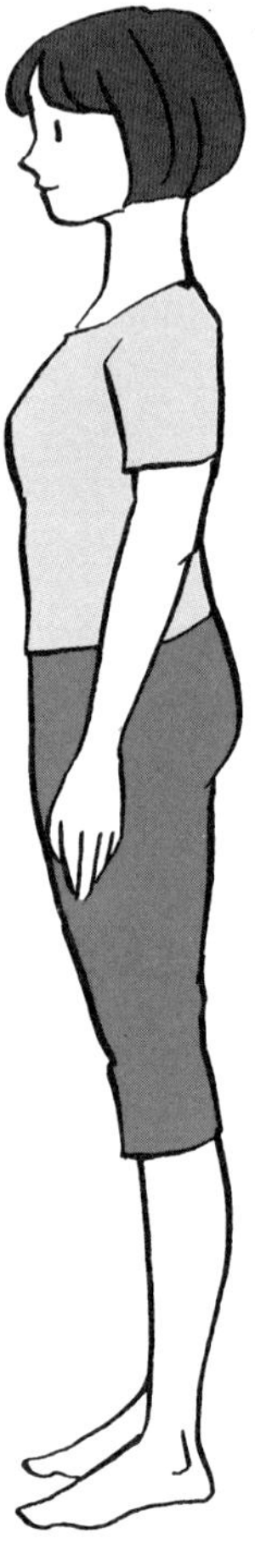

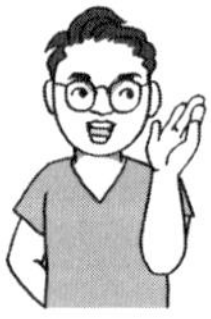

天道先生の動画を
スマホでチェック！
※動画の 9:40 からチェック！

後屈で痛む場所＆痛みの度合いをチェック！

2

無理なくできる限り、後屈する

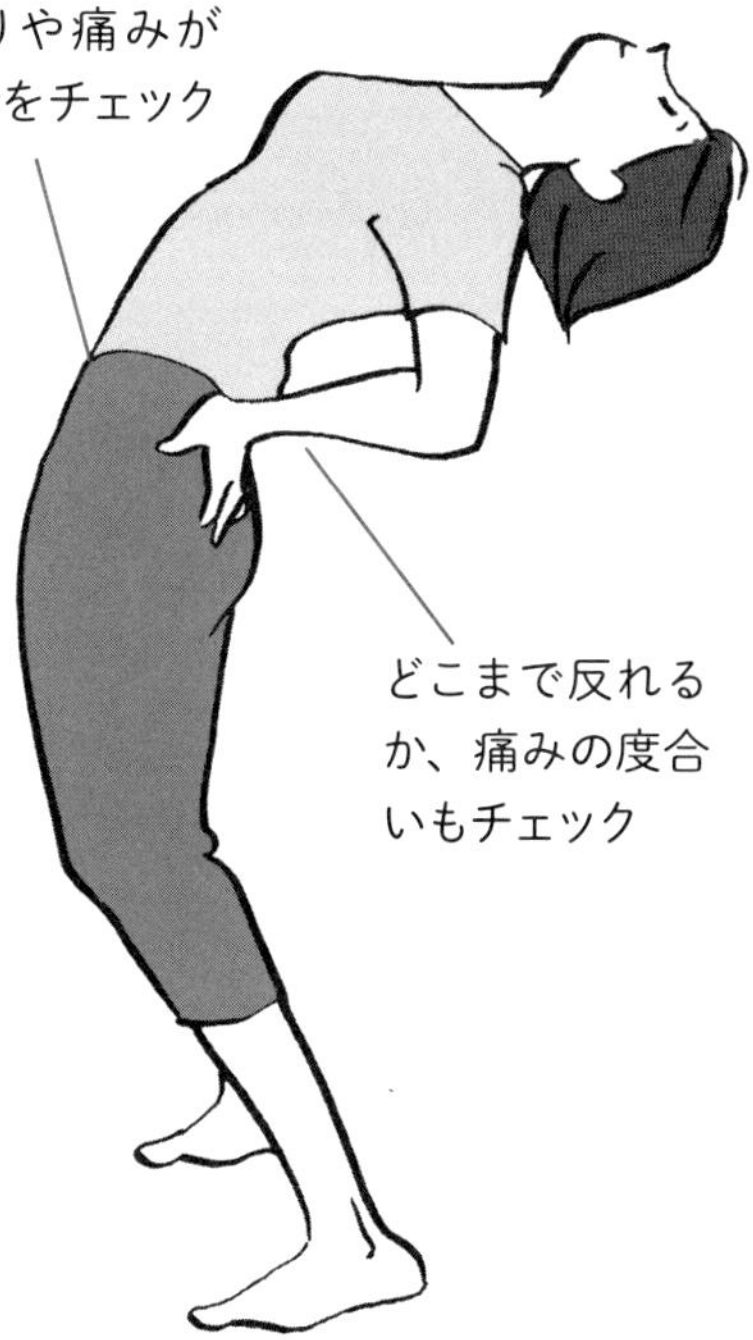
腰の張りや痛みがある場所をチェック
どこまで反れるか、痛みの度合いもチェック

セルフケアの後にもやってみよう

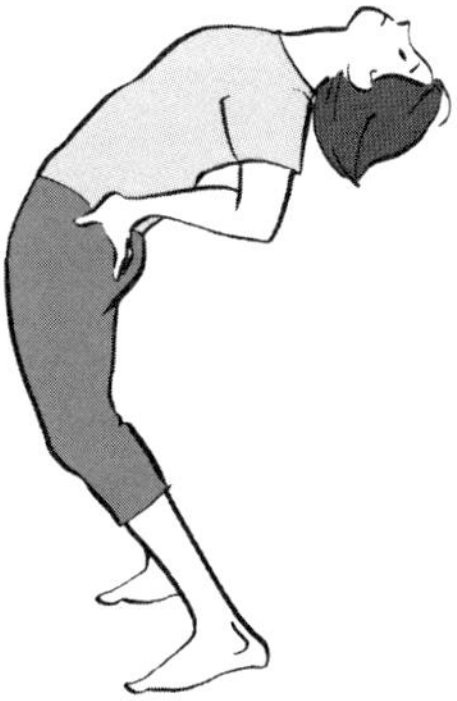

さらに後ろに反ることができて、腰の張りや痛みも改善されるはず

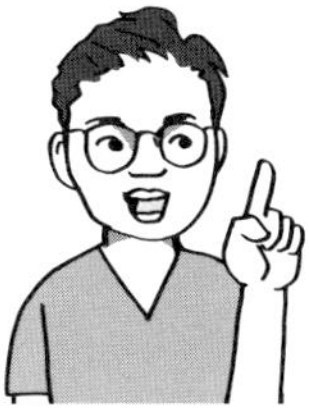

ワンポイント！

無理なくできる範囲でOK！　後屈をおこなってみて、腰の張りや痛みがある場所をチェック！どこまで後ろに反ることができるか、また痛みの度合いも確かめてください。

腰のどの部分が痛む？

痛いゾーンチェック

では、痛いゾーンチェックをやってみましょう。

前屈・後屈チェックをしたときに痛みがあった場所を、８つのゾーンの中から選択してください。

腰痛の場所だけでなく、足に痛みやしびれがあるかどうかも確認して選択してください。

前屈チェック（20 ページ）と
後屈チェック（22 ページ）の結果により、以下のように選択してください。

▷腰の左側が痛い　→ゾーン①タイプ
▷腰の右側が痛い　→ゾーン②タイプ
▷お尻の左側が痛い　→ゾーン③タイプ
▷お尻の右側が痛い　→ゾーン④タイプ
▷腰の真ん中が痛い　→ゾーン⑤タイプ
▷腰痛＋左側のお尻から足にかけて痛みやしびれがある　→ゾーン⑥タイプ
▷腰痛＋右側のお尻から足にかけて痛みやしびれがある　→ゾーン⑦タイプ
▷腰痛はあるが、痛む場所がよくわからない　→ゾーン⑧タイプ

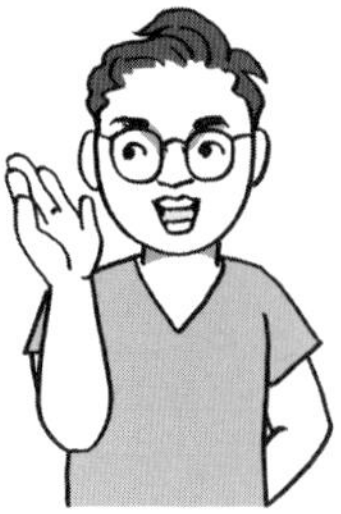

あなたの腰痛、痛いのはどこでしたか？

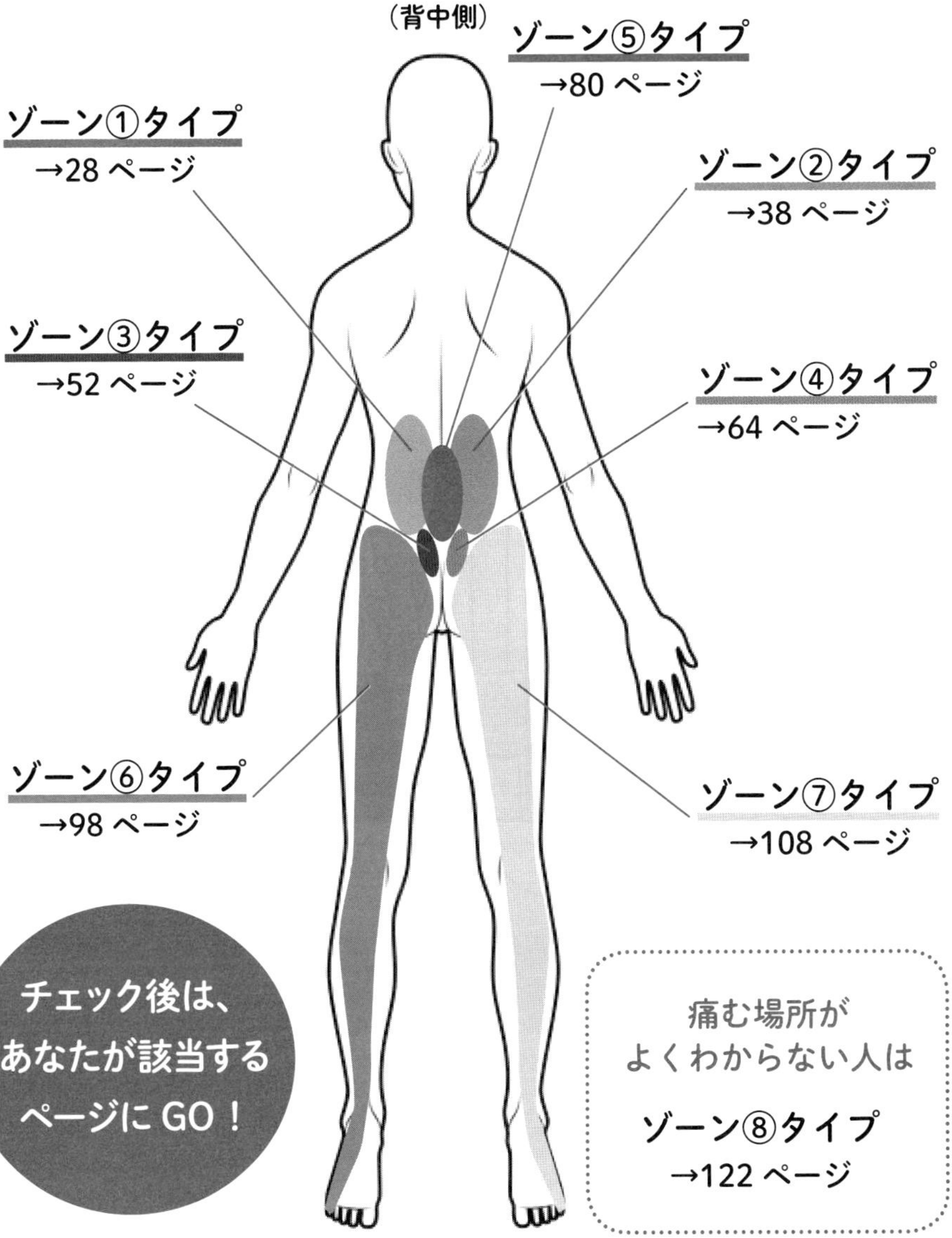
（背中側）
ゾーン⑤タイプ
→80 ページ
ゾーン①タイプ
→28 ページ
ゾーン②タイプ
→38 ページ
ゾーン③タイプ
→52 ページ
ゾーン④タイプ
→64 ページ
ゾーン⑥タイプ
→98 ページ
ゾーン⑦タイプ
→108 ページ

チェック後は、あなたが該当するページにGO！

痛む場所が
よくわからない人は

ゾーン⑧タイプ
→122 ページ

出典：「成田崇矢の臨床『腰痛』（臨床家バイブルシリーズ）」（成田崇矢著、運動と医学の出版社）内の図を参考に作成

※ゾーン⑧タイプのメソッドは、さまざまな腰痛に効果があるセルフケアを紹介しています。その他のゾーンタイプの人の＋αケアとしてもご活用ください

ご注意ください！

ぎっくり腰、椎間板ヘルニア、
痛みが強い人、
寝ていても痛みがある人は、
セルフケアの前に医師に相談を。

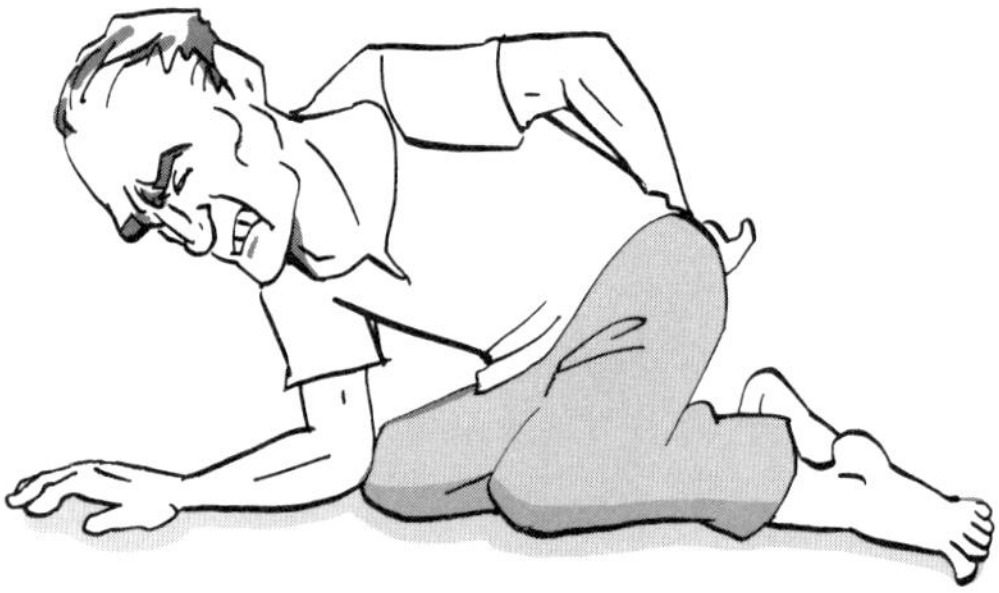

本書で紹介しているセルフケアは、すべて安全なメソッドですが、ぎっくり腰や椎間板ヘルニア、痛みが強い人、寝ていても痛みがある人などは、患部を動かすことにより、炎症が悪化する可能性があります。
実践する場合は、医師に相談してください。

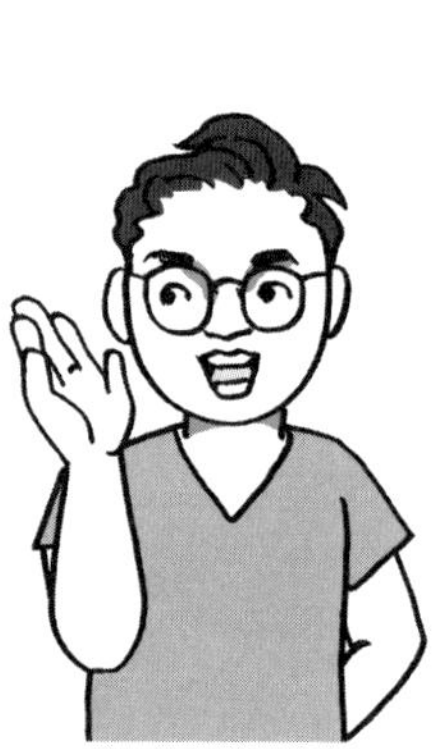

第1章

筋《きん》・筋《きん》膜《まく》性《せい》腰《よう》痛《つう》（左・右）のセルフチェック・セルフケア

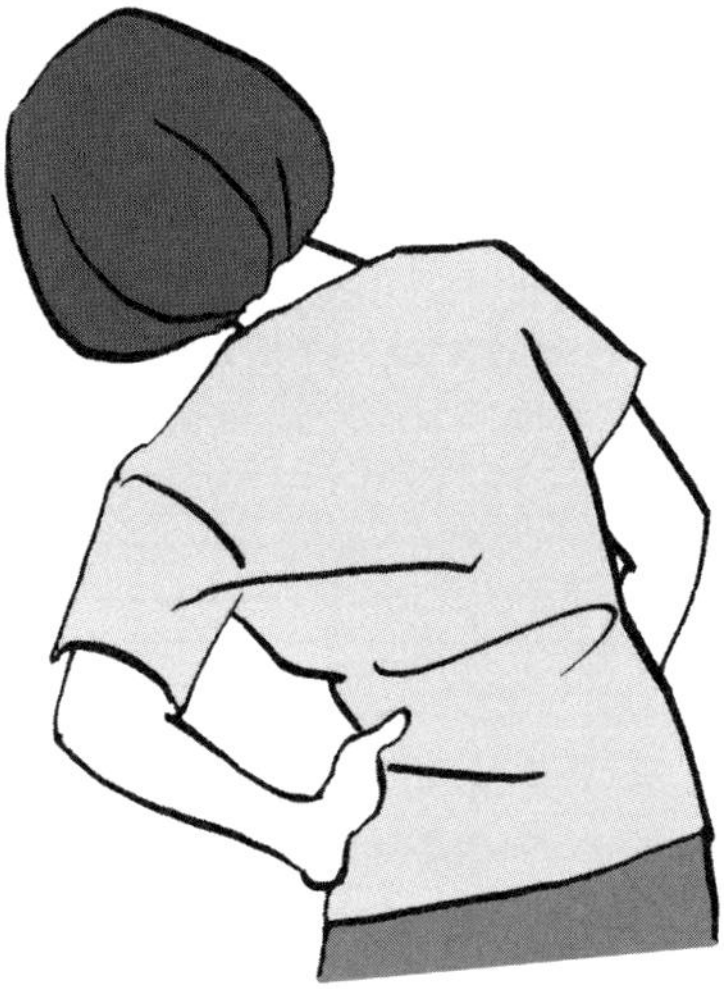

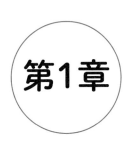

ゾーン①タイプ

筋・筋膜性腰痛（左）

ゾーン①タイプのあなたは、最も一般的な腰痛である筋《きん》・筋膜性腰《きんまくせいよう》痛《つう》（左側）の可能性が高いです。

この腰痛は、腰の筋肉や筋膜に疲労が蓄積することが原因で、引き起こされます。

また、急性の場合は、ぎっくり腰を引き起こします。


左側に痛みが出る原因は？
→右足を軸足にして立つ、あるいは、左のお尻に重心をかけてイスに座るなど、左右のバランスが偏った生活習慣が主な原因です。

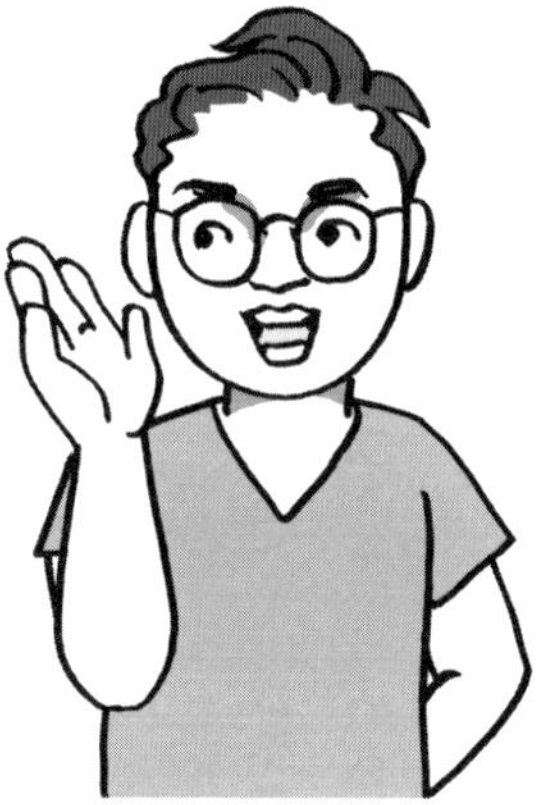

※筋・筋膜性腰痛のくわしい解説は、
48～49ページを参照してください。

腰の左側が痛い人は筋・筋膜性腰痛

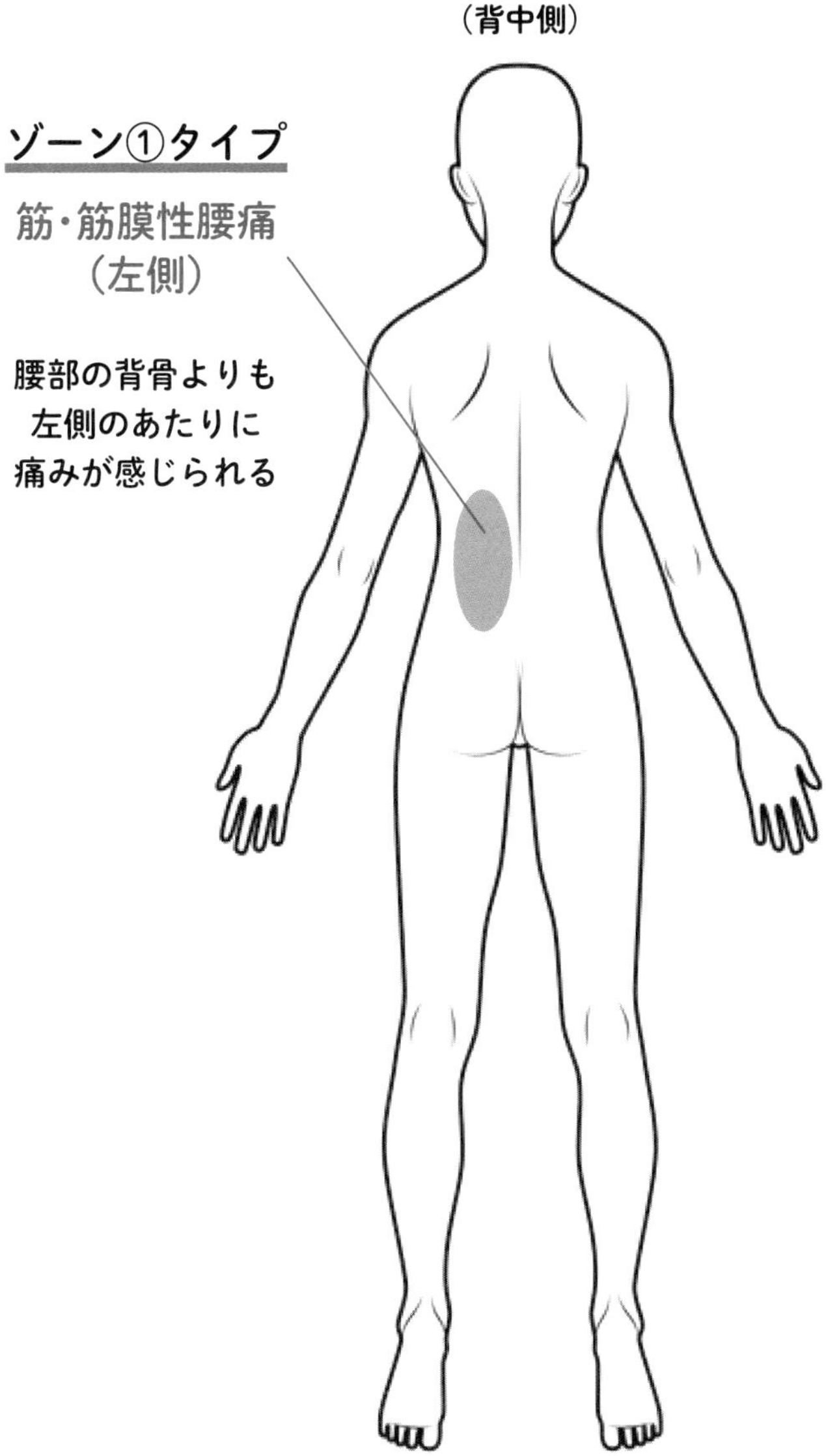
（背中側）
ゾーン①タイプ
筋・筋膜性腰痛
（左側）
腰部の背骨よりも
左側のあたりに
痛みが感じられる

出典：「成田崇矢の臨床『腰痛』（臨床家バイブルシリーズ）」
（成田崇矢著、運動と医学の出版社）内の図を参考に作成

ゾーン①タイプのセルフチェック

側屈チェック

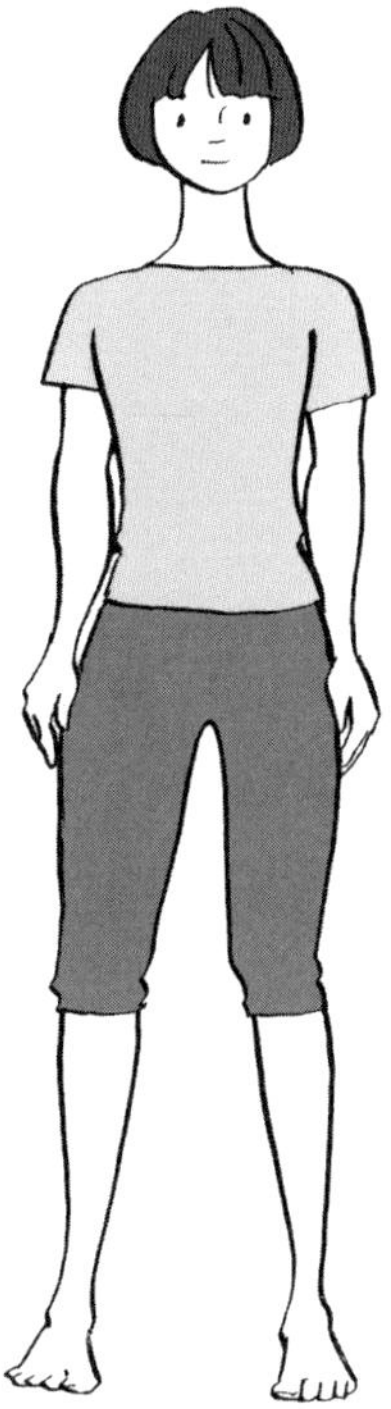

1

足を肩幅に開いて立つ

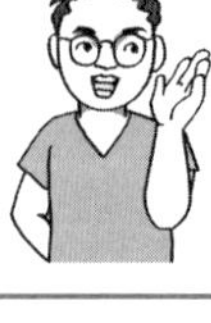

天道先生の動画を
スマホでチェック！ ⇨
※動画の 9:50 からチェック！

側屈すると左右どっちが倒しにくい？

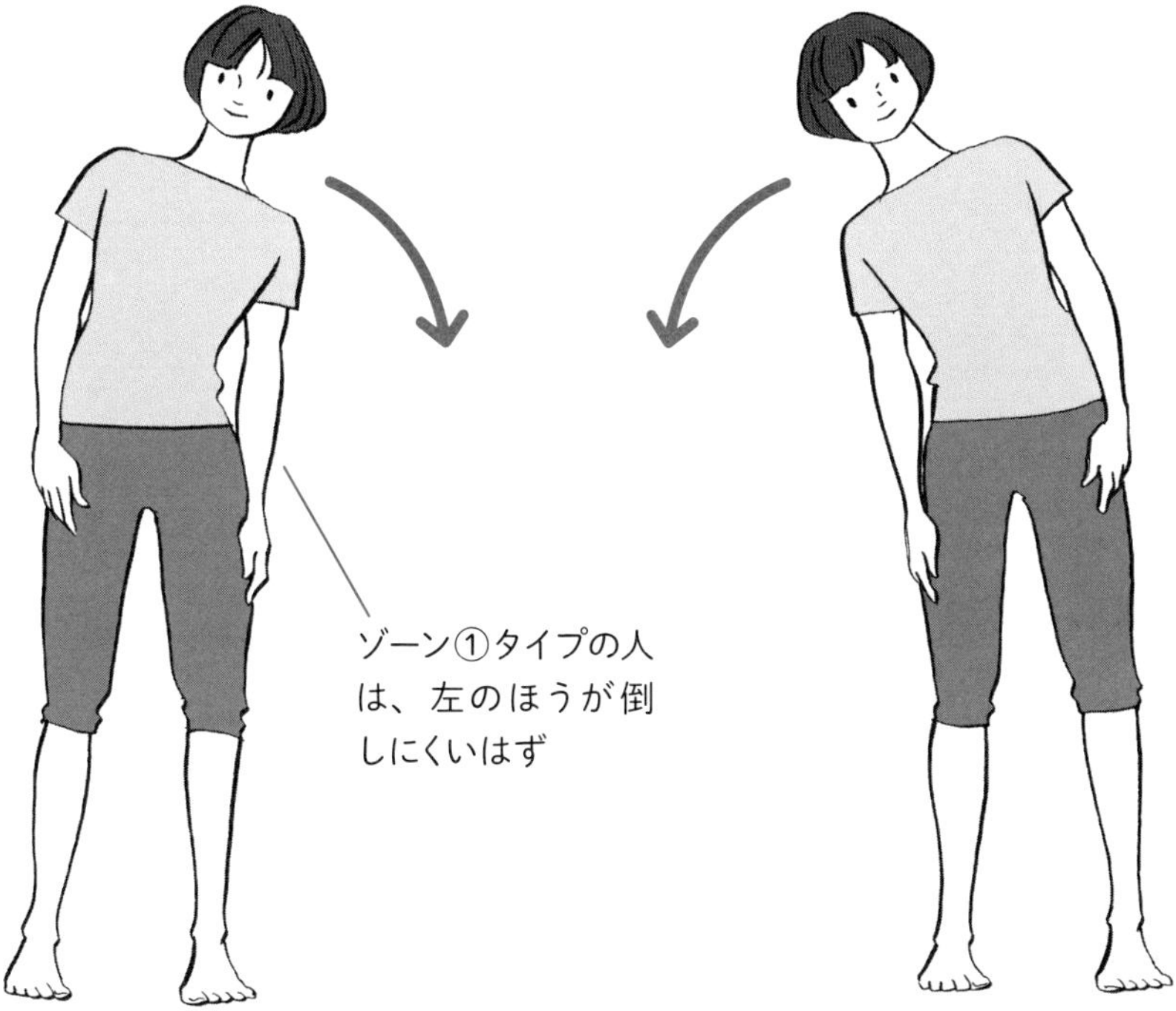
ゾーン①タイプの人
は、左のほうが倒
しにくいはず

2

右手を体につけたまま、右側に体を倒す

3

逆に、左手を体につけたまま、左側に体を倒す

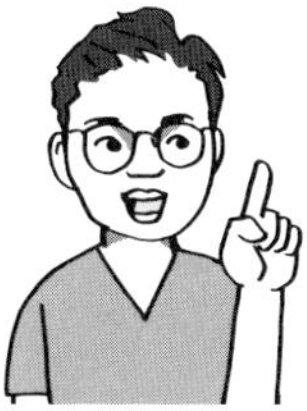

ワンポイント！

ゾーン①タイプの筋・筋膜性腰痛（左）の人は、腰椎が左側に弓なりになるように曲がっているため、側屈では、右側よりも左側に倒しにくい傾向があります！

ゾーン①タイプのセルフチェック

筋肉の盛り上がりチェック

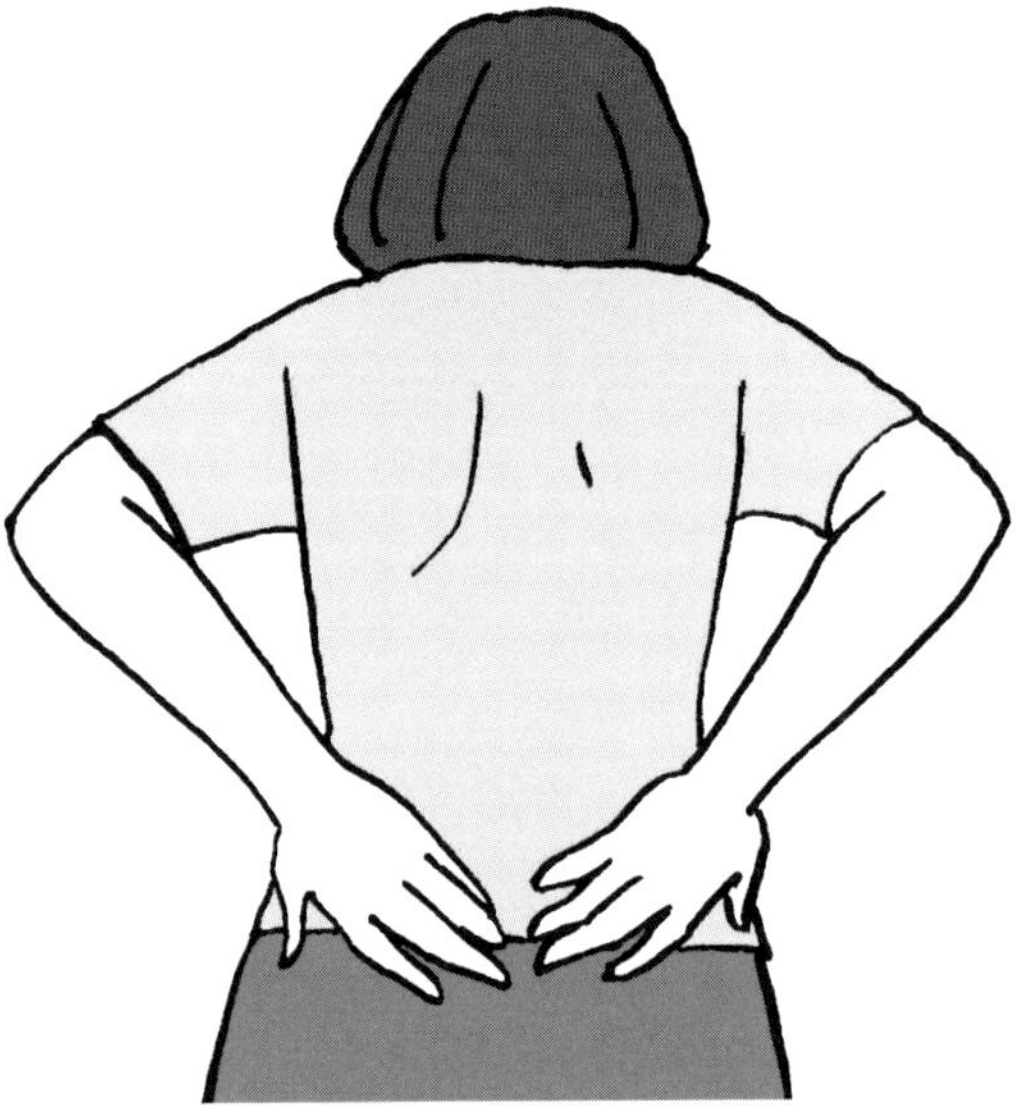

1

背骨の左右にある筋肉に
手を当てて触る

左右どっちの筋肉が盛り上がってる？

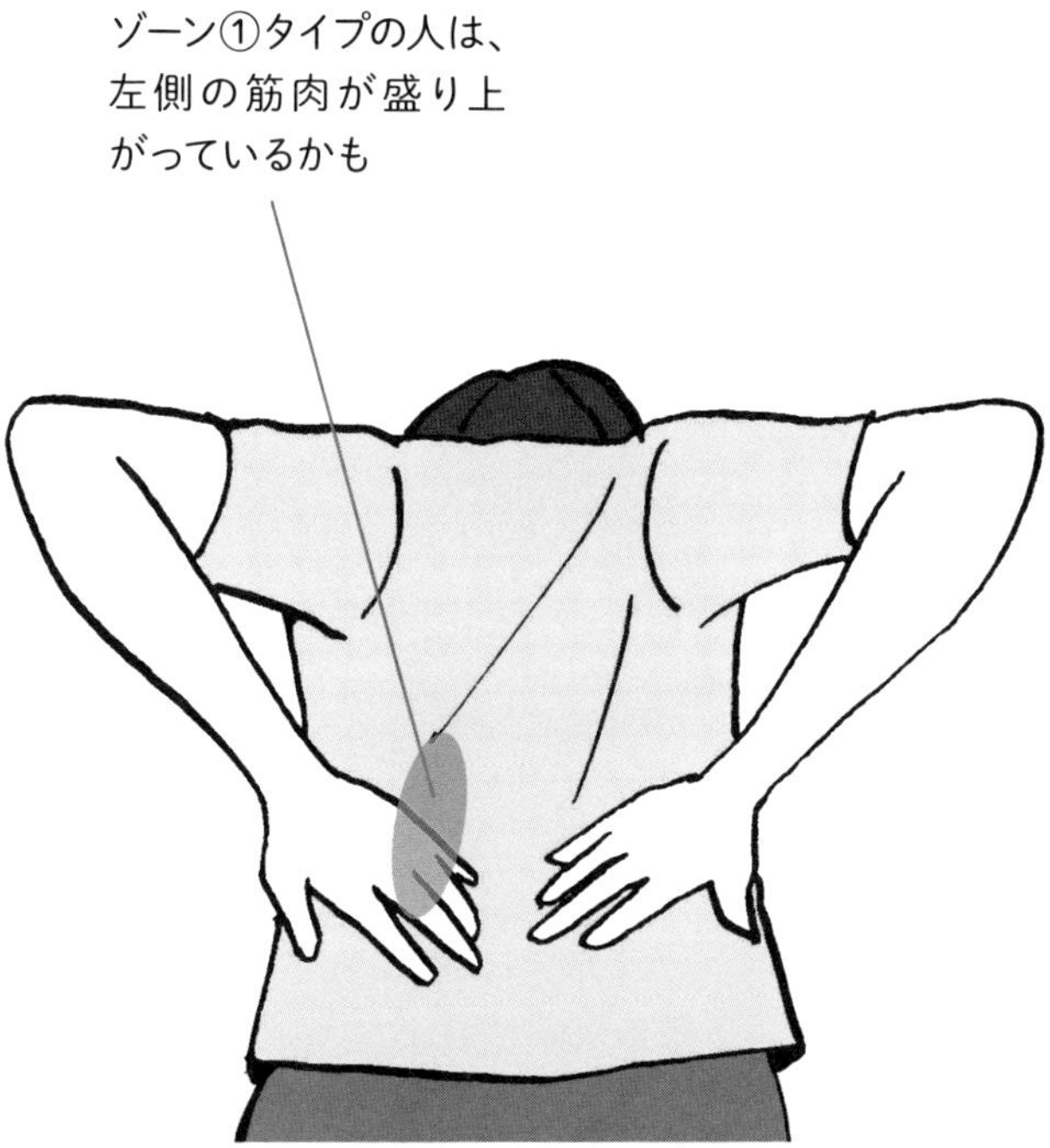
ゾーン①タイプの人は、
左側の筋肉が盛り上
がっているかも

2

そのまま前屈して、背骨の左右にある筋肉のどちらかが盛り上がっていないか、確かめる

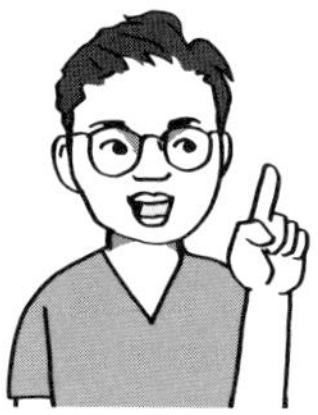

ワンポイント！

ゾーン①タイプの筋・筋膜性腰痛（左）の人は、背骨の左側の筋肉が硬くなっているため、その部分が右側よりも盛り上がっている傾向があります！

脊柱起立筋のこわばりをほぐす

左わき腹押し

1

肋骨の下あたりの盛り上がっている筋肉（脊柱起立筋《せきちゅうきりつきん》）の外側を右方向に親指で押す

押す場所は、肋骨（下）と骨盤（上）の間あたり
※肋骨を押さないように注意する

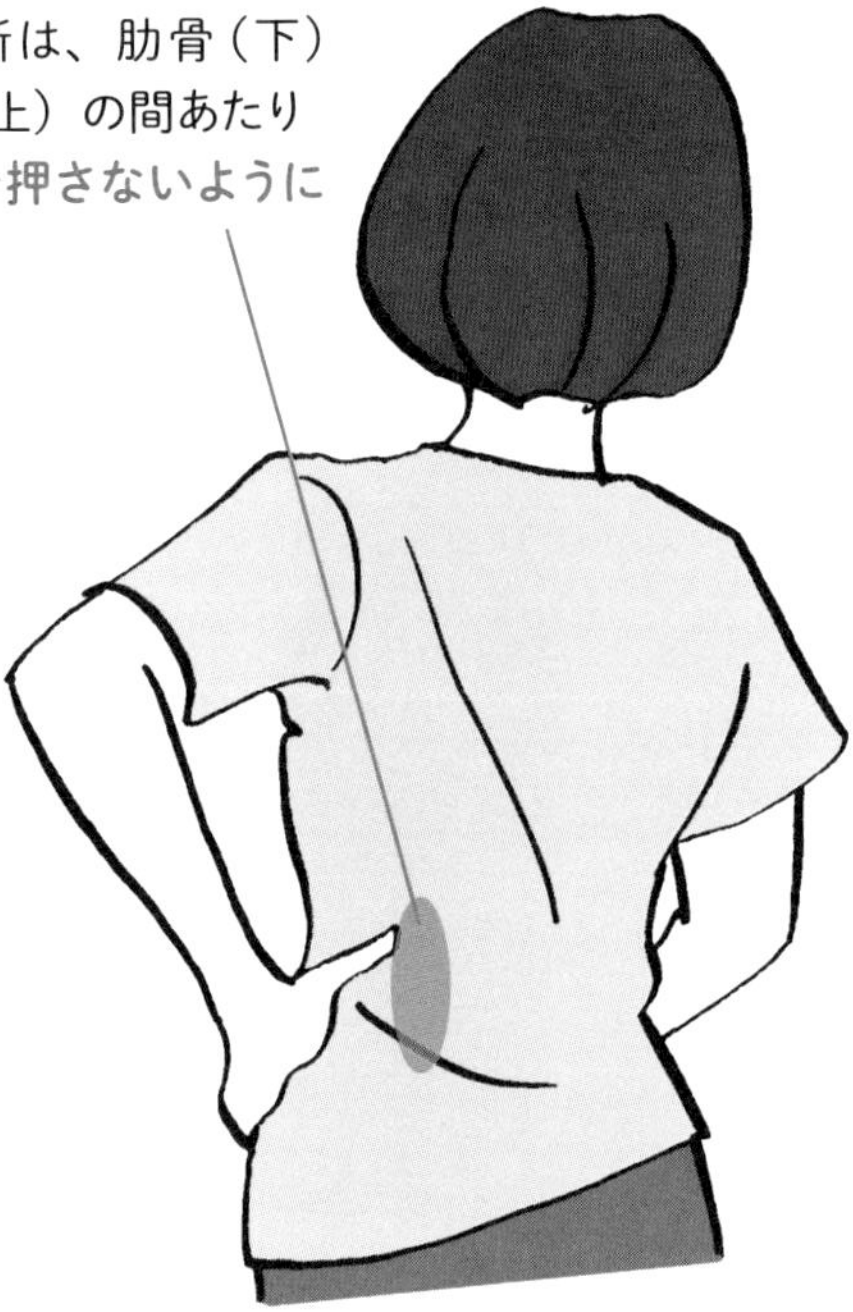

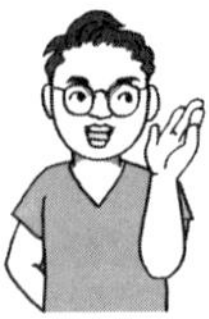

天道先生の動画をスマホでチェック！

※動画の 11:10 からチェック！

筋・筋膜性腰痛（左）を改善するセルフケア

2

親指で右に押し込みながら、上半身を左側に5 回倒す

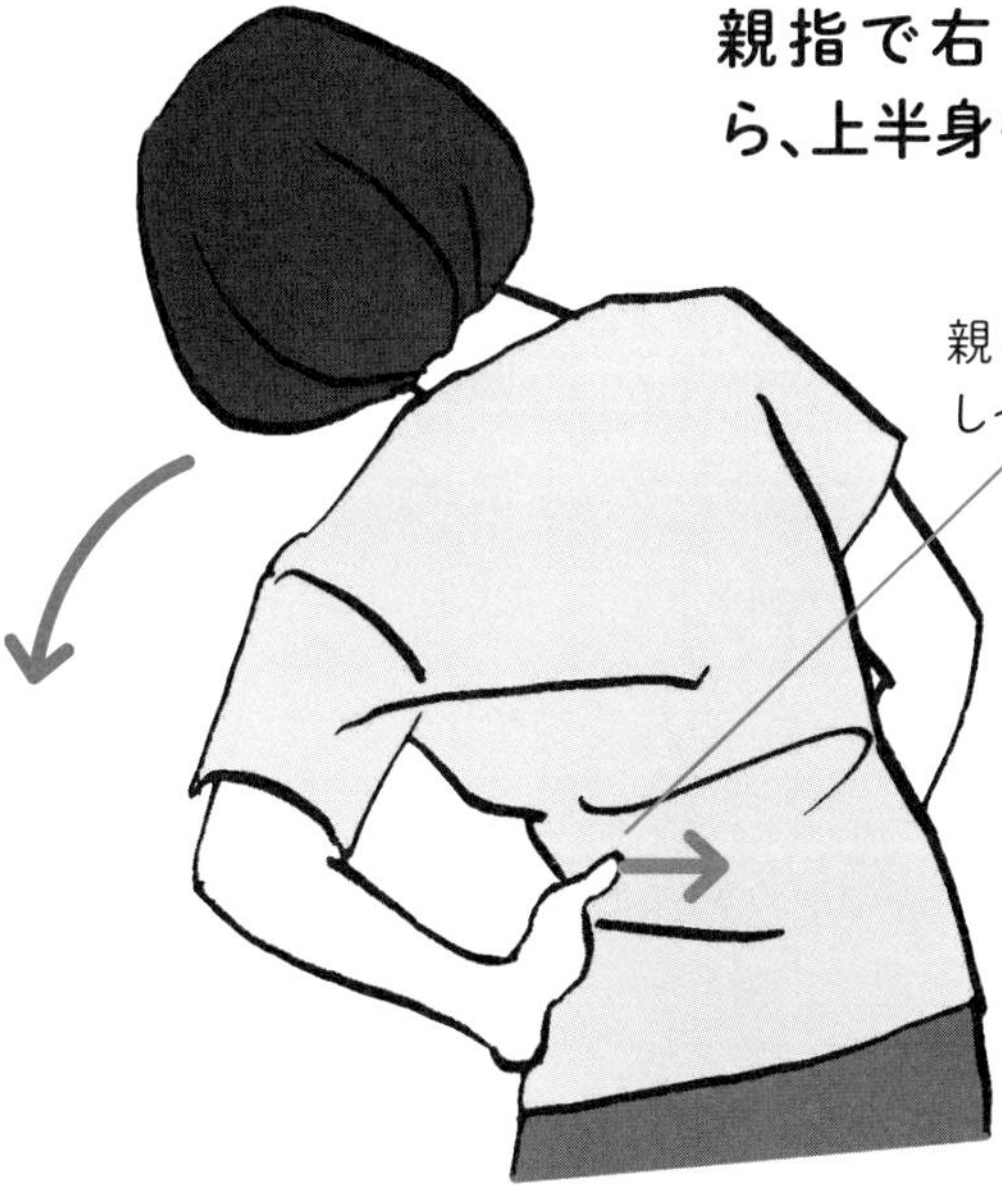

親指を右方向に
しっかり押し込む

3

親指の位置を少し（指1本分ぐらい）下げて、同様に5回おこなう

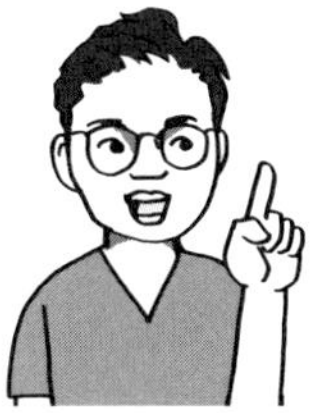

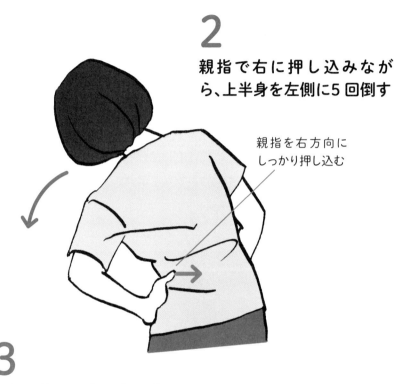

ワンポイント！

ゾーン①タイプの筋・筋膜性腰痛の人は、背骨の左側の硬くなっている筋肉をほぐせば、劇的に腰の痛みが改善します。また、習慣的におこなうことで予防にも効果があります。

ゾーン①タイプ

セルフケア効果を確認しよう

セルフケアをおこなった後、もう一度、30 ～ 33 ページのセルフチェック、前屈・後屈をやってみてください。

側屈は左右同じようにやりやすくなり、筋肉の盛り上がりも解消していると思います。

腰痛も消えていませんか？

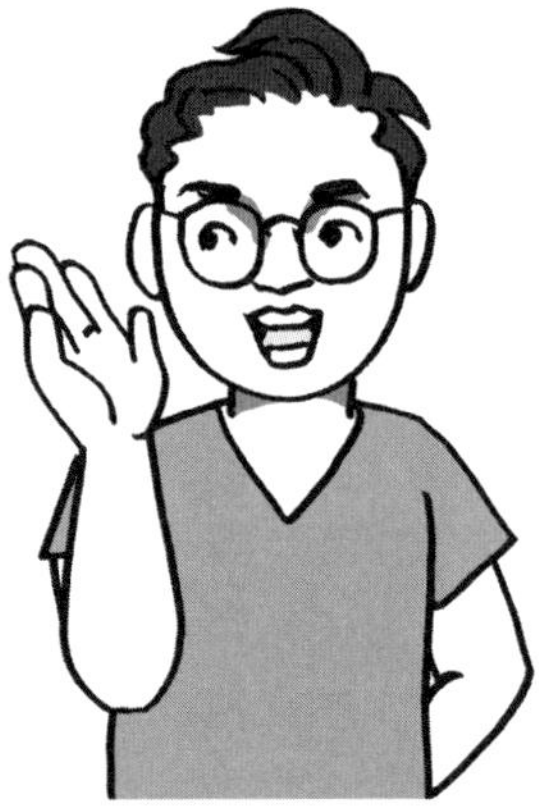

セルフケアでこんな変化がありませんか？

背骨の左側の筋肉の盛り上がりがなくなる！

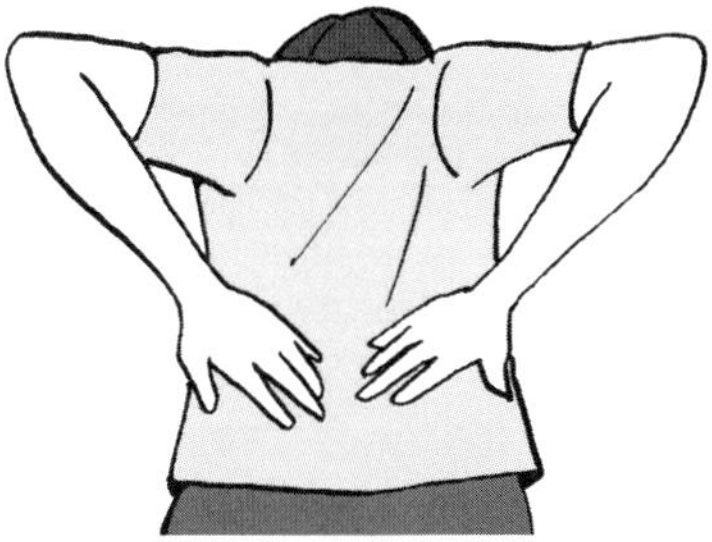

側屈は、左右ともに倒しやすくなる！

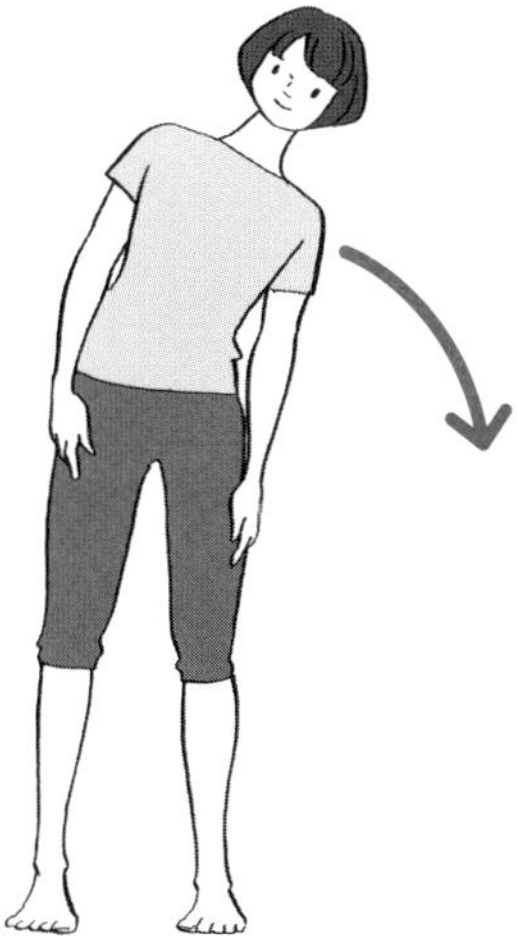

前屈や後屈したときの腰の張りや痛みが消え、体をしなやかに曲げやすくなる！

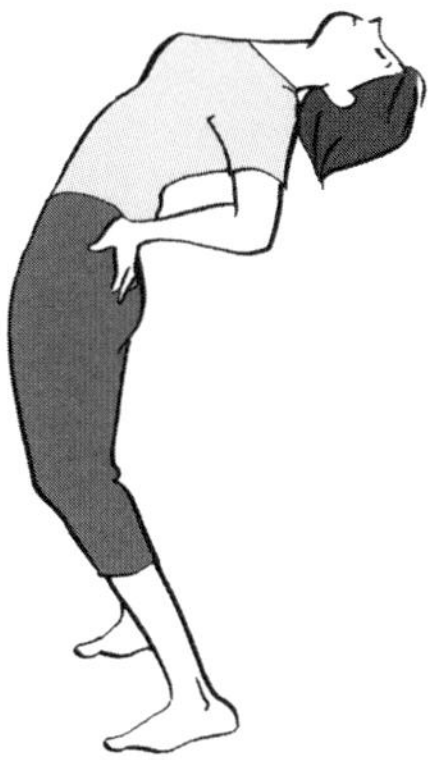

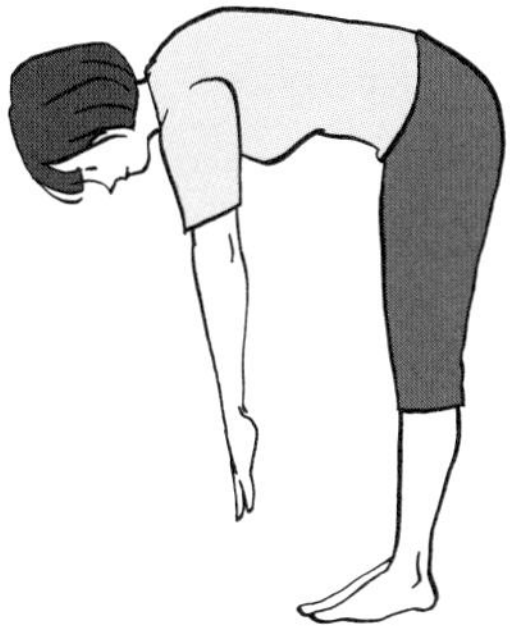

※前屈・後屈は、20 ～ 23 ページを参照してください。

ゾーン②タイプ

筋・筋膜性腰痛（右）

ゾーン②タイプのあなたは、最も一般的な腰痛である筋《きん》・筋膜性腰《きんまくせいよう》痛《つう》（右側）の可能性が高いです。

この腰痛は、腰の筋肉や筋膜に疲労が蓄積することが原因で、引き起こされます。

また、急性の場合は、ぎっくり腰を引き起こします。


右側に痛みが出る原因は？
→左足を軸足にして立つ、あるいは、右のお尻に重心をかけてイスに座るなど、左右のバランスが偏った生活習慣が主な原因です。

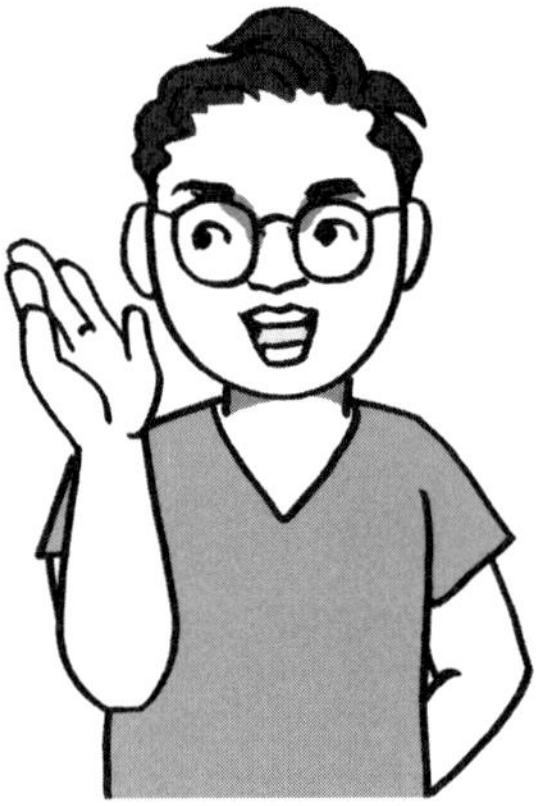

※筋・筋膜性腰痛のくわしい解説は、
48～49ページを参照してください。

腰の右側が痛い人は筋・筋膜性腰痛

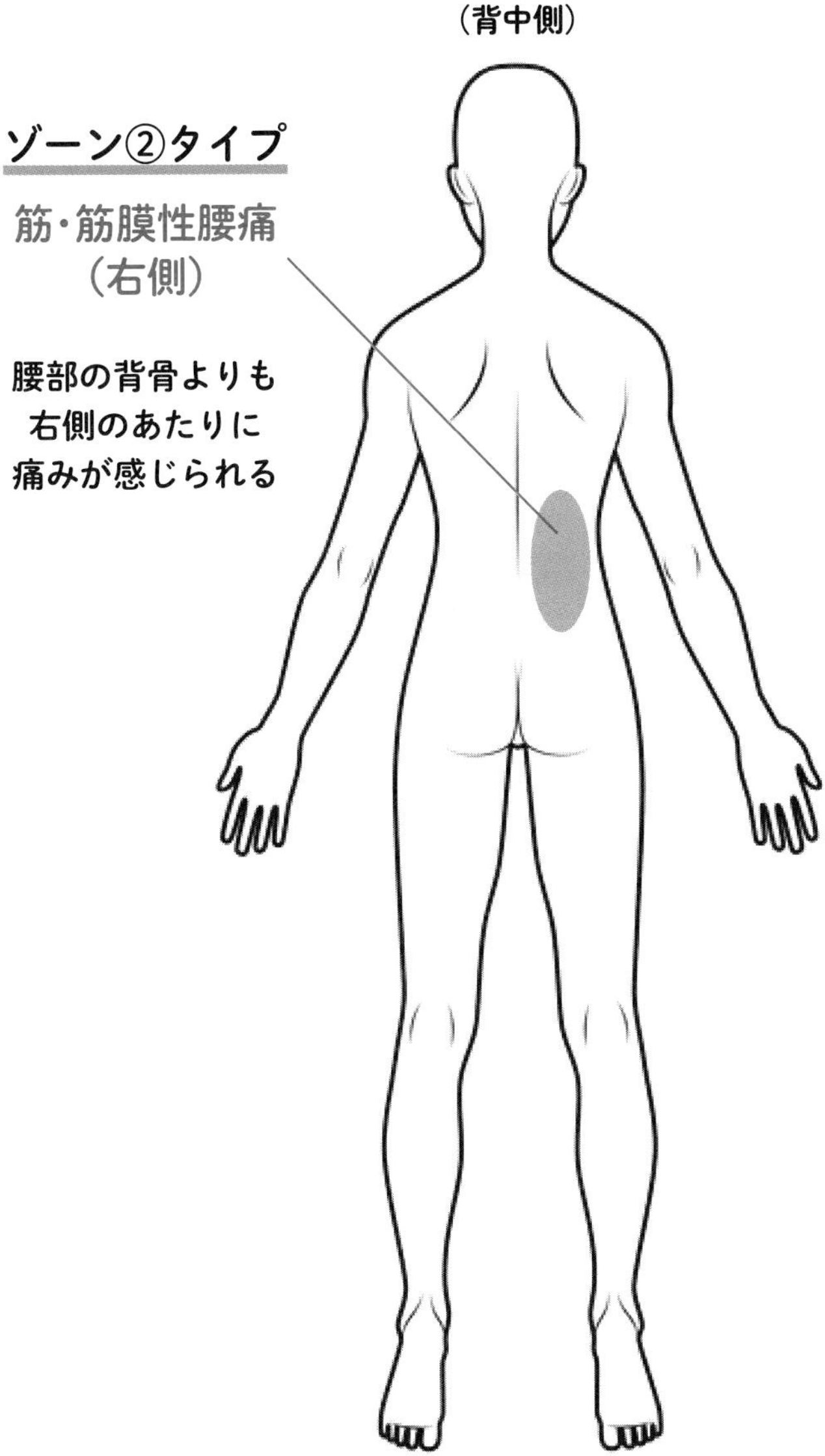
（背中側）
ゾーン②タイプ
筋・筋膜性腰痛
（右側）
腰部の背骨よりも
右側のあたりに
痛みが感じられる

出典：「成田崇矢の臨床『腰痛』（臨床家バイブルシリーズ）」
（成田崇矢著、運動と医学の出版社）内の図を参考に作成

ゾーン②タイプのセルフチェック

側屈チェック

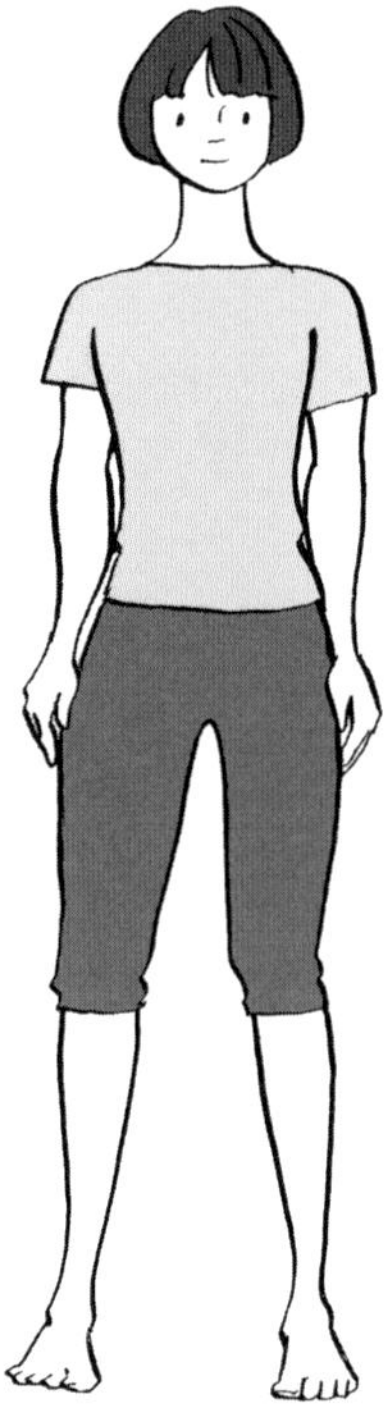

1

足を肩幅に開いて立つ

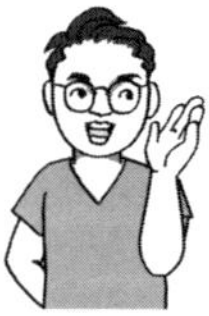

天道先生の動画を
スマホでチェック！ ⇨
※動画の 10:15 からチェック！

側屈すると左右どっちが倒しにくい？

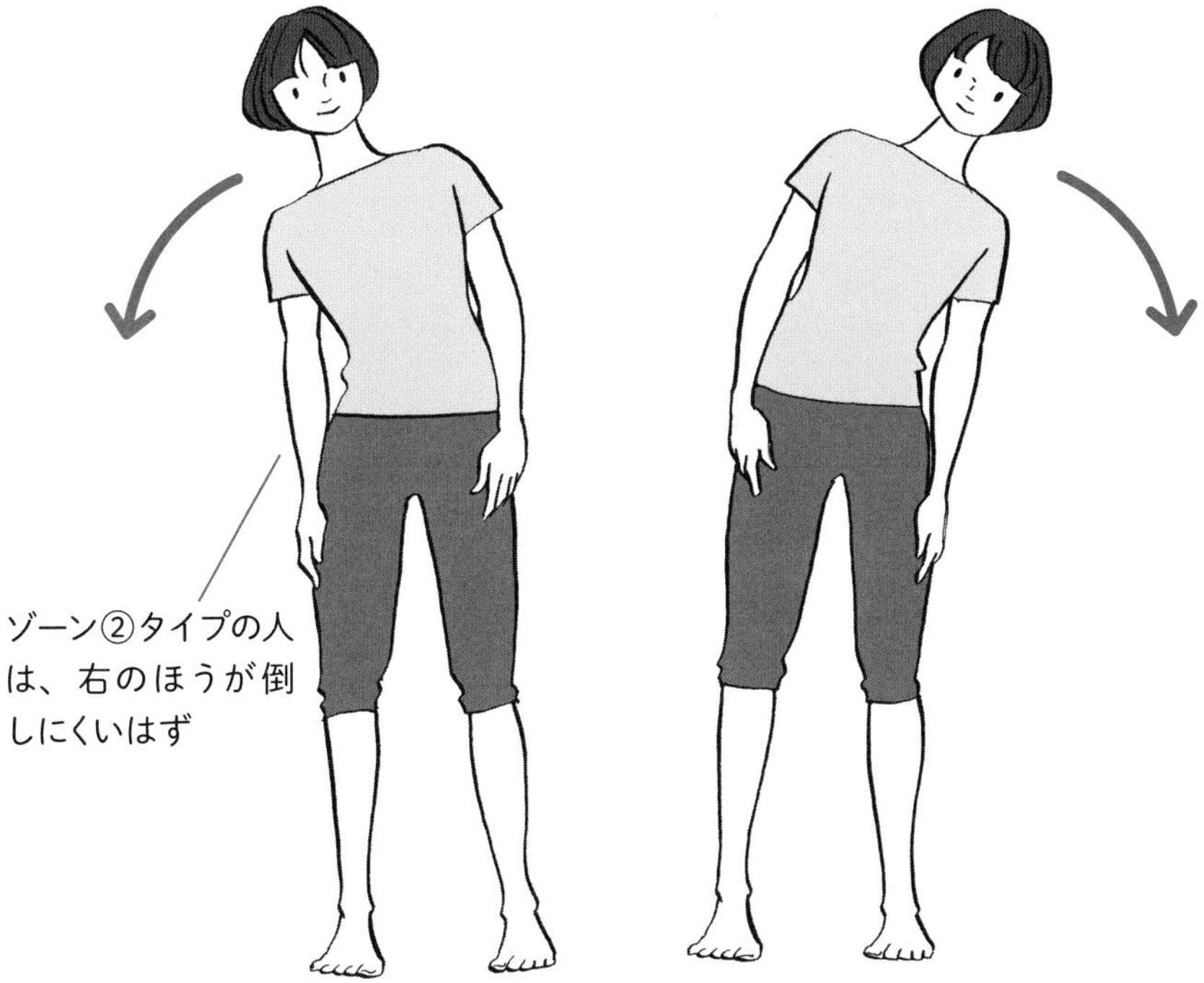
ゾーン②タイプの人は、右のほうが倒しにくいはず

2

左手を体につけたまま、左側に体を倒す

3

逆に、右手を体につけたまま、右側に体を倒す

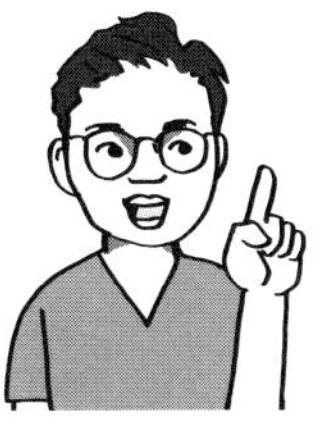

ワンポイント！

ゾーン②タイプの筋・筋膜性腰痛（右）の人は、腰椎が右側に弓なりになるように曲がっているため、側屈では、左側よりも右側に倒しにくい傾向があります！

ゾーン②タイプのセルフチェック

筋肉の盛り上がりチェック

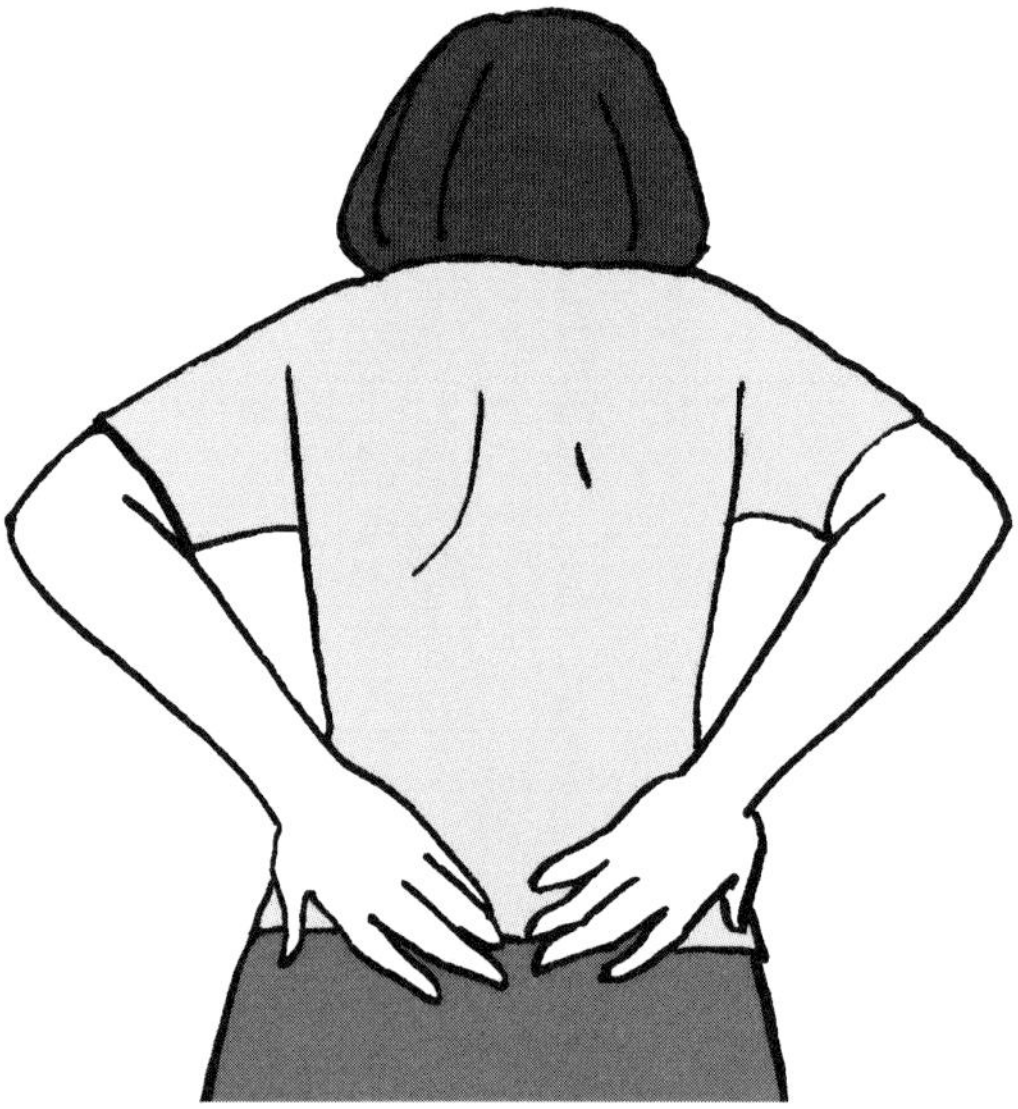

1

背骨の左右にある筋肉に
手を当てて触る

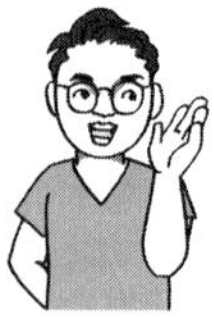

天道先生の動画を
スマホでチェック！
※動画の 9:05 からチェック！

左右どっちの筋肉が盛り上がってる？

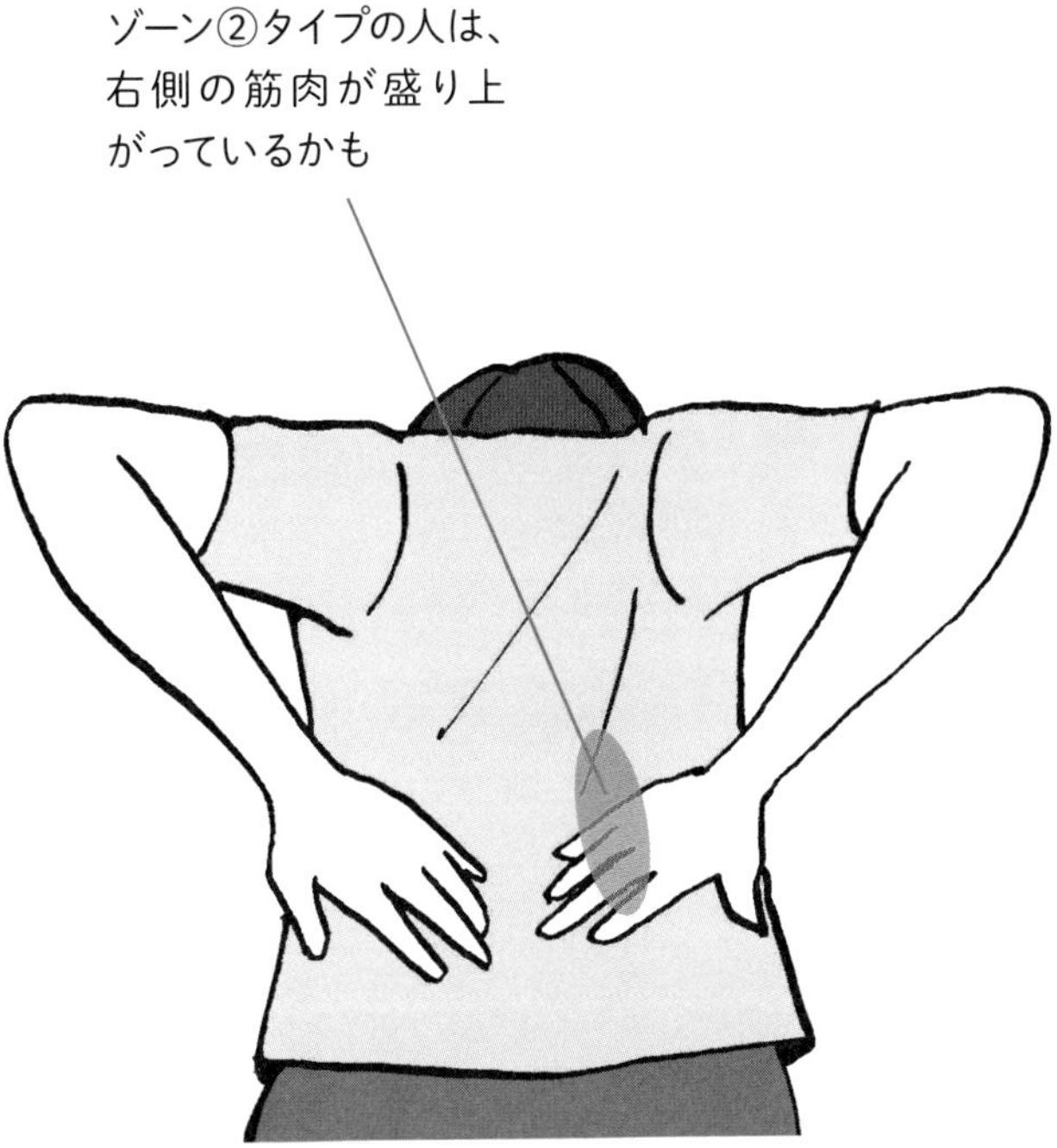
ゾーン②タイプの人は、
右側の筋肉が盛り上
がっているかも

2
そのまま前屈して、背骨の左右にある筋肉のどちらかが盛り上がっていないか、確かめる

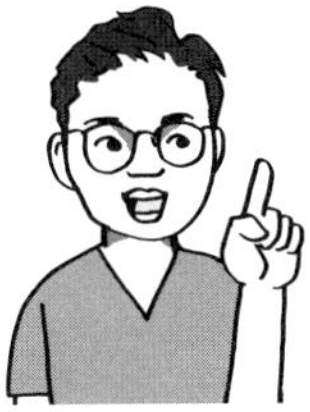

ワンポイント！

ゾーン②タイプの筋・筋膜性腰痛（右）の人は、背骨の右側の筋肉が硬くなっているため、その部分が左側よりも盛り上がっている傾向があります！

脊柱起立筋のこわばりをほぐす

右わき腹押し

1

肋骨の下あたりの盛り上がっている筋肉（脊柱起立筋《せきちゅうきりつきん》）の外側を左方向に親指で押す

押す場所は、肋骨（下）と骨盤（上）の間あたり
※肋骨を押さないように注意する

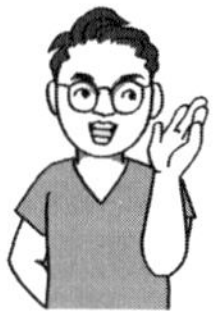

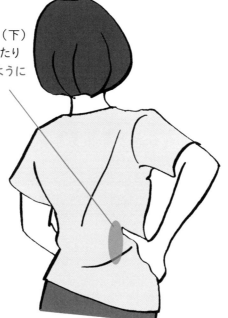

天道先生の動画を
スマホでチェック！ ⇨
※動画の 11:13 からチェック！

筋・筋膜性腰痛（右）を改善するセルフケア

2

親指を左に押し込みながら、上半身を右側に5 回倒す

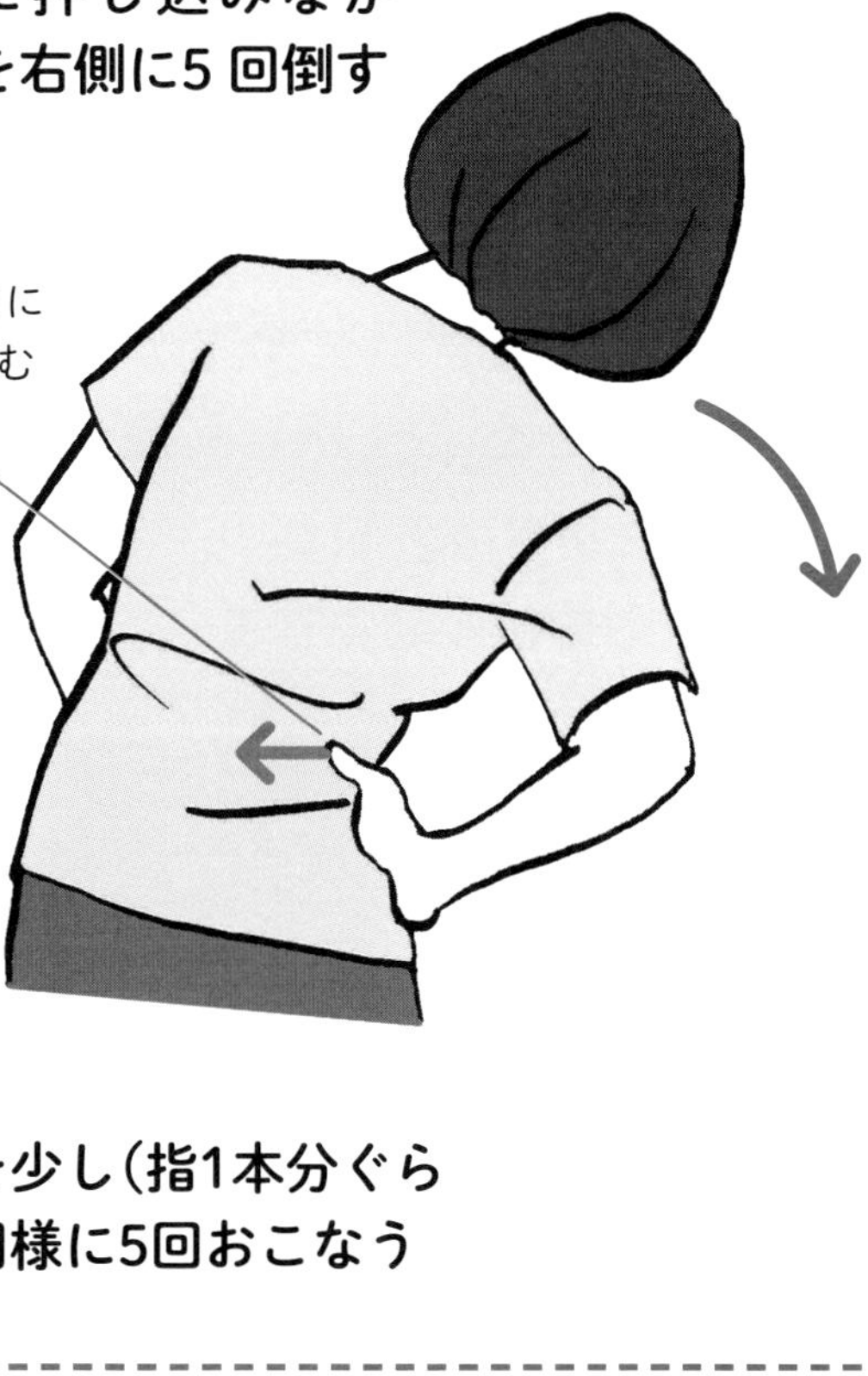
親指を左方向に
しっかり押し込む

3

親指の位置を少し（指1本分ぐらい）下げて、同様に5回おこなう

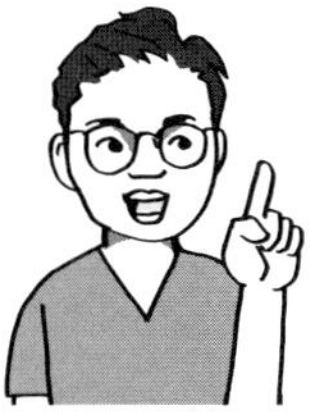

ワンポイント！

ゾーン②タイプの筋・筋膜性腰痛の人は、背骨の右側の硬くなっている筋肉をほぐせば、劇的に腰の痛みが改善します。また、習慣的におこなうことで予防にも効果があります。

ゾーン②タイプ

セルフケア効果を確認しよう

セルフケアをおこなった後、もう一度、40～43ページのセルフチェック、前屈・後屈をやってみてください。

側屈は左右同じようにやりやすくなり、筋肉の盛り上がりも解消していると思います。

腰痛も消えていませんか？

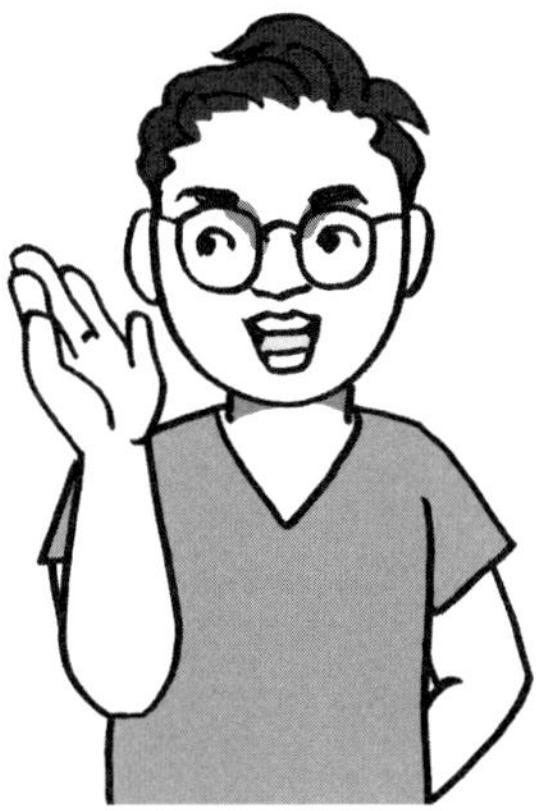

セルフケアでこんな変化がありませんか？

背骨の右側の筋肉の
盛り上がりがなくなる！

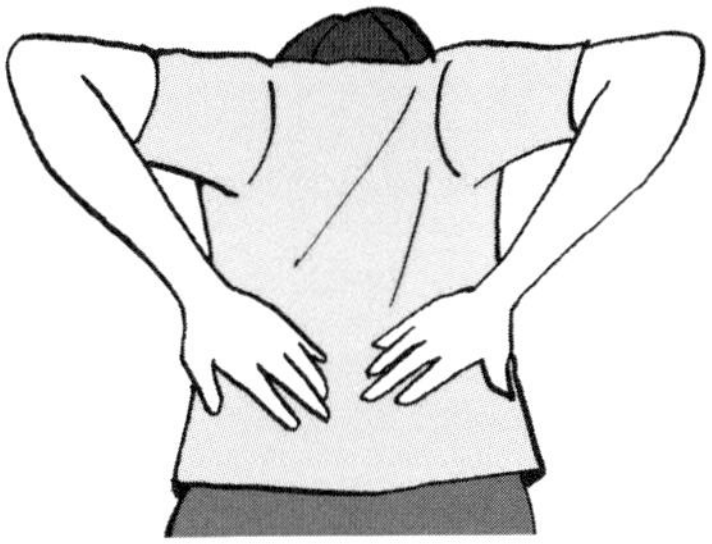

側屈は、左右ともに
倒しやすくなる！

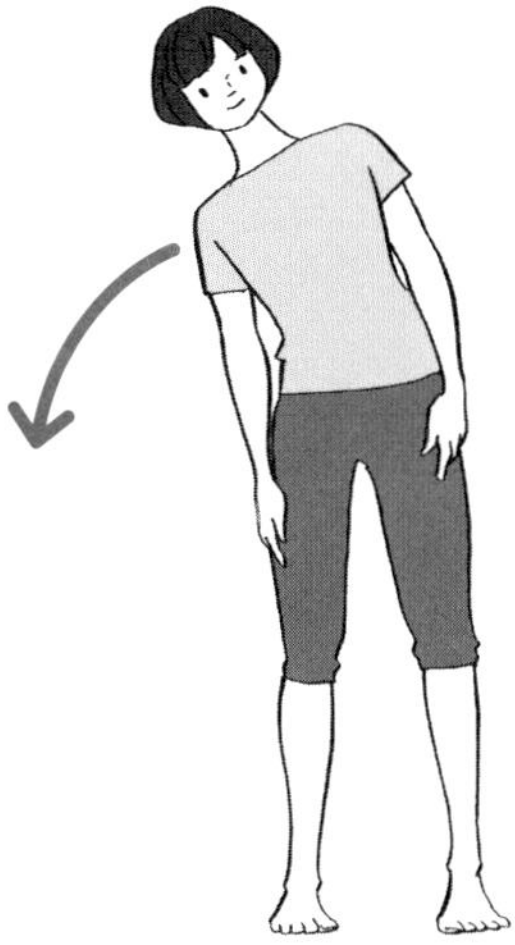

前屈や後屈したときの腰の張りや痛みが消え、
体をしなやかに曲げやすくなる！

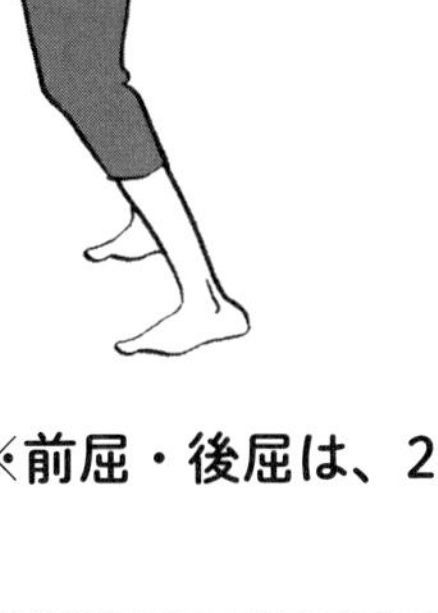

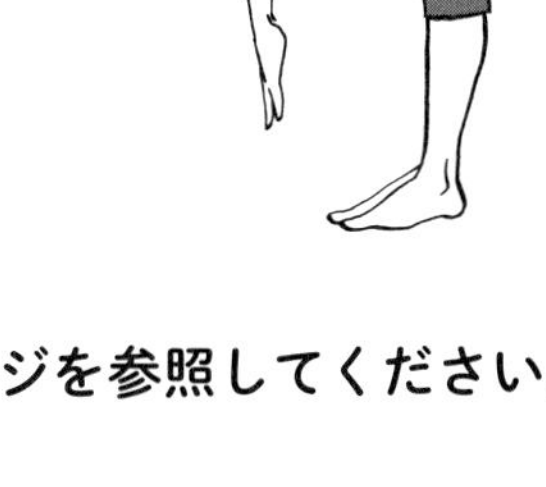

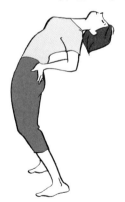

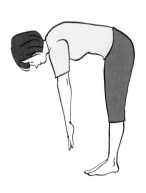

※前屈・後屈は、20 〜 23 ページを参照してください。

天道先生のわかりやすい腰痛解説

筋・筋膜性腰痛とは？

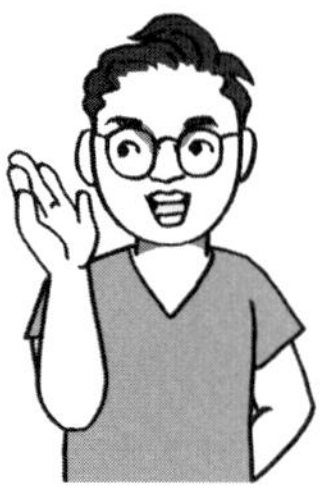

筋・筋膜性腰痛は、その名のとおり筋肉と筋膜で起こる腰痛です。

背骨を支える大きな筋肉である脊柱起立筋や、背中とお尻の間にある胸腰筋膜《きょうようきんまく》などの広い箇所で起こるため、局所的に症状が出る他の腰痛とは異なり、背中、腰からお尻にかけて広範囲に症状が出るのが特徴です。

当院を訪れる患者さんに、

「痛みがあるところを指さしてください」

とお願いすると、痛みがピンポイントではないため指一本で差すことができず、手のひら全体を腰部や背中に当てて、

「このあたりが痛いです」

とおっしゃる方が多く見受けられます。

また、筋肉や筋膜は、ＭＲＩやレントゲンなどには映らないため、映像での所見による診断が中心となる病院では原因不明とされることも多く、評価が難しい腰痛のひとつです。

患者さんはとても多く、若い方から高齢者まで広い年齢層が発症する一般的な腰痛です。

筋・筋膜性腰痛を引き起こす大きな原因は、左右の片側だけに偏って体重をかけ続ける座り方にあります。たとえば、長時間に及ぶデスクワーク中に左側のお尻にずっと体重をかけながら座り続けると、背骨は左側に曲がって、体が右に傾く姿勢になります。このとき、左側の腰から背中にかけての筋肉は、常に引っ張られている状態に陥ってしまいます。

この状態を日常的に続けていると、左側の脊柱起立筋や胸腰筋膜が凝り固まってしまい、筋・筋膜性腰痛の症状が引き起こされるのです。

メカニズムでいえば、筋肉や筋膜に微細な損傷や炎症が起こったり、あるいは血行が悪化することで、持続的に筋肉や筋膜が収縮し続け、筋肉の内圧が高くなることで生じると説明されています。

前かがみの姿勢を続けることも、筋・筋膜性腰痛を引き起こす原因となります。たとえば、家事や介護などの最中に前かがみの姿勢をくり返すことで、腰周辺の筋肉が緊張し、筋肉や筋膜が硬くこわばってしまうのです。

また、腰に負担がかかりやすいスポーツや力仕事をする人も発症しやすくなります。

column

間違いだらけの腰痛ケア①

ストレッチで体を柔軟にしても腰痛は改善しない

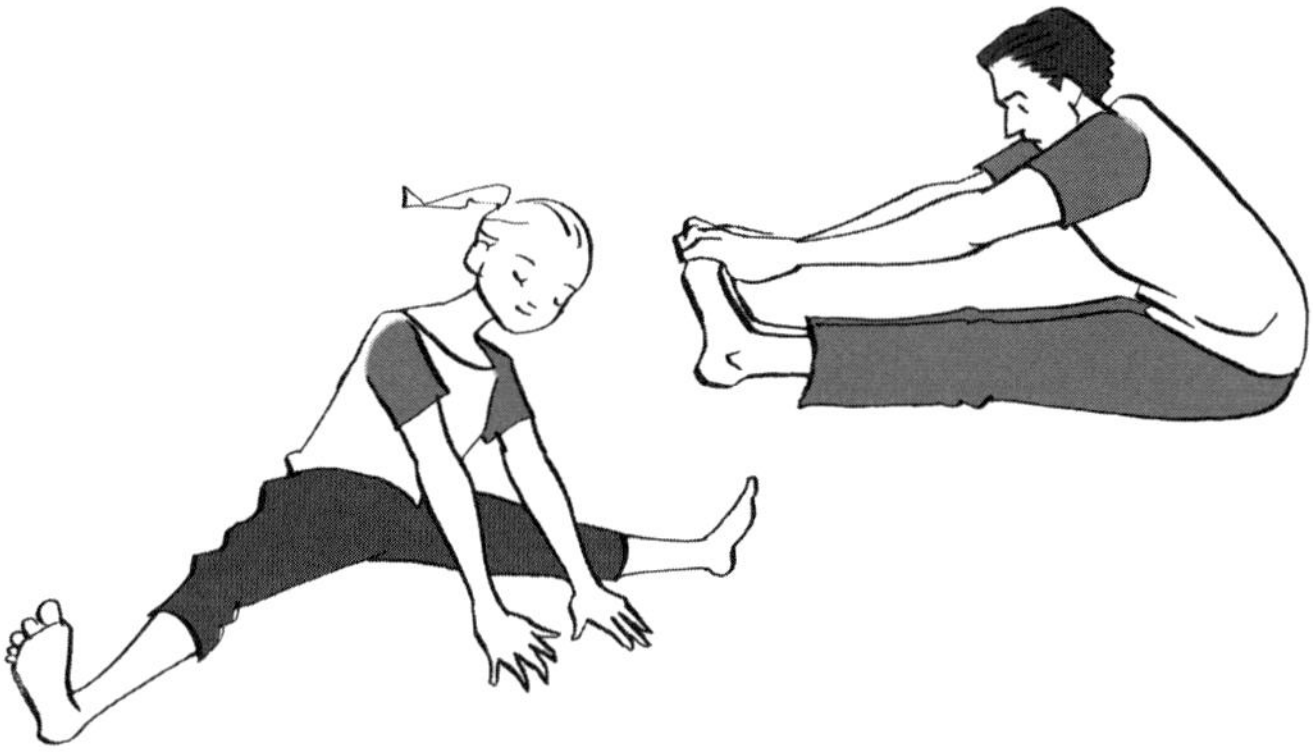

「腰痛は、体が柔軟になればよくなる」と誤解している人がいて、長座体前屈や開脚のストレッチをした結果、逆に炎症を悪化させてしまうこともあります。
腰痛の原因は、腰椎の曲がりやねじれなので、正しくケアしましょう。

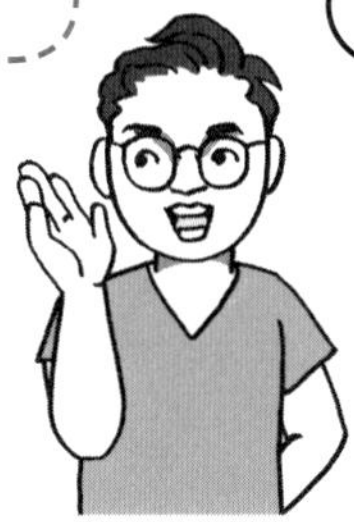

第2章

仙《せん》腸《ちょう》関《かん》節《せつ》性《せい》腰《よう》痛《つう》（左・右）のセルフチェック・セルフケア

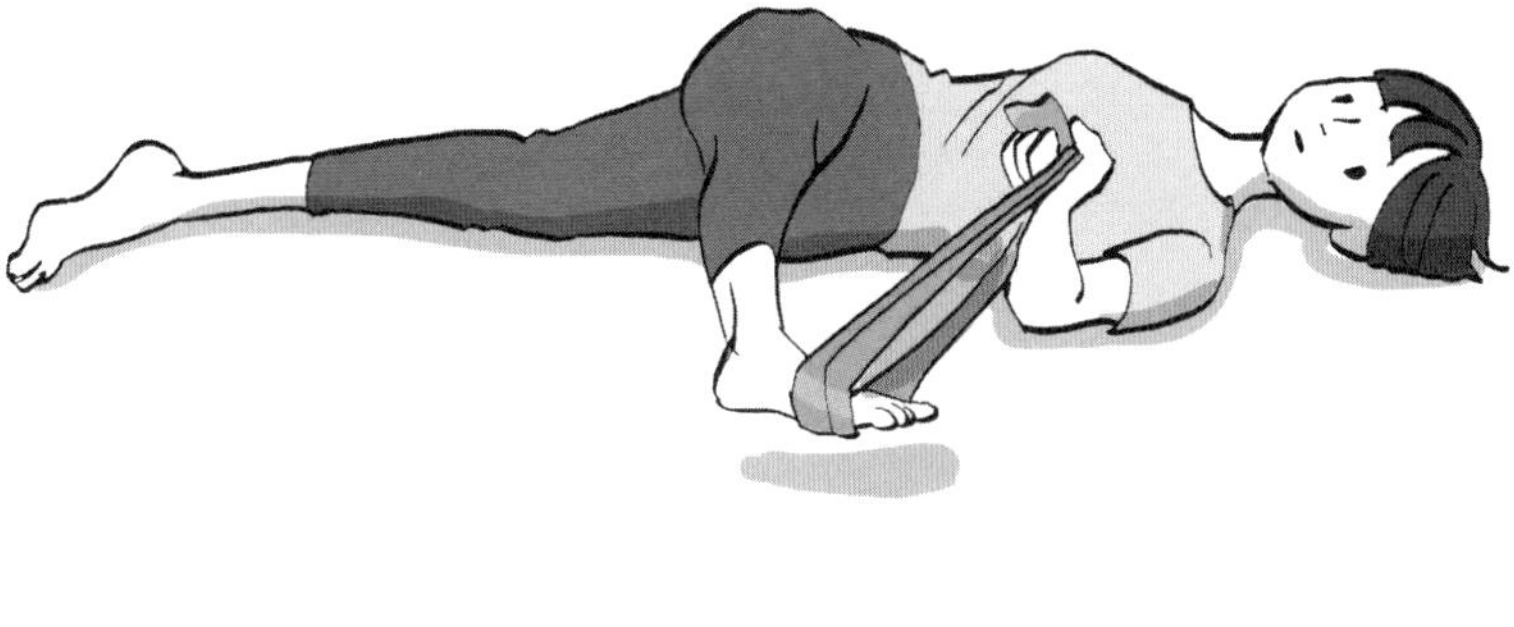

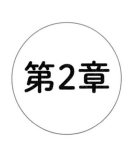

ゾーン③タイプ

仙腸関節性腰痛（左）

ゾーン③タイプのあなたは、仙腸《せんちょう》関節性腰痛《かんせつせいようつう》（左側）の可能性が高いです。
仙腸関節とは、骨盤にあって上半身と脚をつなぐ関節のことで、骨盤に左右非対称の負荷がかかることで、太ももの外側からお尻のあたりが硬くなって痛みが出ます。

左側に痛みが出る原因は？
→いつも左のお尻に重心をかけてイスに座るなど、左右のバランスが偏った生活習慣が主な原因です。

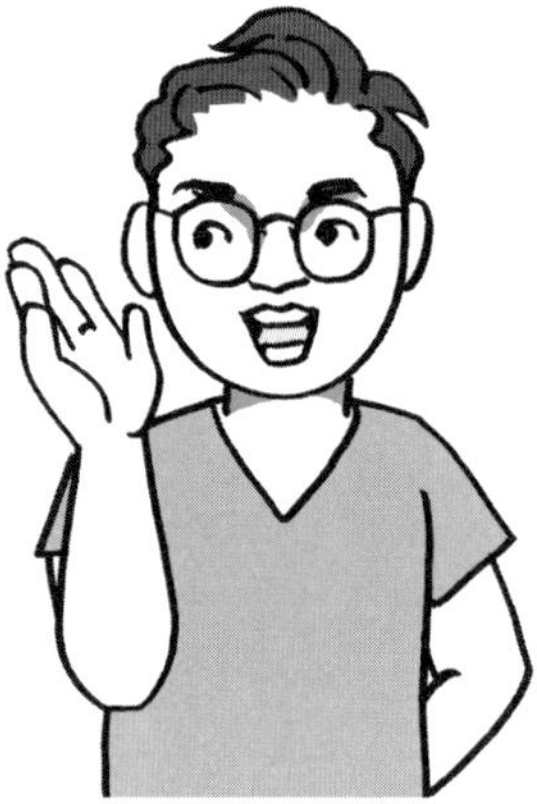

※仙腸関節性腰痛のくわしい解説は、76～77ページを参照してください。

お尻の左側が痛い人は仙腸関節性腰痛

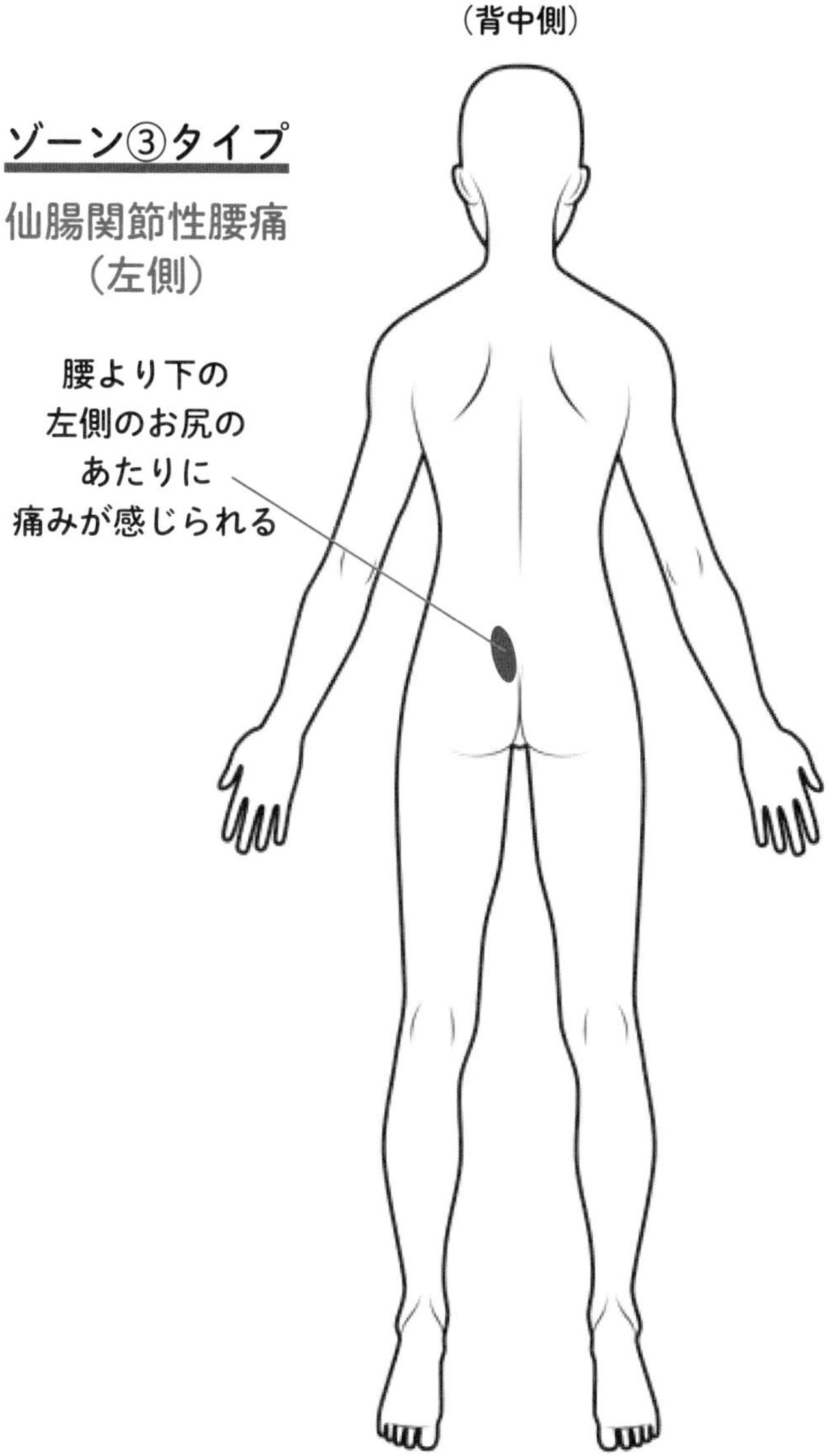
（背中側）
ゾーン③タイプ
仙腸関節性腰痛
（左側）
腰より下の
左側のお尻の
あたりに
痛みが感じられる

出典：「成田崇矢の臨床『腰痛』（臨床家バイブルシリーズ）」
（成田崇矢著、運動と医学の出版社）内の図を参考に作成

ゾーン③タイプのセルフチェック

お尻上げチェック

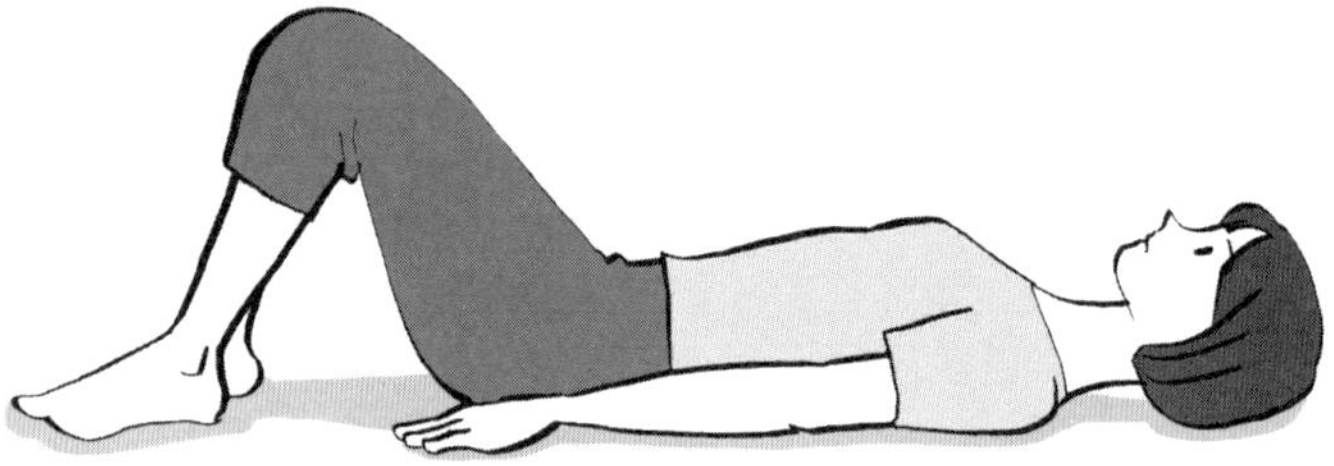

1

あおむけに寝て、脚は肩幅に開き、
ひざを立てる。
手のひらを床につけて、腕は下に
おろす

お尻が上げにくい？

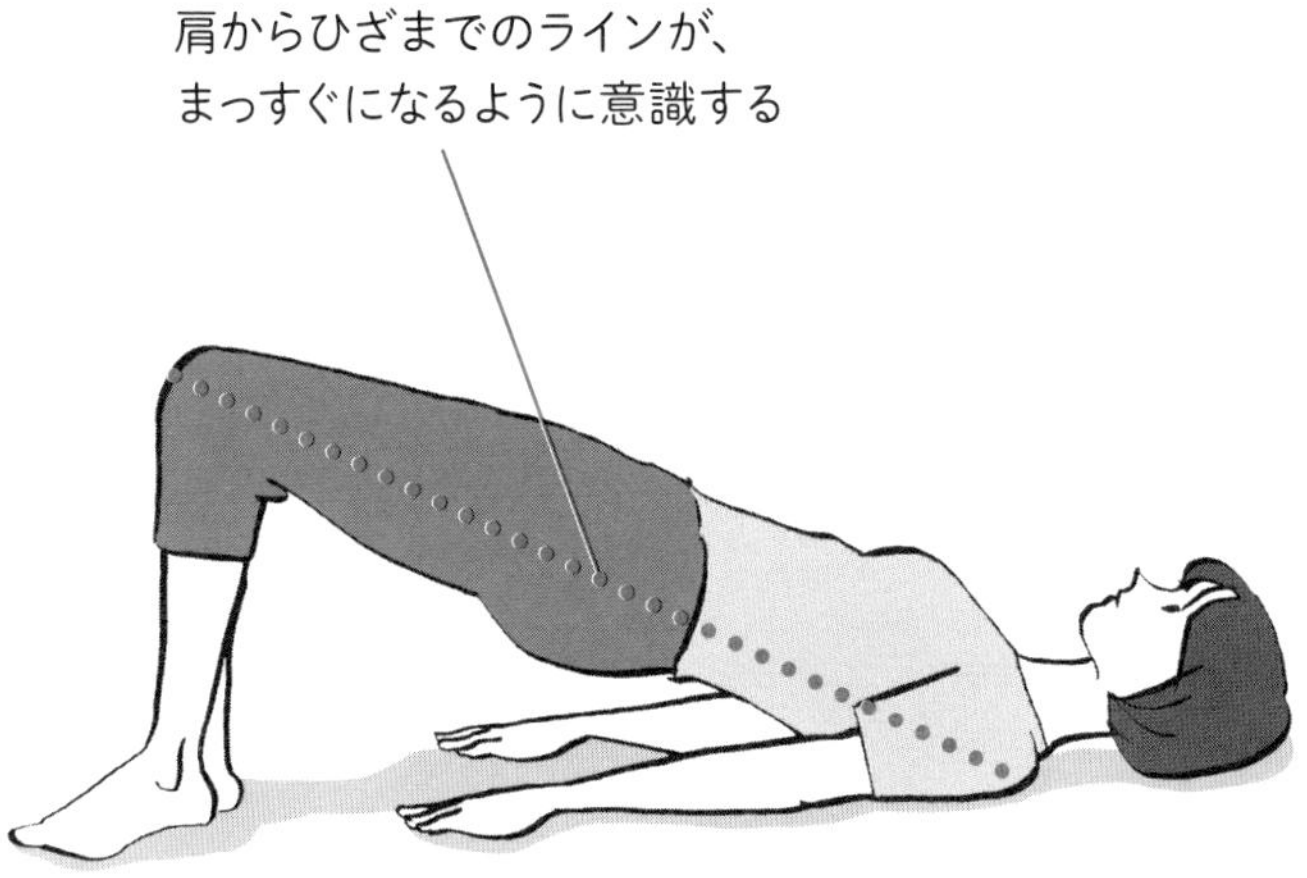
肩からひざまでのラインが、
まっすぐになるように意識する

2

おなかに力を入れて、お尻を上げる

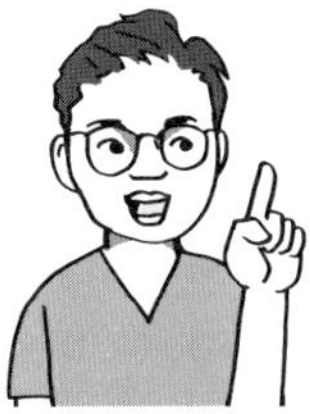

ワンポイント！

仙腸関節性腰痛の人は、太ももの外側からお尻にかけてのあたりが硬くなっているため、このセルフチェックをおこなうとお尻が上げにくい傾向があります！

ゾーン③タイプのセルフチェック

骨盤スライドチェック

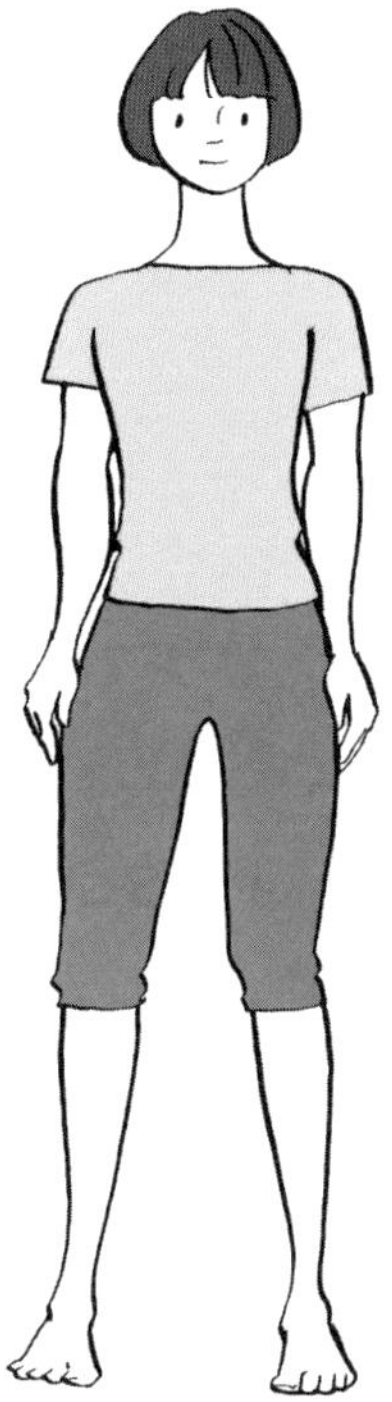

1

足を肩幅に開いて立つ

骨盤は左右どっちにスライドしにくい？

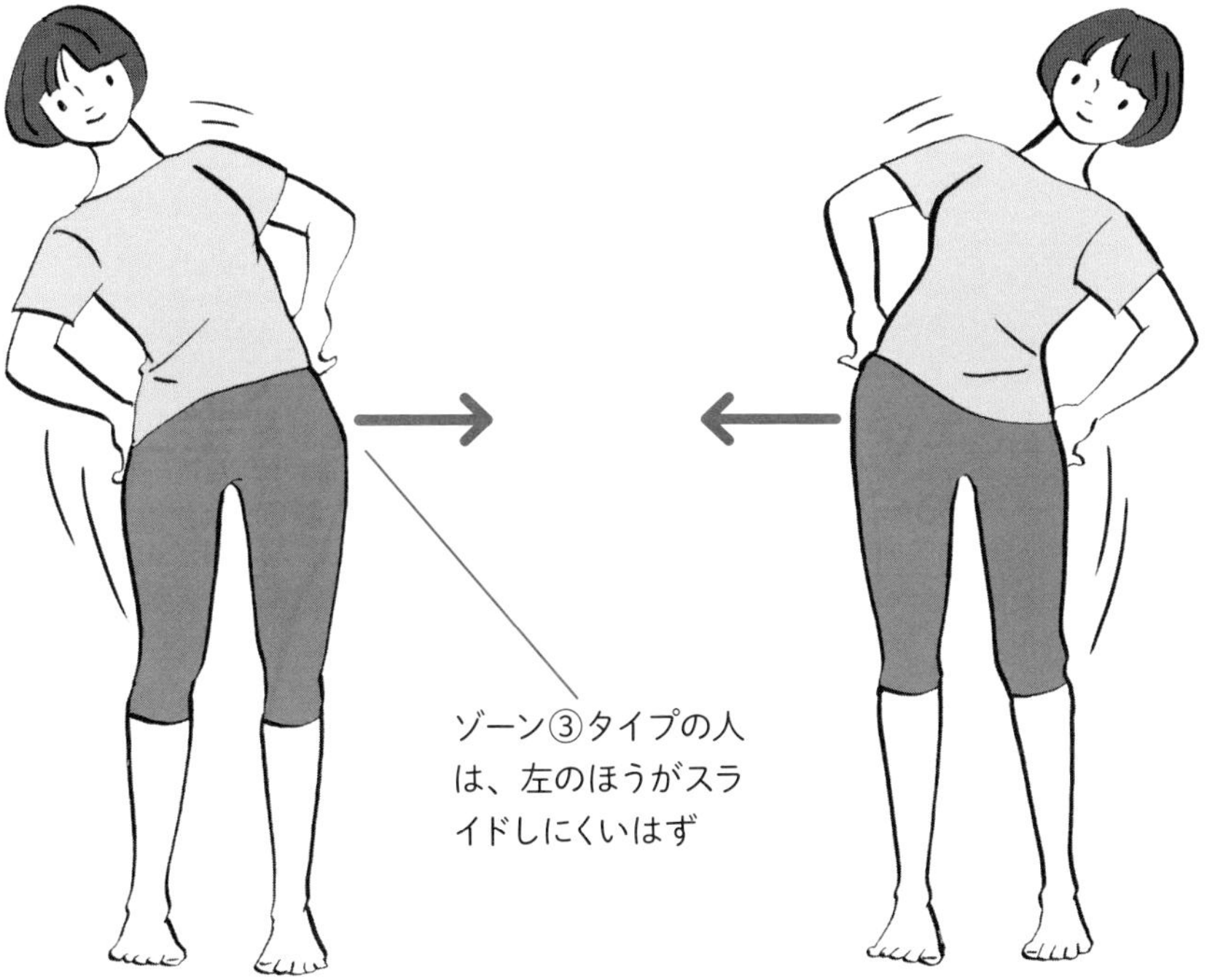
ゾーン③タイプの人
は、左のほうがスラ
イドしにくいはず

2
腰に手を当てて、右側に
骨盤をスライドする

3
逆に、左側に
骨盤をスライドする

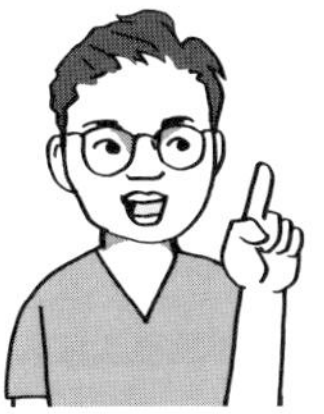

ワンポイント！

ゾーン③タイプの仙腸関節性腰痛（左）の人は、骨盤を左右にスライドすると、右側にはスライドしやすいのですが、左側にはお尻が突っ張ってスライドしにくい傾向があります！

股関節まわりの筋肉をストレッチ
タオルで左脚引き倒し

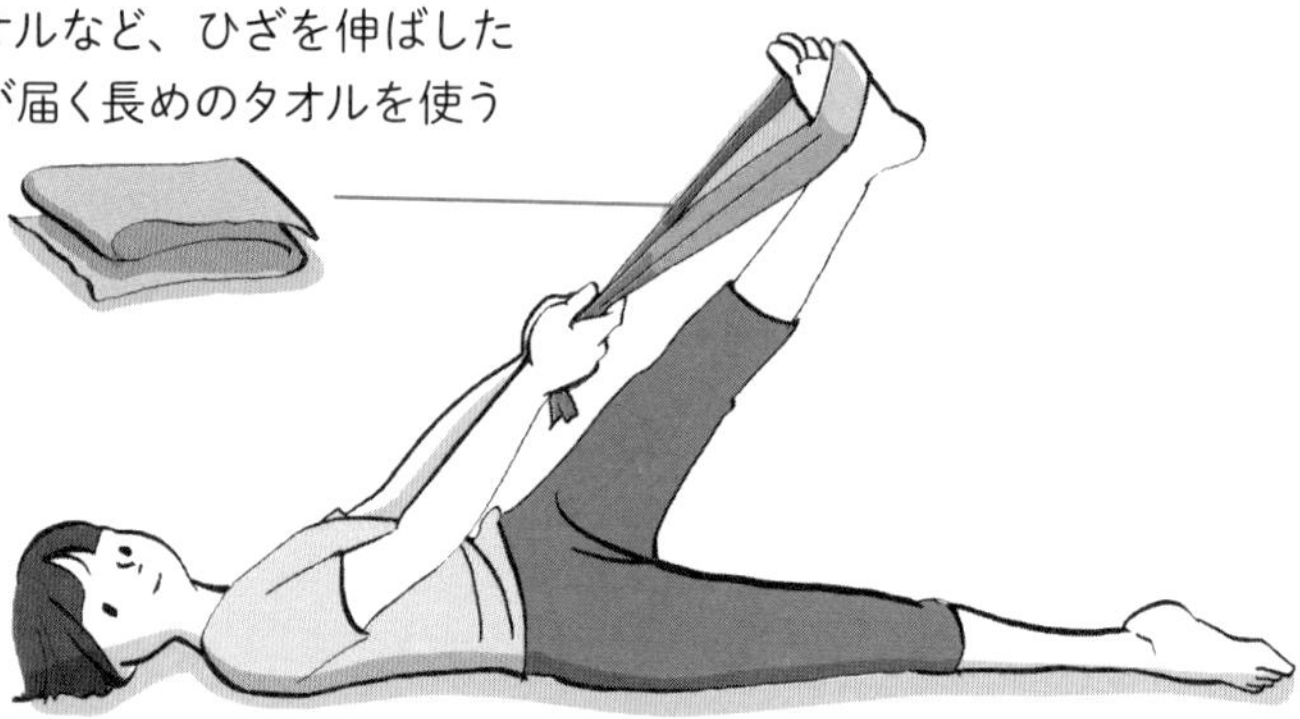
バスタオルなど、ひざを伸ばしたまま手が届く長めのタオルを使う

1

両手で持ったタオルを左足にかけて、あおむけに寝る。タオルを引きながら、ひざを伸ばして足を上げる

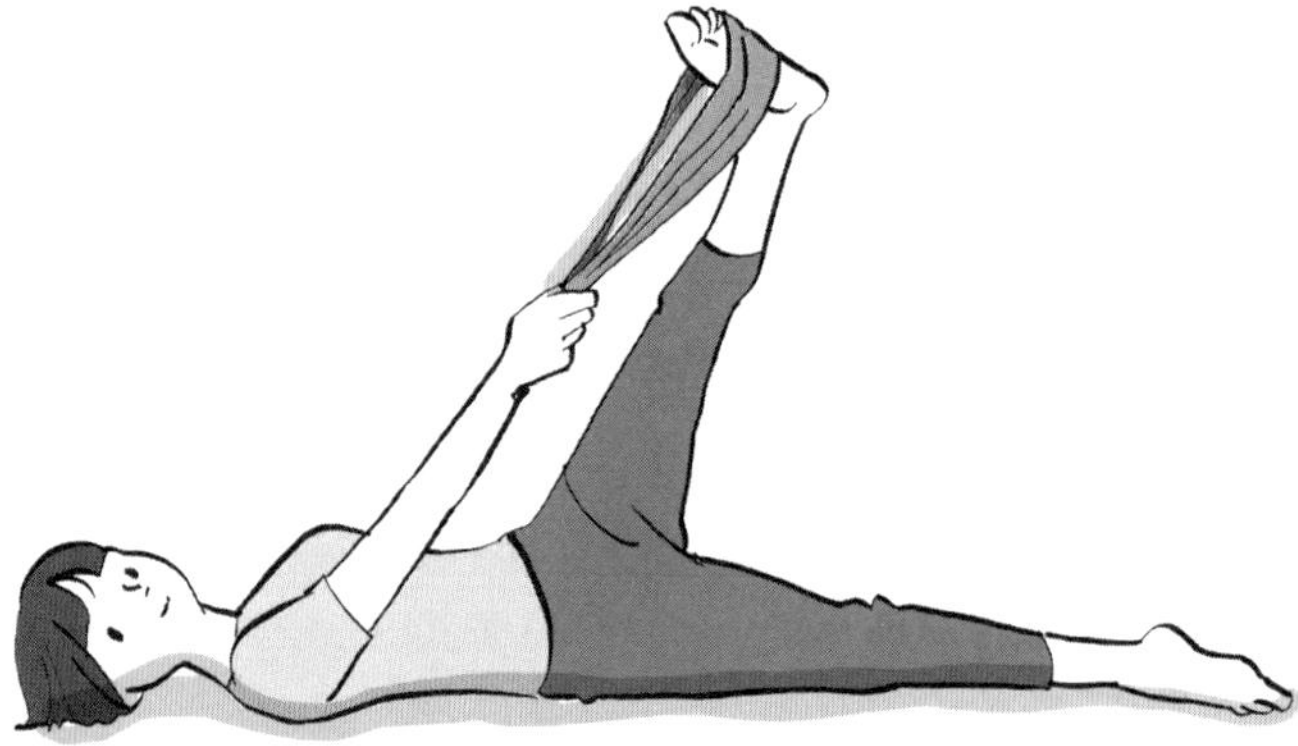

2

両手で持ったタオルを、右手だけに持ちかえる

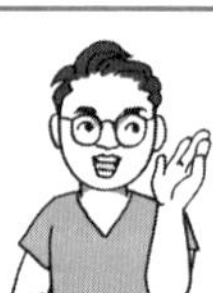

天道先生の動画を
スマホでチェック！

仙腸関節性腰痛（左）を改善するセルフケア

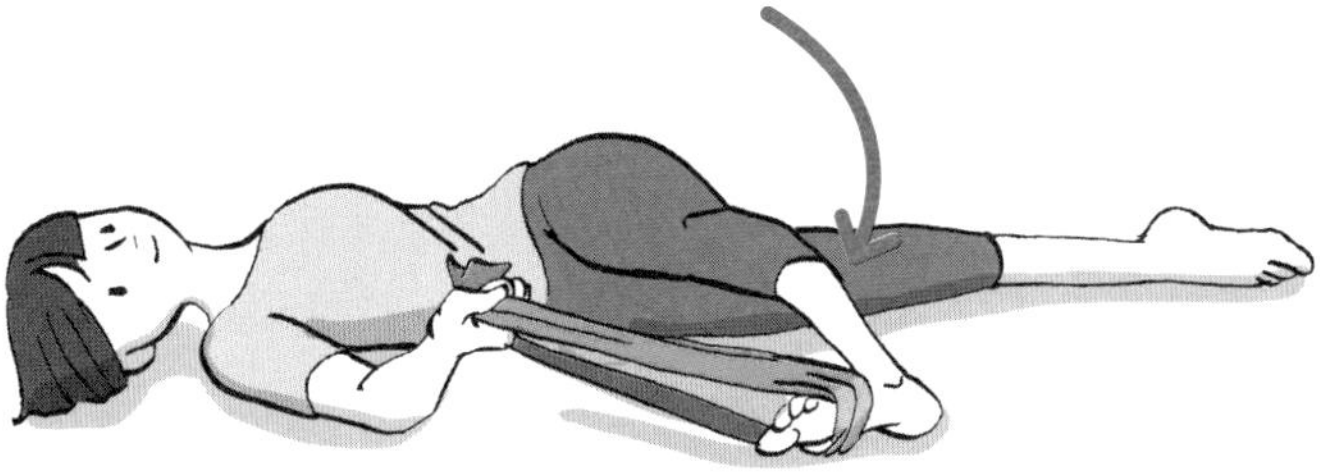

3

ひざを伸ばしたまま、左足を右に倒す

太ももの裏（外側）からお尻にかけての筋肉が伸びているのを実感しながらおこなう

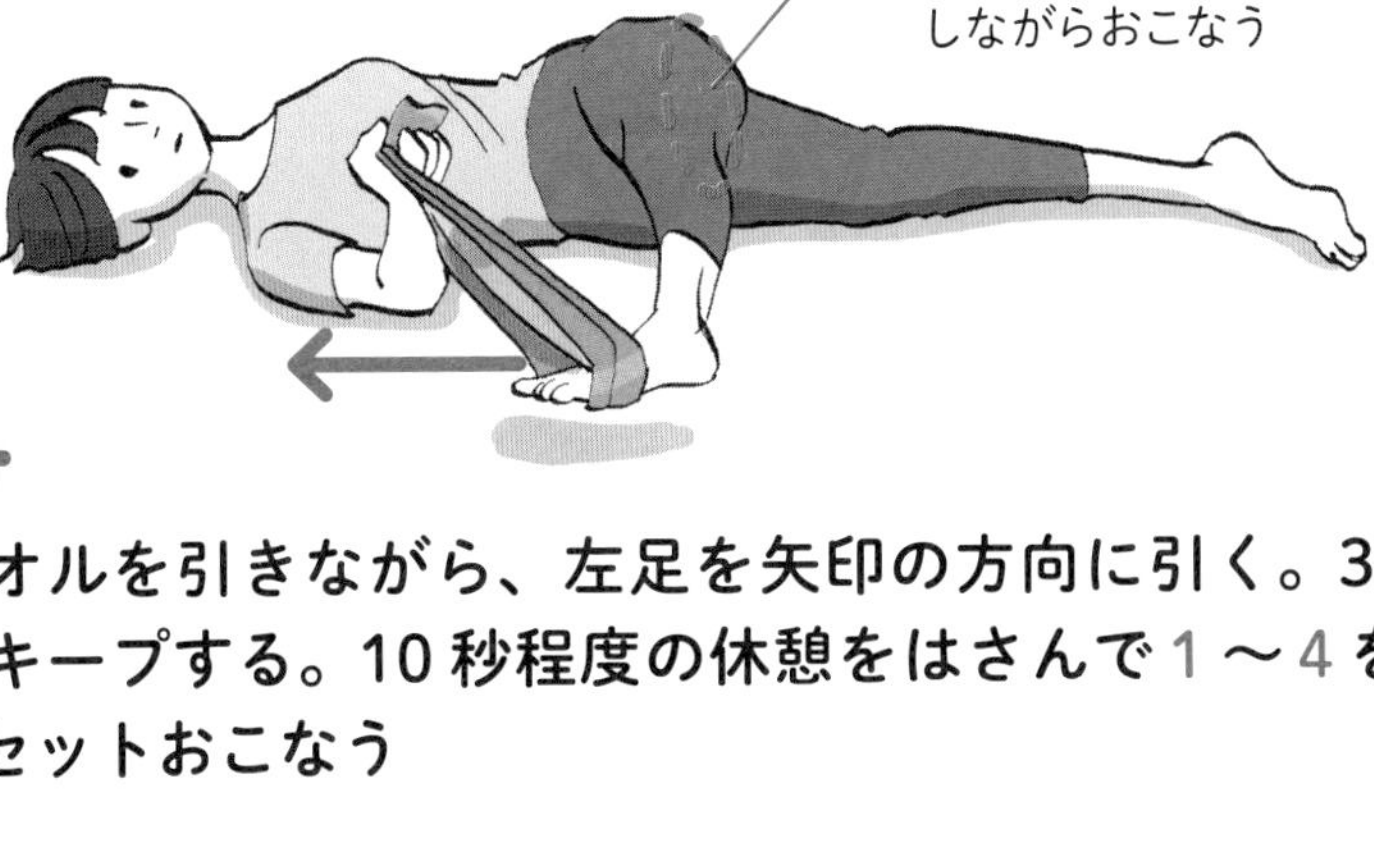

4

タオルを引きながら、左足を矢印の方向に引く。30 秒キープする。10 秒程度の休憩をはさんで 1 ～ 4 を 2 セットおこなう

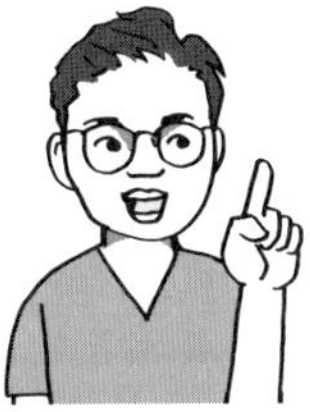

ワンポイント！

このセルフケアで、太ももの裏（外側）からお尻にかけての筋肉をほぐすことで、仙腸関節性腰痛は劇的に改善します！

股関節まわりの筋肉をほぐす

左外ももマッサージ

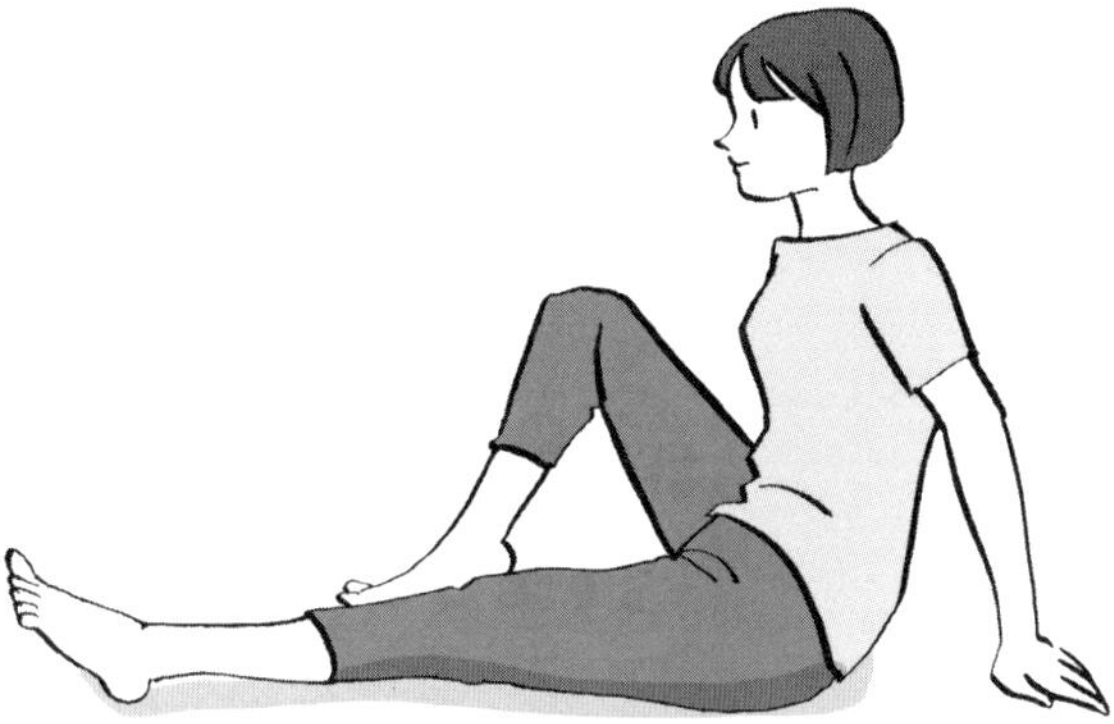

1

左足は伸ばし、右足はひざを曲げて床に座る

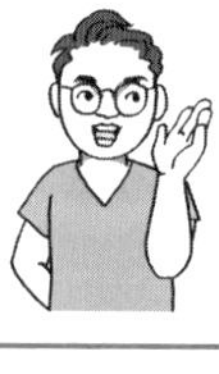

天道先生の動画を
スマホでチェック！

仙腸関節性腰痛（左）を改善するセルフケア

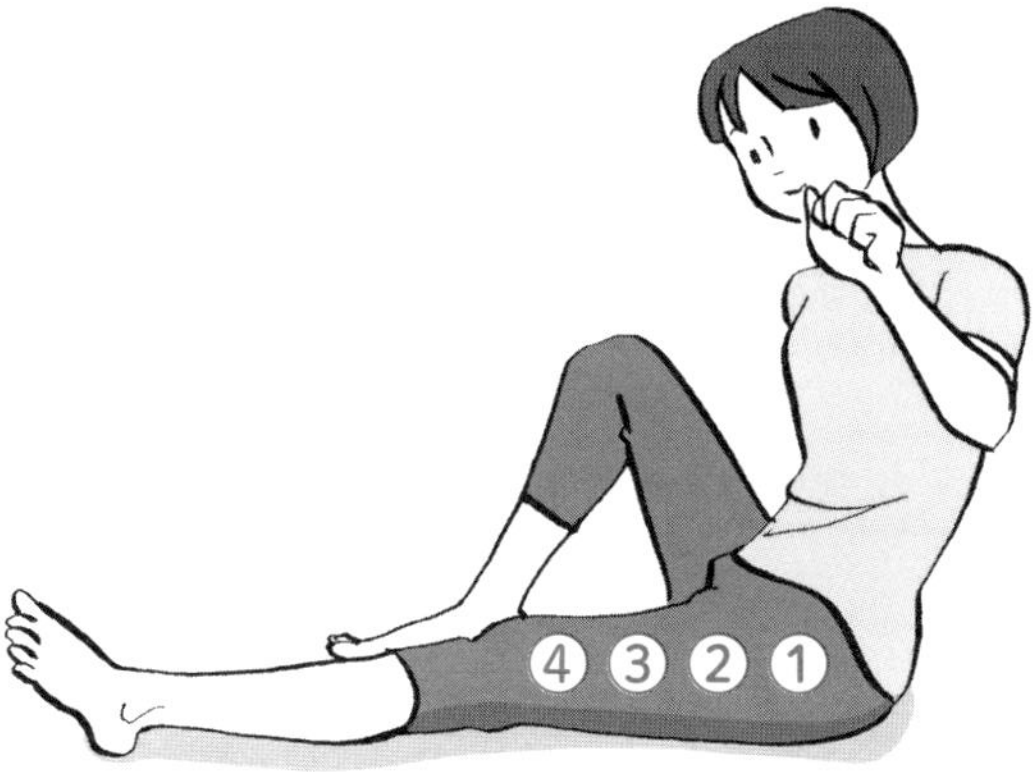

2

左手で軽く握りこぶしを作り、指の部分で、左脚の外側を股関節からひざまで、①～④の４か所に分けてマッサージする

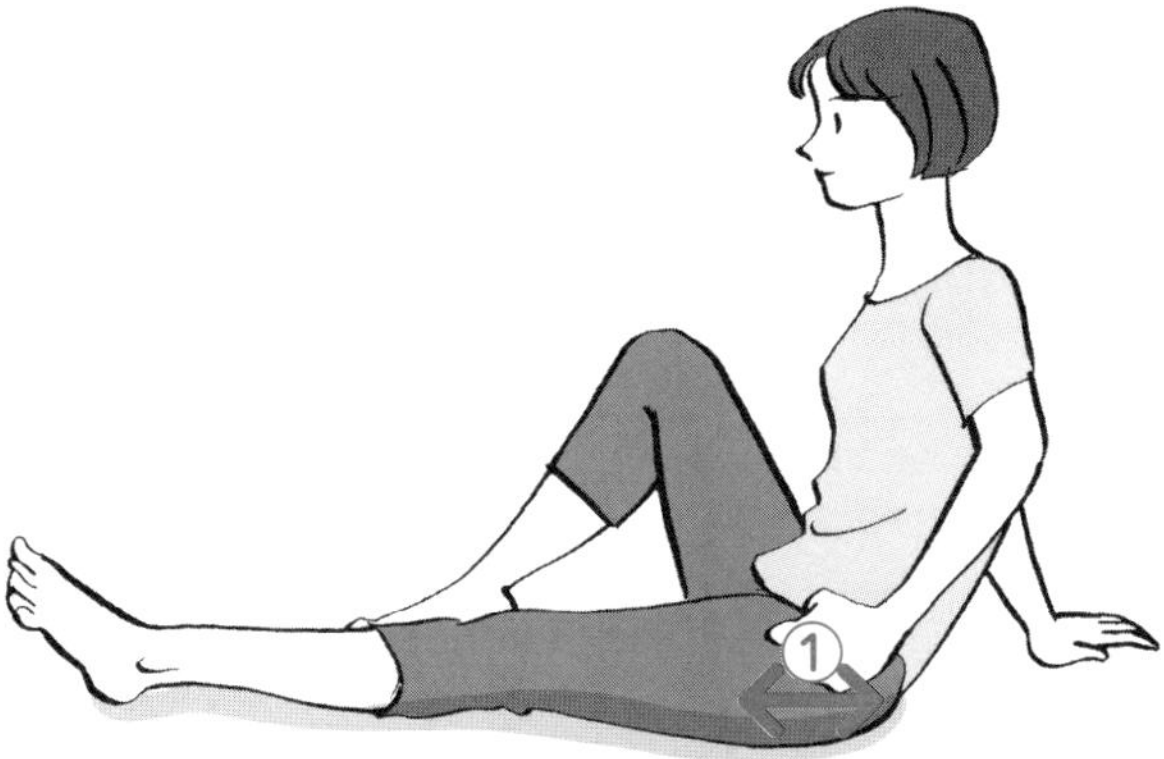

3

①の部分に握りこぶしの指の部分を押し当てて、10秒間前後にゴシゴシ押し動かしてながらマッサージする。同様に②～④の部分もマッサージする

ゾーン③タイプ

セルフケア効果を確認しよう

セルフケアをおこなった後、もう一度、54 ～ 57 ページのセルフチェック、前屈・後屈をやってみてください。

お尻は上げやすく、また骨盤スライドは左右同じようにやりやすくなっていると思います。

腰痛も消えていませんか？

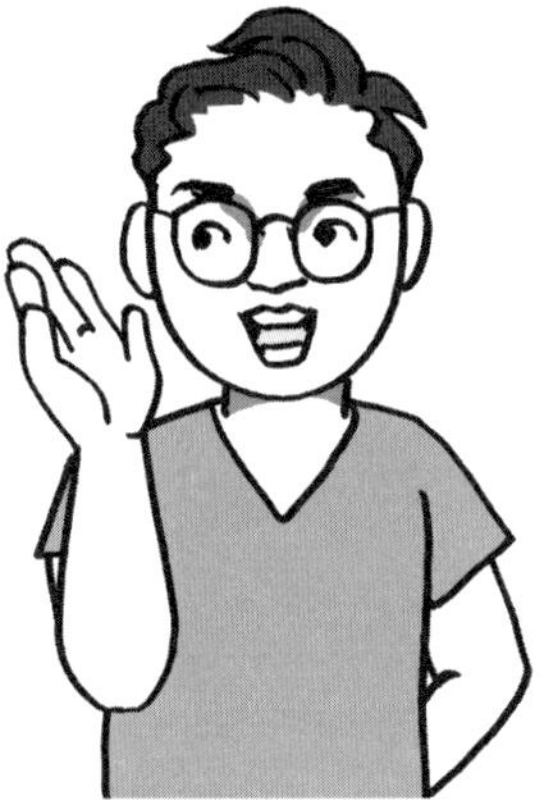

セルフケアでこんな変化がありませんか？

すんなりと高く
お尻を上げやすくなる！

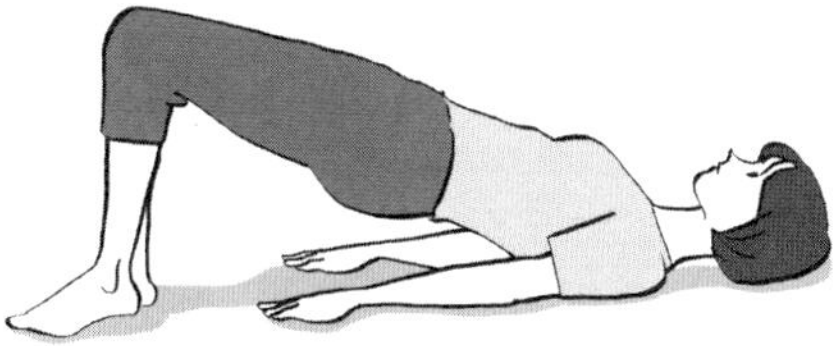

骨盤スライドは、左右ともに
やりやすくなる！

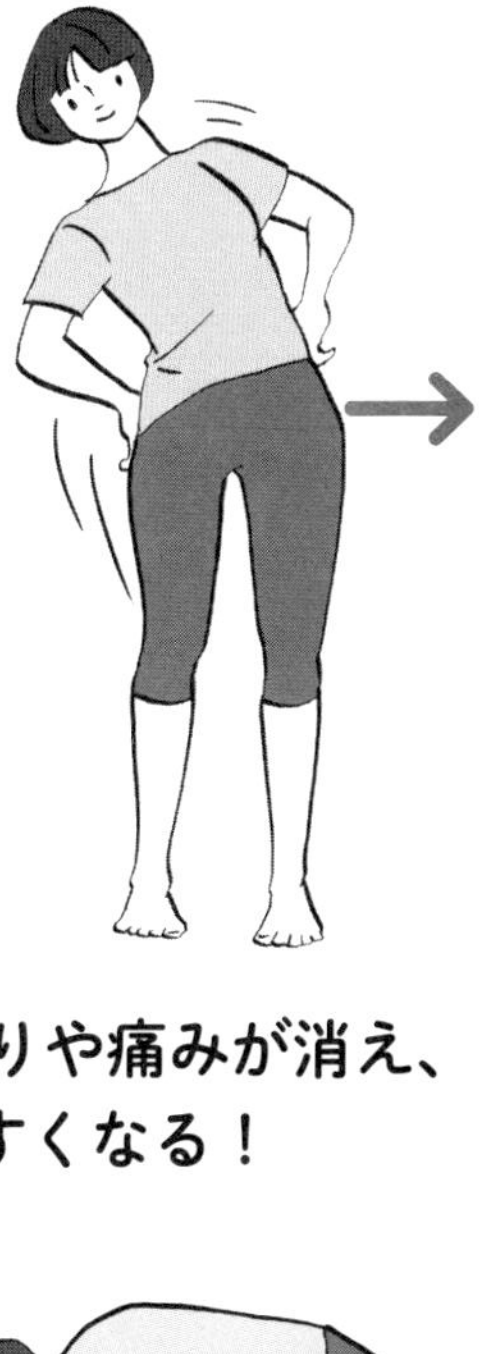

前屈や後屈したときの腰の張りや痛みが消え、
体をしなやかに曲げやすくなる！

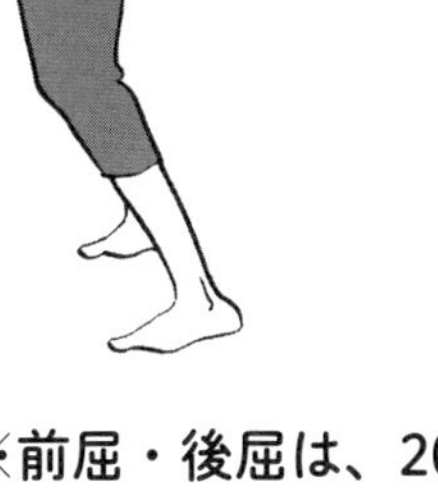

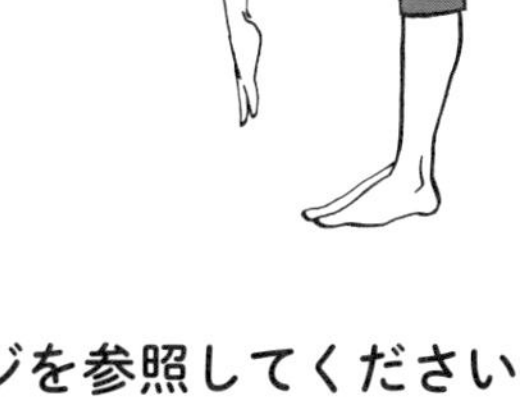

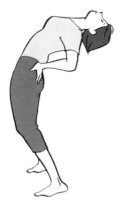

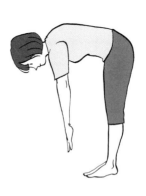

※前屈・後屈は、20～23ページを参照してください。

ゾーン④タイプ

仙腸関節性腰痛（右）

ゾーン④タイプのあなたは、仙腸《せんちょう》関節性腰痛《かんせつせいようつう》（右側）の可能性が高いです。
仙腸関節とは、骨盤にあって上半身と脚をつなぐ関節のことで、骨盤に左右非対称の負荷がかかることで、太ももの外側からお尻のあたりが硬くなって痛みが出ます。

右側に痛みが出る原因は？
→いつも右のお尻に重心をかけてイスに座るなど、左右のバランスが偏った生活習慣が主な原因です。

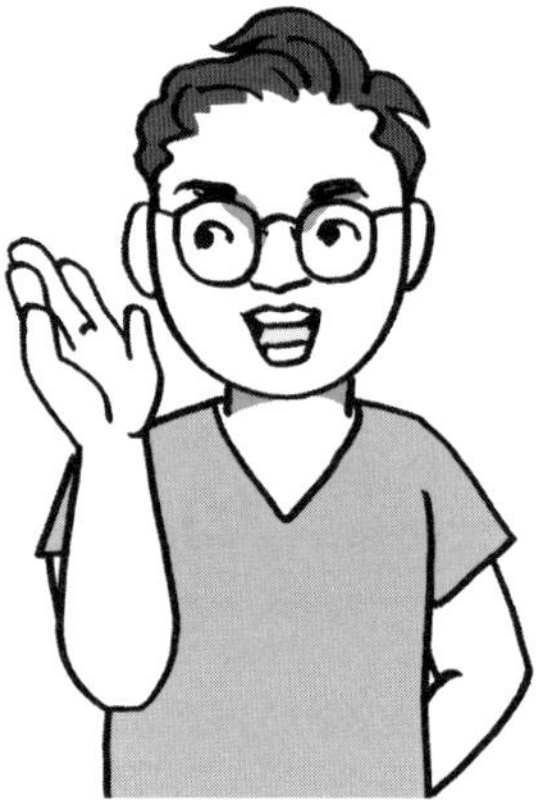

※仙腸関節性腰痛のくわしい解説は、
76～77ページを参照してください。

お尻の右側が痛い人は仙腸関節性腰痛

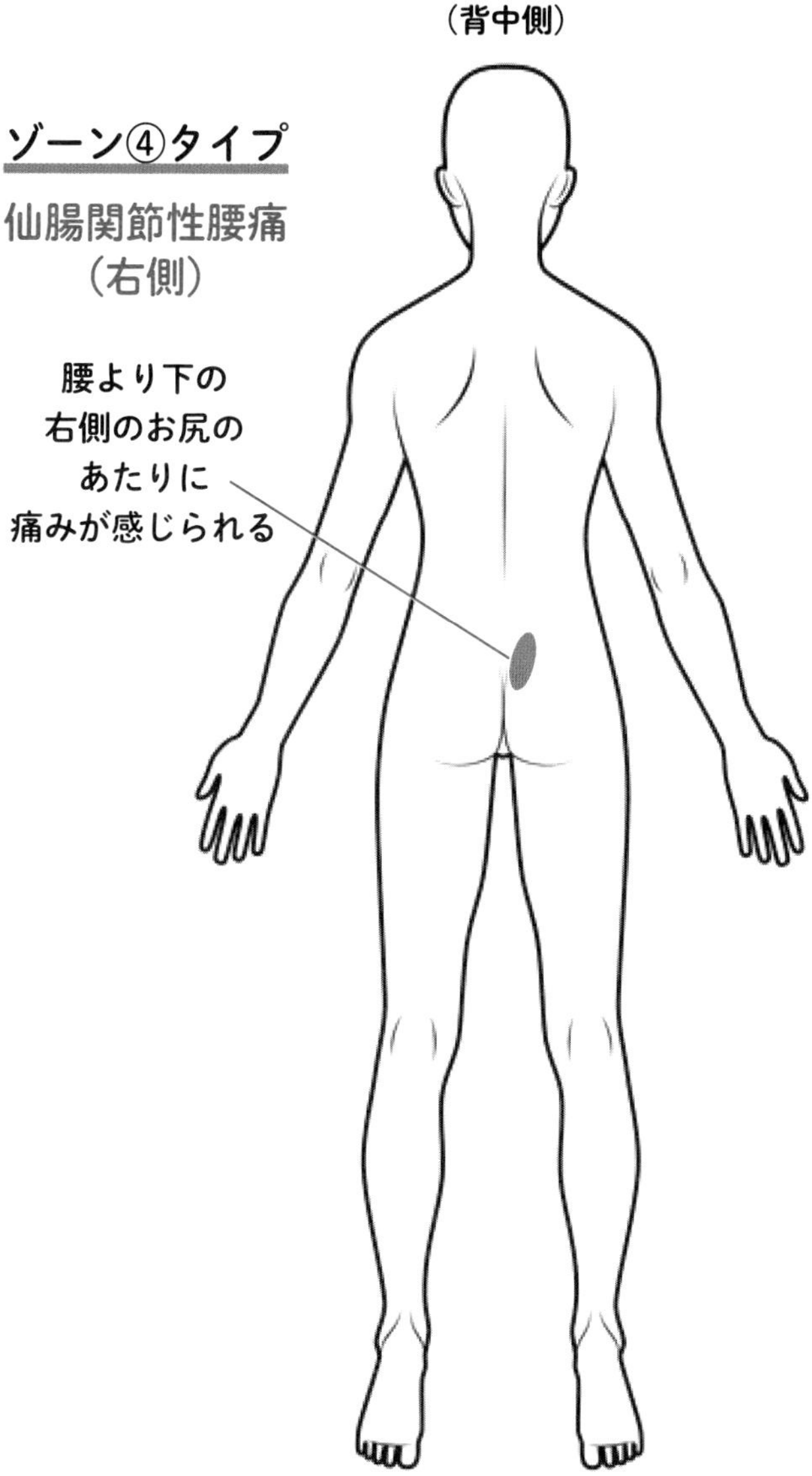
（背中側）
ゾーン④タイプ
仙腸関節性腰痛
（右側）
腰より下の
右側のお尻の
あたりに
痛みが感じられる

出典：「成田崇矢の臨床『腰痛』（臨床家バイブルシリーズ）」
（成田崇矢著、運動と医学の出版社）内の図を参考に作成

ゾーン④タイプのセルフチェック

お尻上げチェック

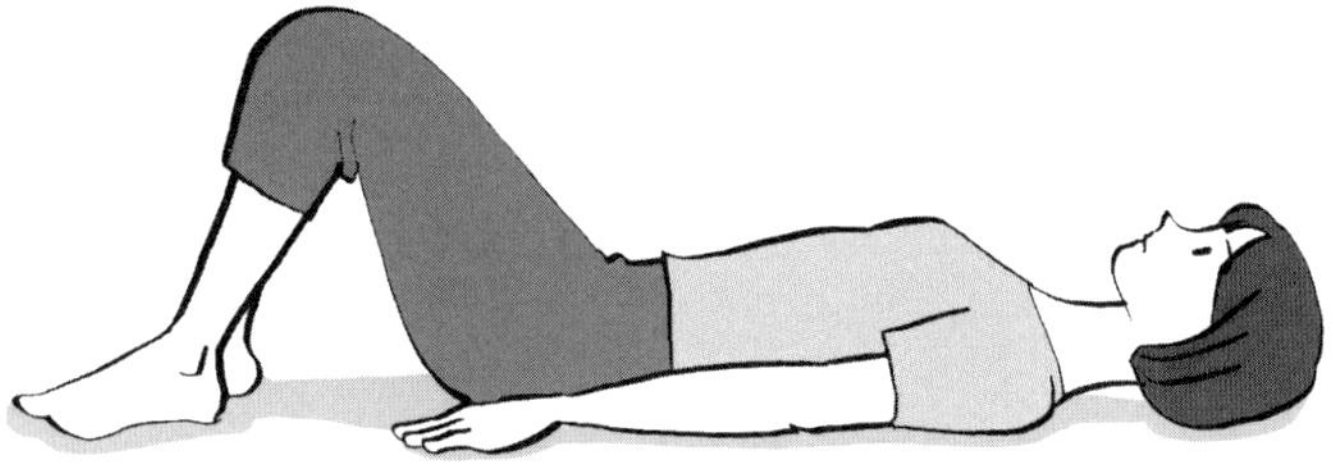

1

あおむけに寝て、脚は肩幅に開き、
ひざを立てる。
手のひらを床につけて、腕は下に
おろす

お尻が上げにくい？

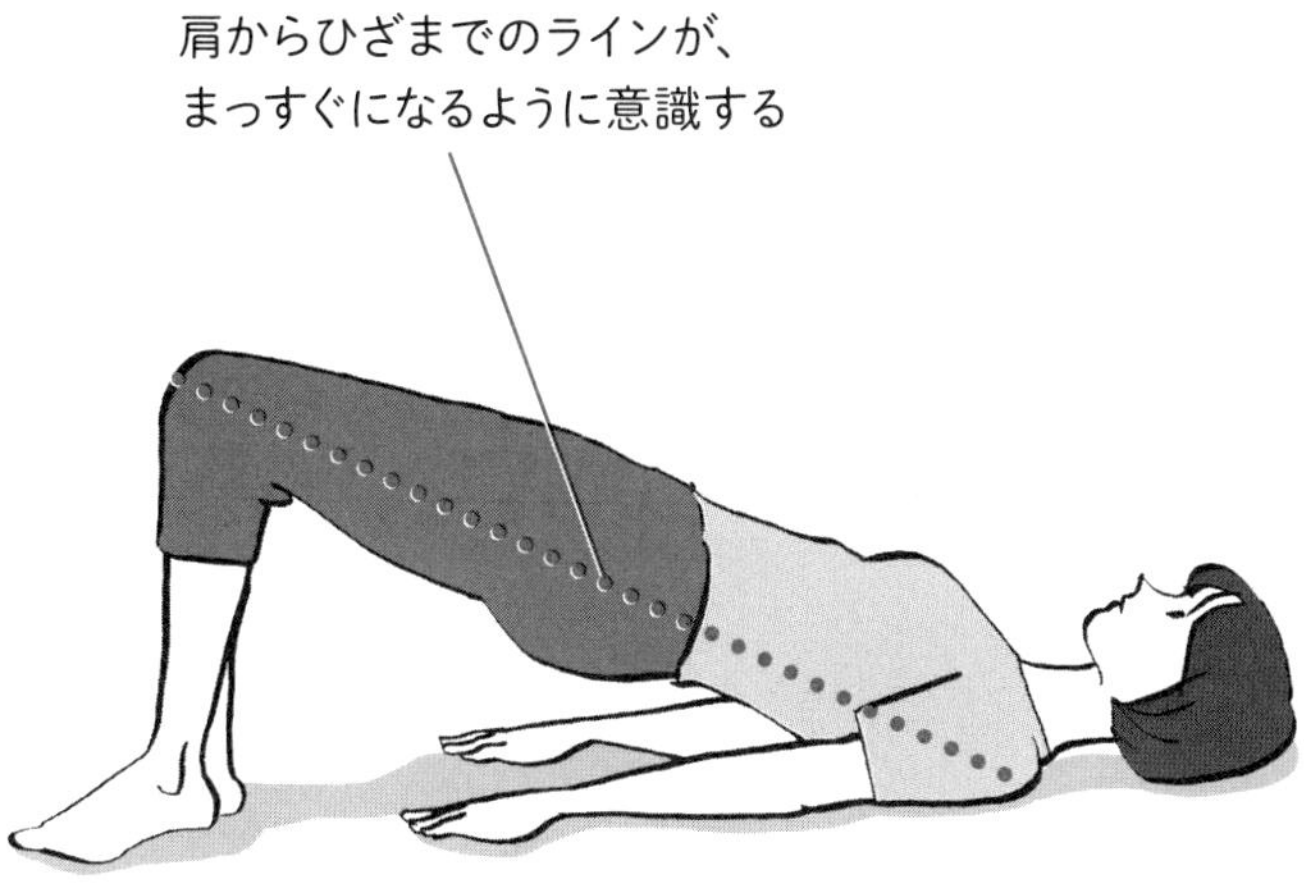
肩からひざまでのラインが、
まっすぐになるように意識する

2

おなかに力を入れて、お尻を上げる

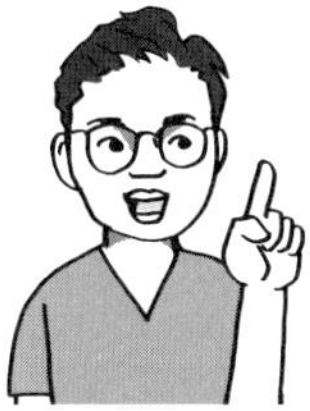

ワンポイント！

仙腸関節性腰痛の人は、太ももの外側からお尻にかけてのあたりが硬くなっているため、このセルフチェックをおこなうとお尻が上げにくい傾向があります！

ゾーン④タイプのセルフチェック

骨盤スライドチェック

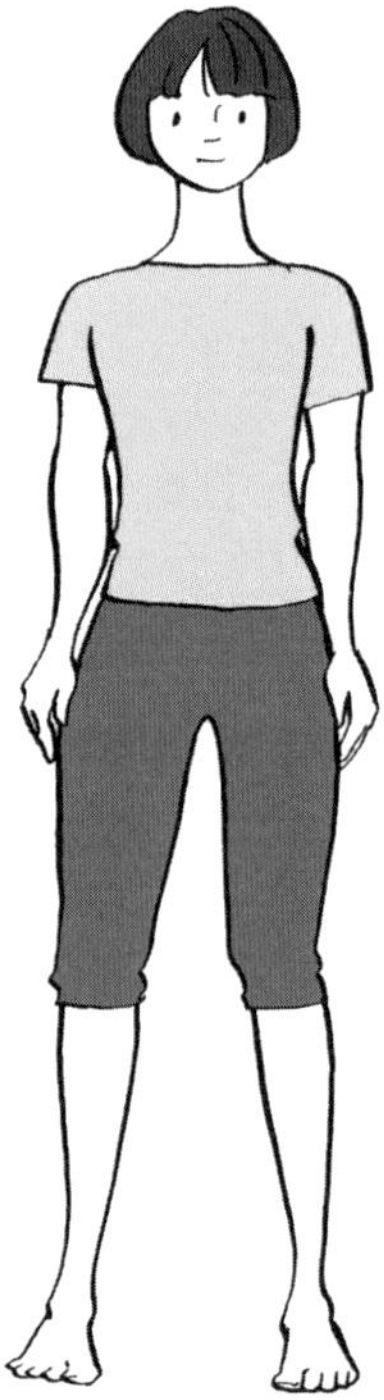

1

足を肩幅に開いて立つ

骨盤は左右どっちにスライドしにくい？

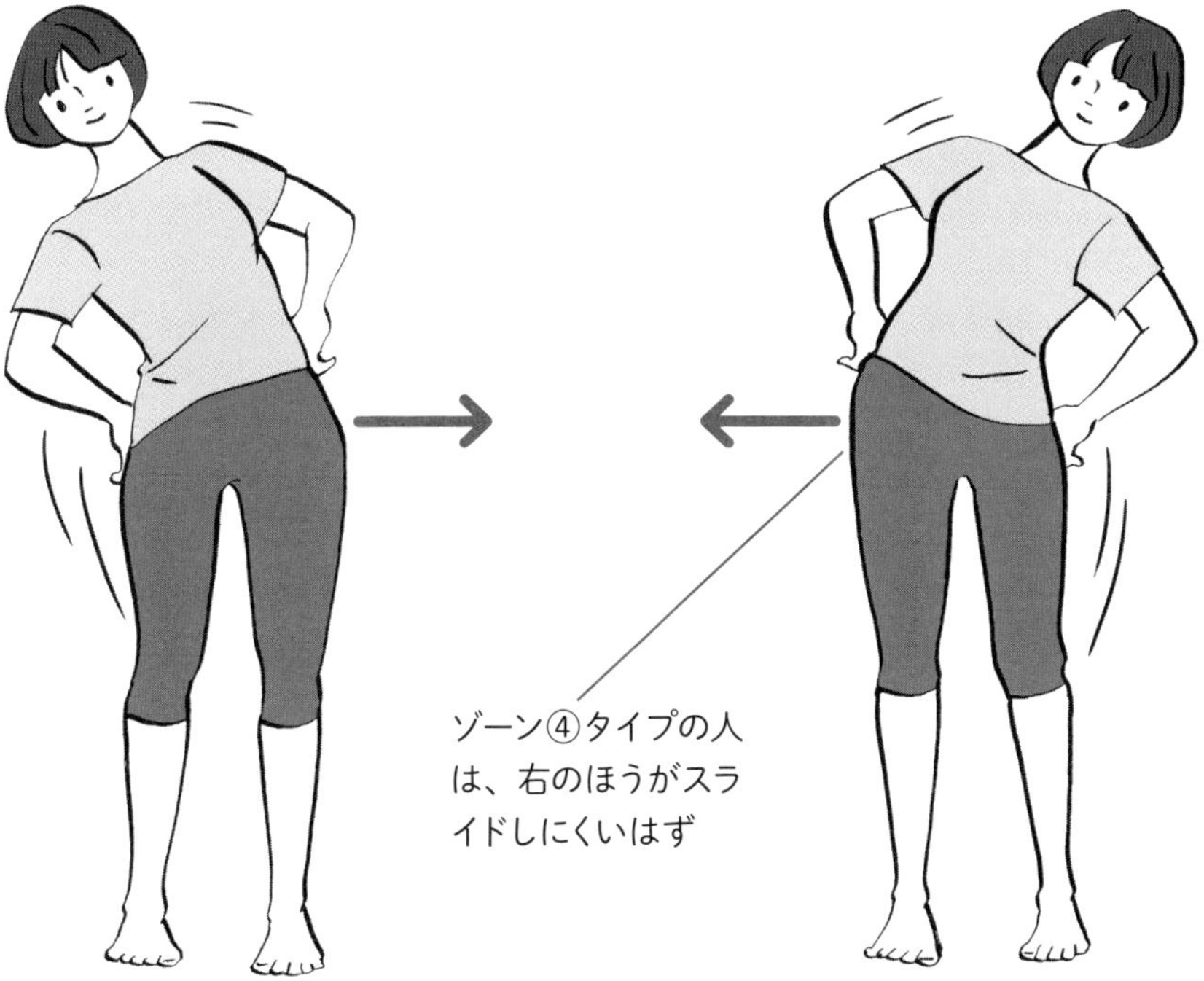
ゾーン④タイプの人
は、右のほうがスラ
イドしにくいはず

2
腰に手を当てて、右側に
骨盤をスライドする

3
逆に、左側に
骨盤をスライドする

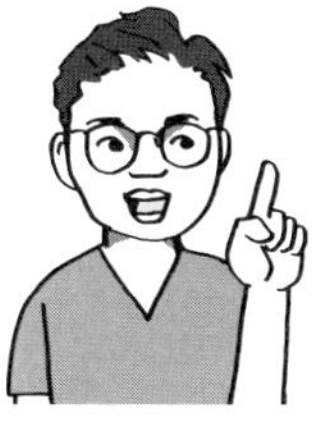

ワンポイント！

ゾーン④タイプの仙腸関節性腰痛（右）の人は、骨盤を左右にスライドすると、左側にはスライドしやすいのですが、右側にはお尻が突っ張ってスライドしにくい傾向があります！

股関節まわりの筋肉をストレッチ
タオルで右脚引き倒し

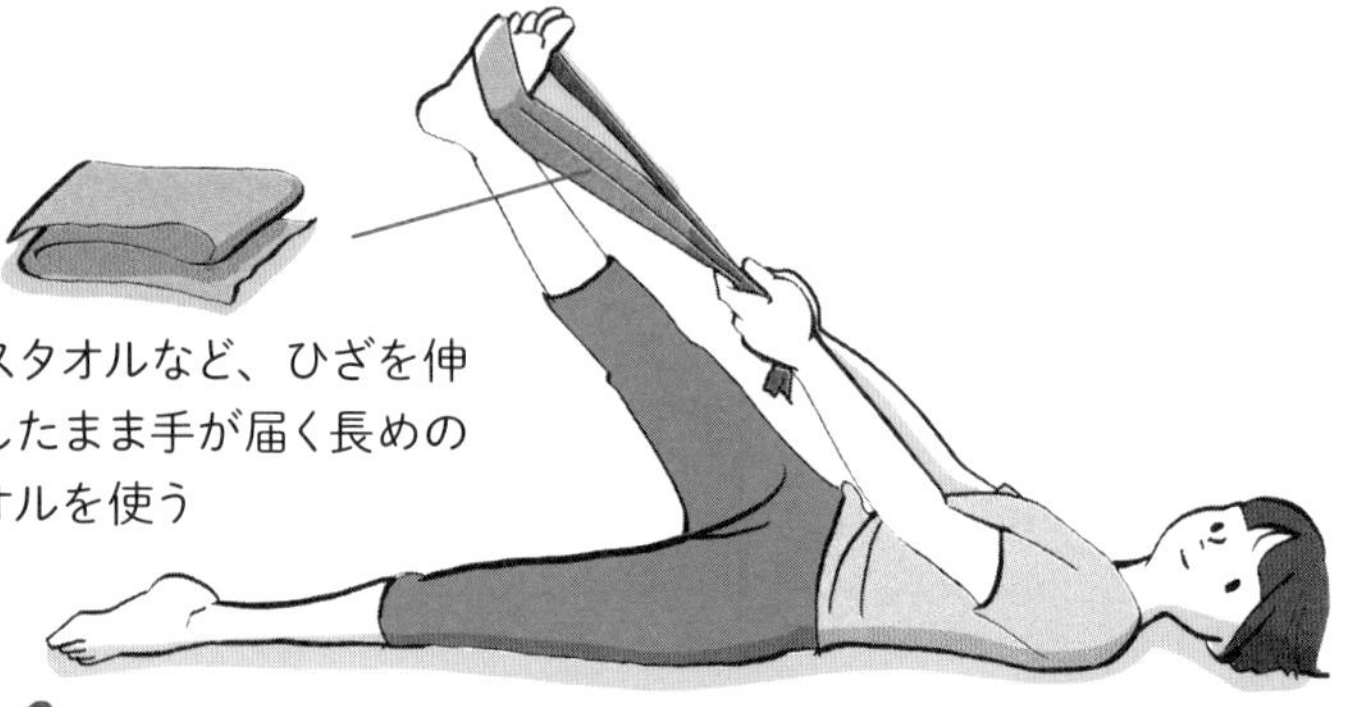
バスタオルなど、ひざを伸ばしたまま手が届く長めのタオルを使う

1

両手で持ったタオルを右足にかけて、あおむけに寝る。タオルを引きながら、ひざを伸ばして足を上げる

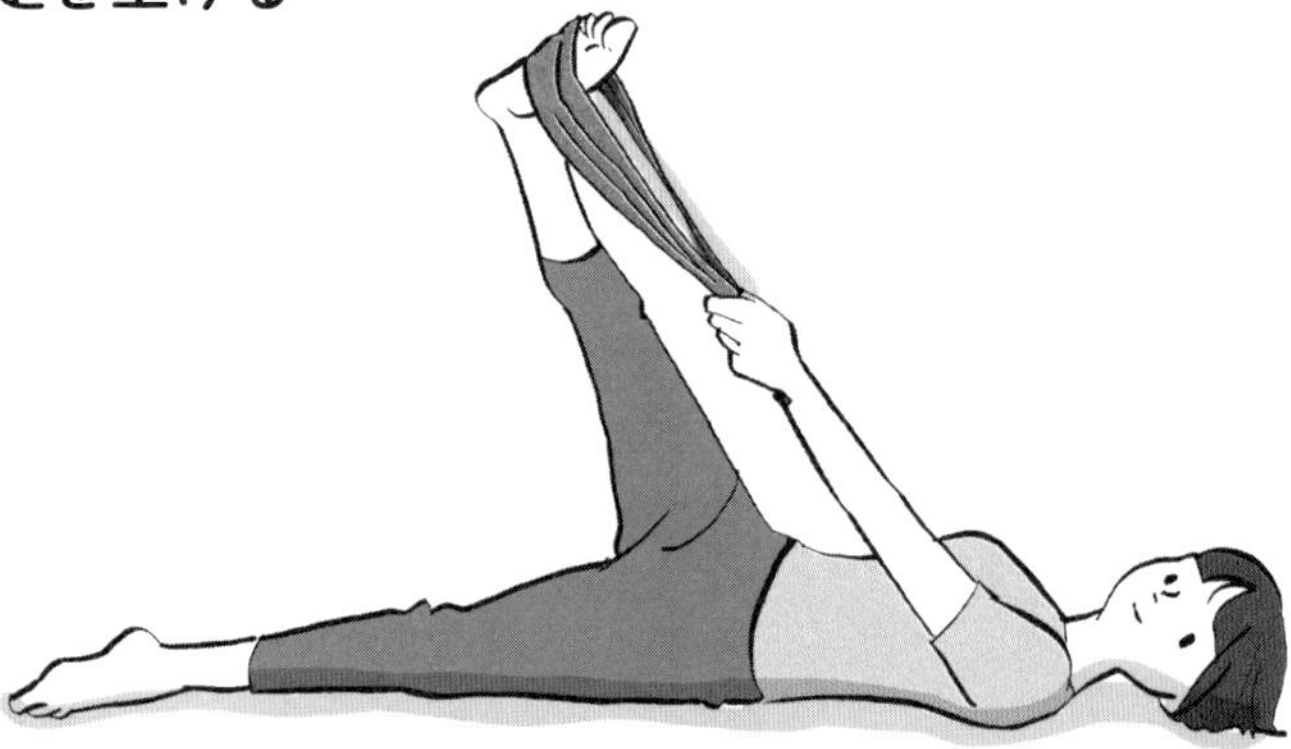

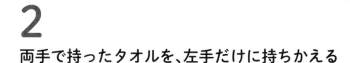

2

両手で持ったタオルを、左手だけに持ちかえる

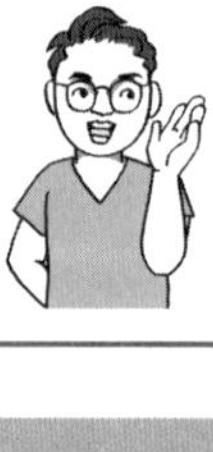

天道先生の動画をスマホでチェック！ ⇨

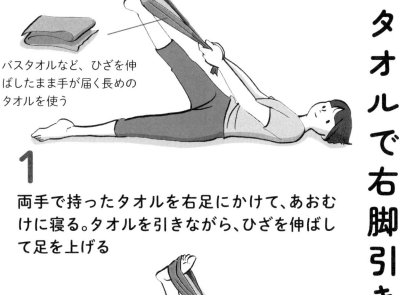

仙腸関節性腰痛（右）を改善するセルフケア

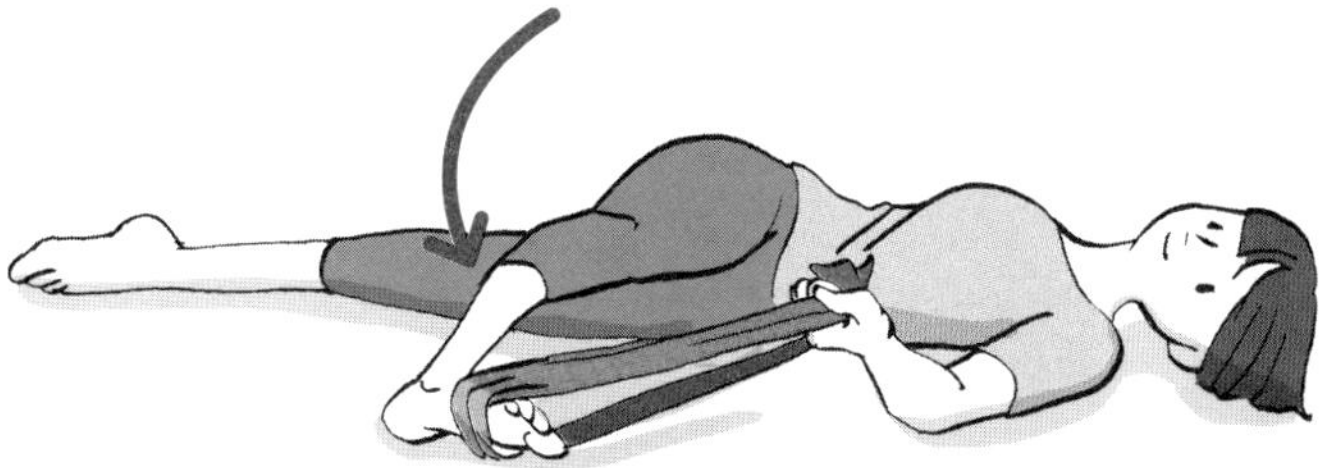

3

ひざを伸ばしたまま、右足を左に倒す

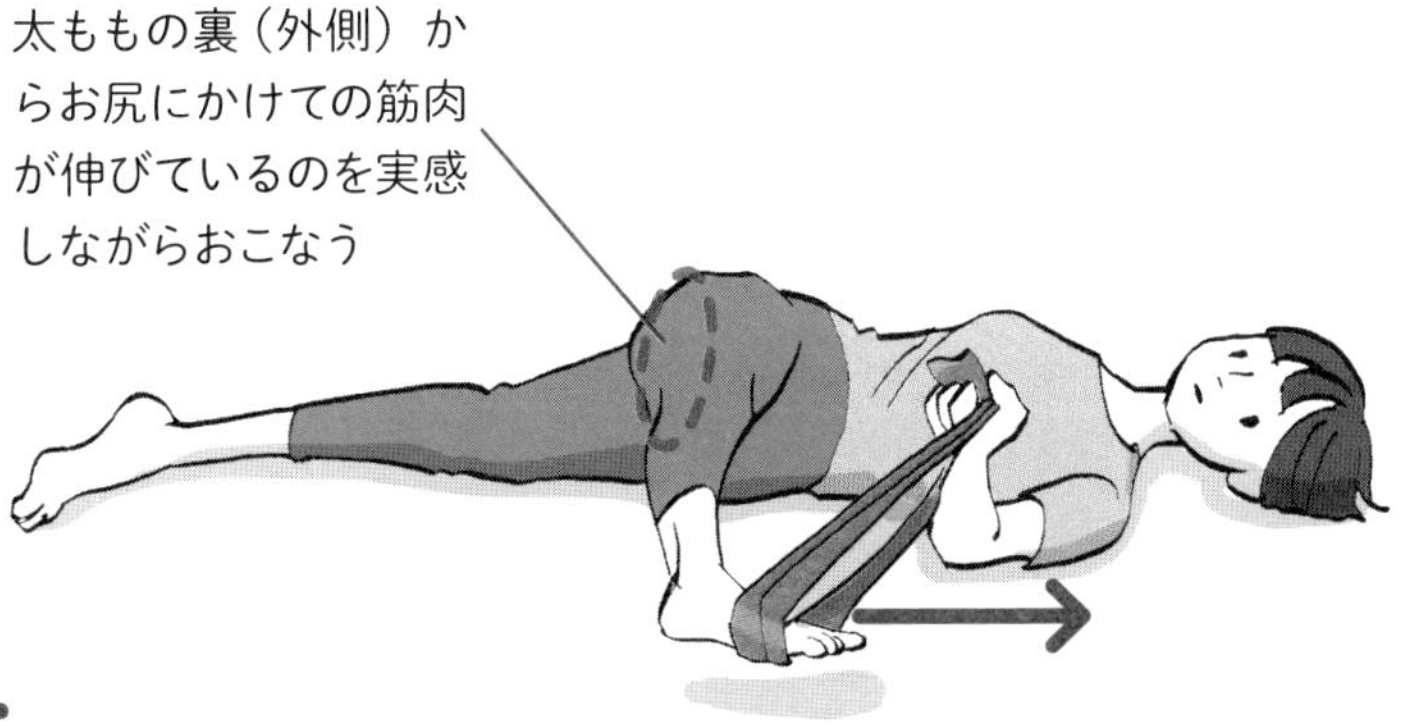
太ももの裏（外側）か
らお尻にかけての筋肉
が伸びているのを実感
しながらおこなう

4

タオルを引きながら、右足を矢印の方向に引く。30秒キープする。10秒程度の休憩をはさんで１～４を２セットおこなう

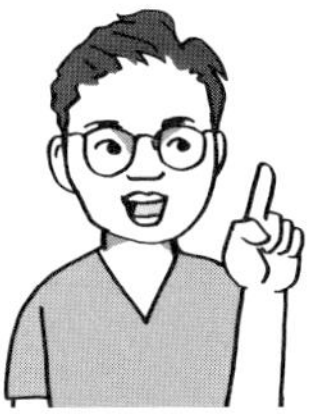

ワンポイント！

このセルフケアで、太ももの裏（外側）からお尻にかけての筋肉をほぐすことで、仙腸関節性腰痛は劇的に改善します！

股関節まわりの筋肉をほぐす

右外ももマッサージ

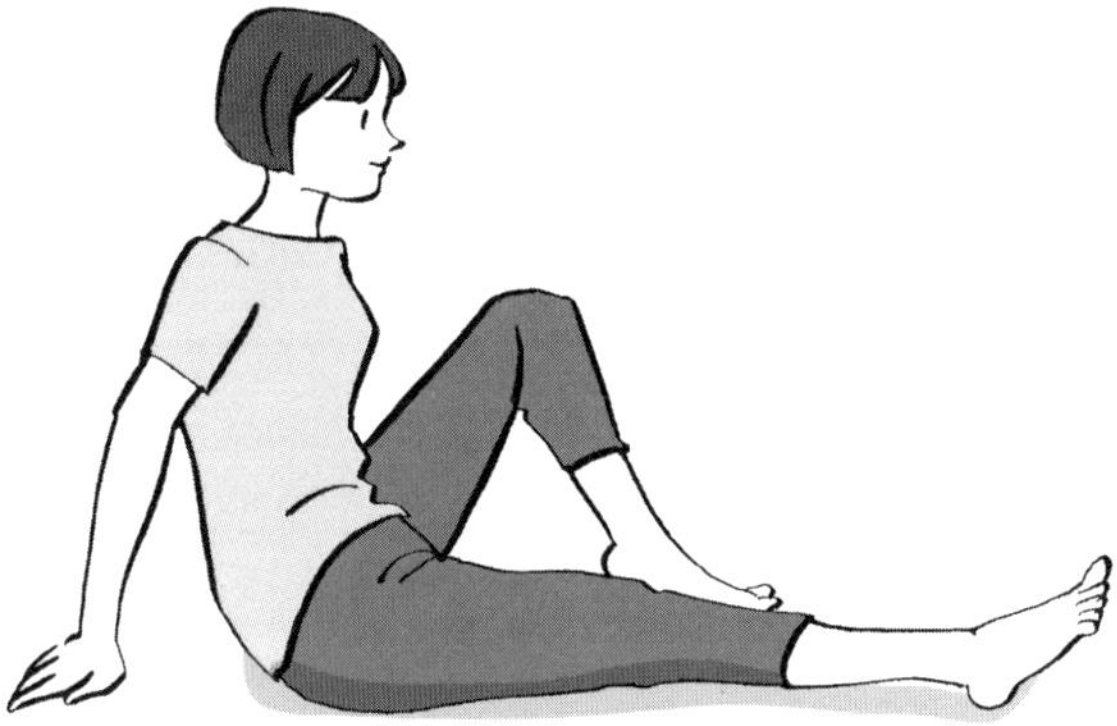

1

右足は伸ばし、左足はひざを曲げて床に座る

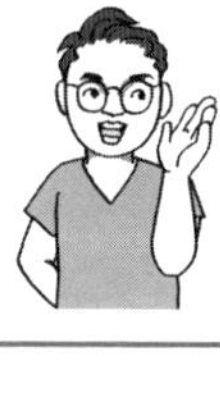

天道先生の動画を
スマホでチェック！

仙腸関節性腰痛（右）を改善するセルフケア

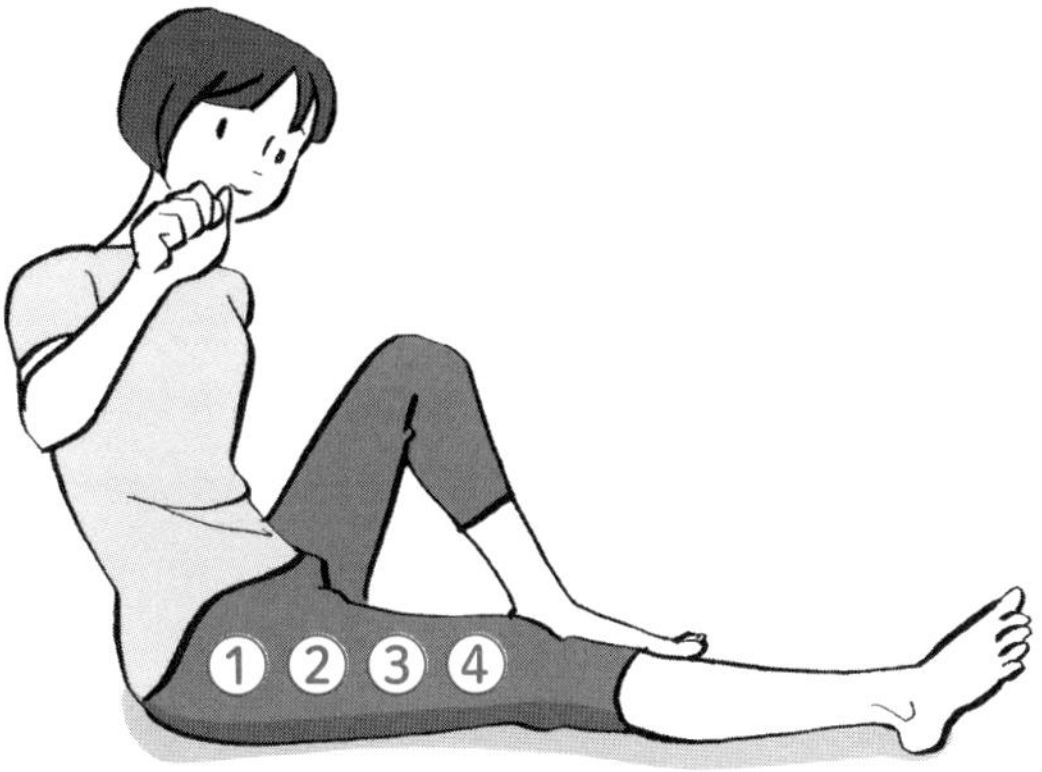

2

右手で軽く握りこぶしを作り、指の部分で、右脚の外側を股関節からひざまで、①～④の４か所に分けてマッサージする

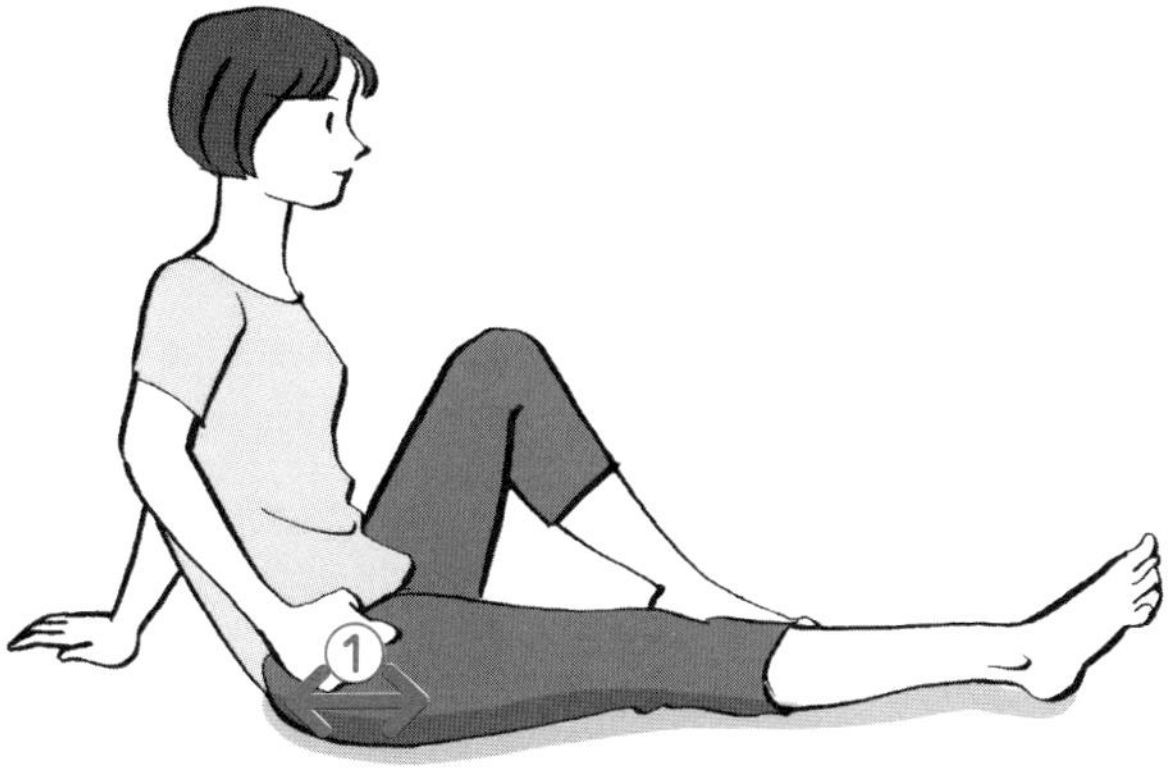

3

①の部分に握りこぶしの指の部分を押し当てて、10秒間前後にゴシゴシ押し動かしてながらマッサージする。同様に②～④の部分もマッサージする

ゾーン④タイプ

セルフケア効果を確認しよう

セルフケアをおこなった後、もう一度、66 ～ 69 ページのセルフチェック、前屈・後屈をやってみてください。

お尻は上げやすく、また骨盤スライドは左右同じようにやりやすくなっていると思います。

腰痛も消えていませんか？

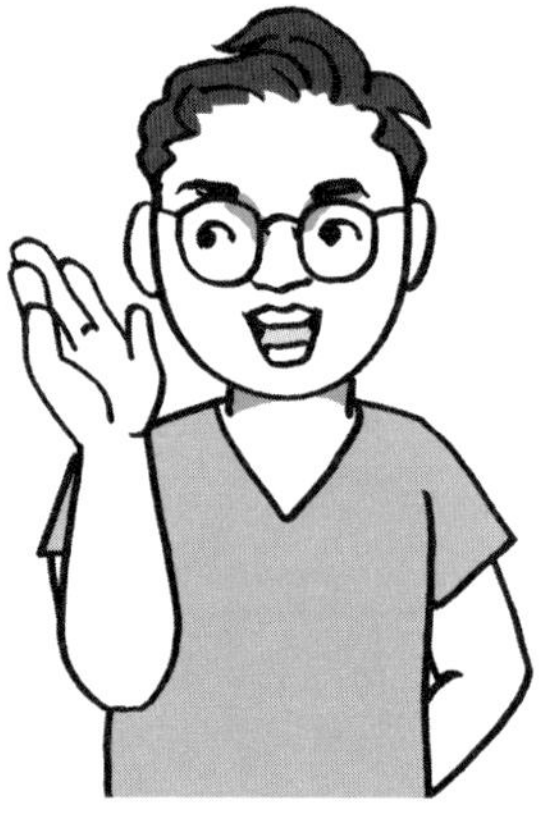

セルフケアでこんな変化がありませんか？

すんなりと高く
お尻を上げやすくなる！

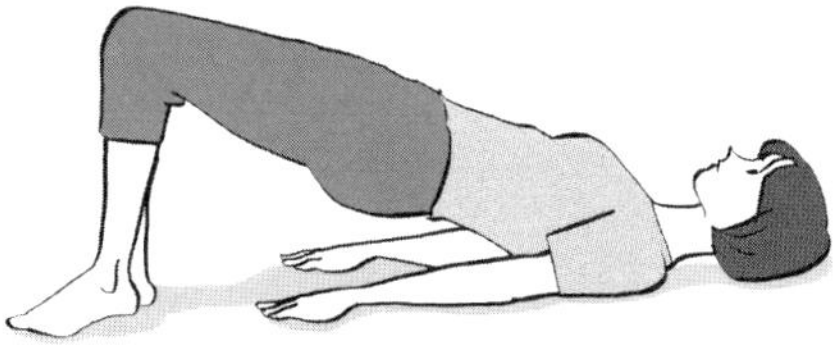

骨盤スライドは、左右ともに
やりやすくなる！

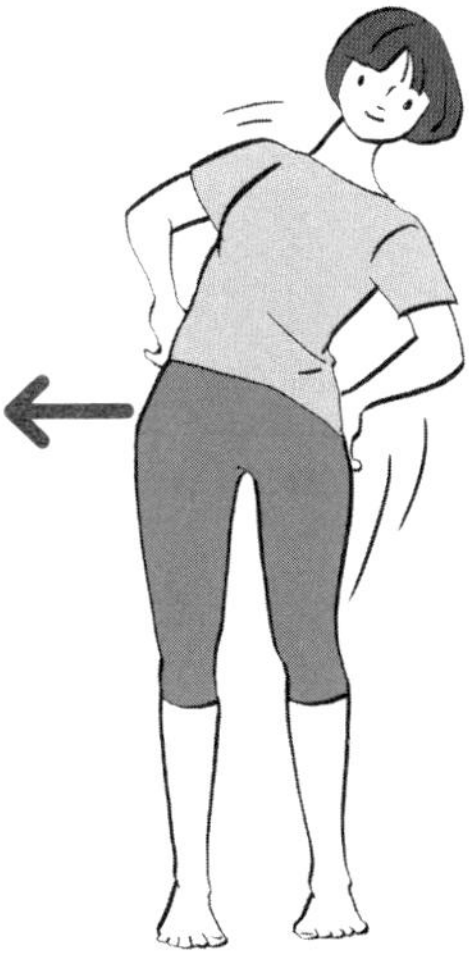

前屈や後屈したときの腰の張りや痛みが消え、
体をしなやかに曲げやすくなる！

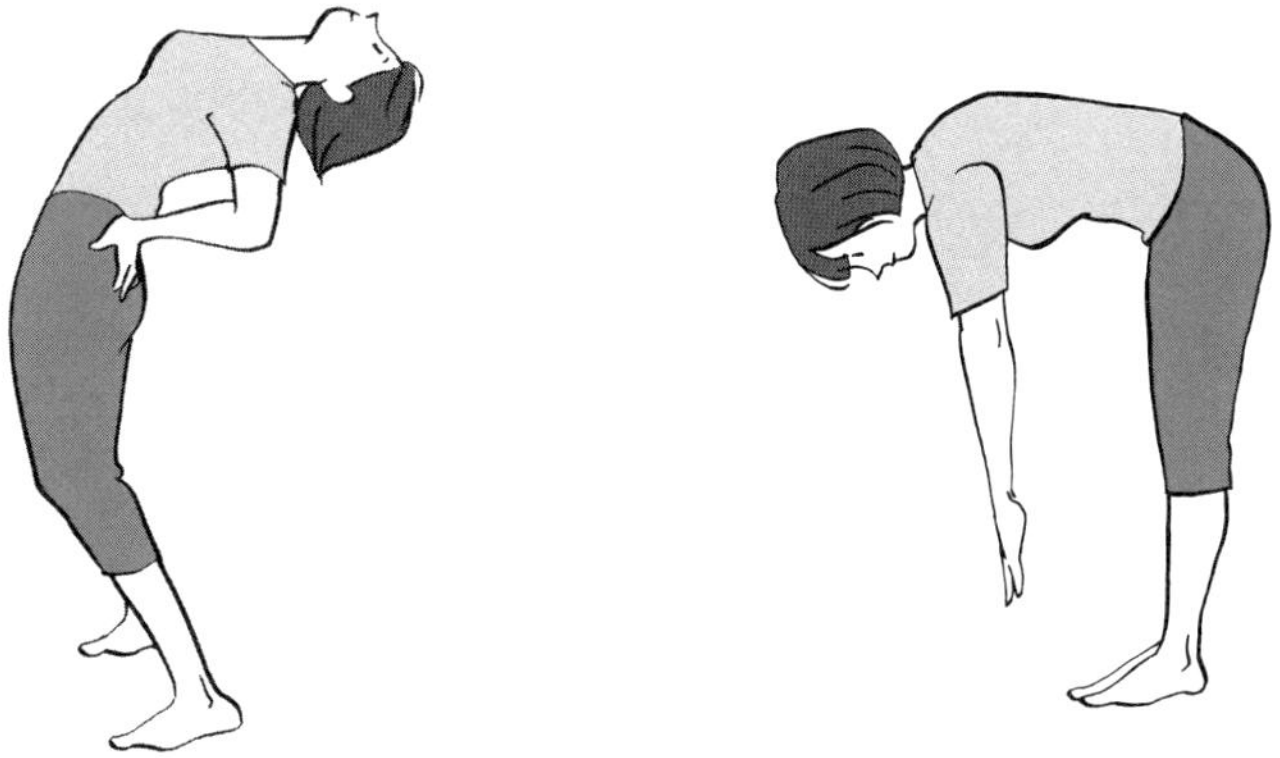

※前屈・後屈は、20～23ページを参照してください。

天道先生のわかりやすい腰痛解説

仙腸関節性腰痛とは？

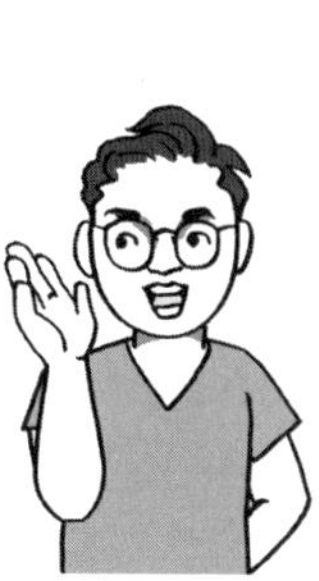

仙腸関節性腰痛は、お尻や太ももの外側にある筋肉が過度に緊張し、その筋肉の緊張が骨を通じて連なる仙腸関節にも負担をかけることで引き起こされる腰痛です。

基本的には、左右のどちらか、片側だけに症状が出ることが多く、腰とお尻の境目あたり、上後腸骨棘《じょうこうちょうこつきょく》と呼ばれる左右にある腰骨の出っ張り周辺に痛みが出やすいとされます。

また、他の腰痛のように体を動かしたときに痛むだけではなく、立位や座位で安静にしている状態のときにも、鈍痛や重い痛み、ジッとしているのがつらく感じられるような痛みが出るのが特徴です。

当院にお越しになる患者さんの中にも、

「立ち続けるのがつらい」

「ただ座っているだけでも、じんじん痛む」

とおっしゃる方が多いです。

左右のどちらか一方に、局所的に痛みが出る理由は、筋・筋膜性腰痛と同様に、**仙腸関節性腰痛の原因も左右の片側だけに偏って体重をかけ続ける習慣にある**からです。

立っているときや座っているときに、左右のどちらかに偏って体重をかけ続けてしまうことで、片側のお尻や太ももの外側にある筋肉が緊張し、硬くこわばってしまいます。

片側の筋肉が硬直することで、骨を通じて連なる同じ側の仙腸関節にも負担をかけてしまうため、片側だけに痛みが出ることになるのです。

特に**片側のお尻に体重をかけて座り続けることが、最も大きな原因**となります。

この腰痛は、仙腸関節が動きづらくなって痛む場合、また仙腸関節が不安定になって痛む場合の2つに分類されますが、前者は前述のとおり、筋肉の硬直によって仙腸関節が動きにくくなることで発症します。

後者のケースは妊婦さんに多く見られます。出産時に骨盤は赤ちゃんを通すために大きく開き、仙腸関節も緩んで不安定になるため痛みが生じます。

若い方から高齢者まで幅広い年齢層が発症します。主な原因は、中腰姿勢や長時間の立ちっぱなしの習慣ですが、野球のバッティングやゴルフのように、同じ方向に体を捻る動作をくり返すことも発症の原因となります。尻餅をつくなど、外圧によっても発症します。

column

間違いだらけの腰痛ケア②

患部をもんでも腰痛は改善しない

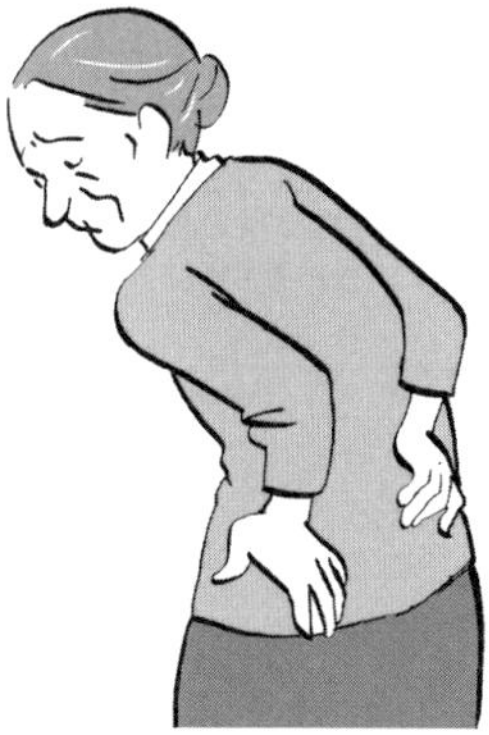

腰が痛くなると患部をもんでしまう人は、少なくないと思います。筋肉をもむことで改善するのは、血流障害を原因とする肩こりなどであり、腰椎の曲がりやねじれが原因となる腰痛は、患部をもんでも改善効果は期待できません。

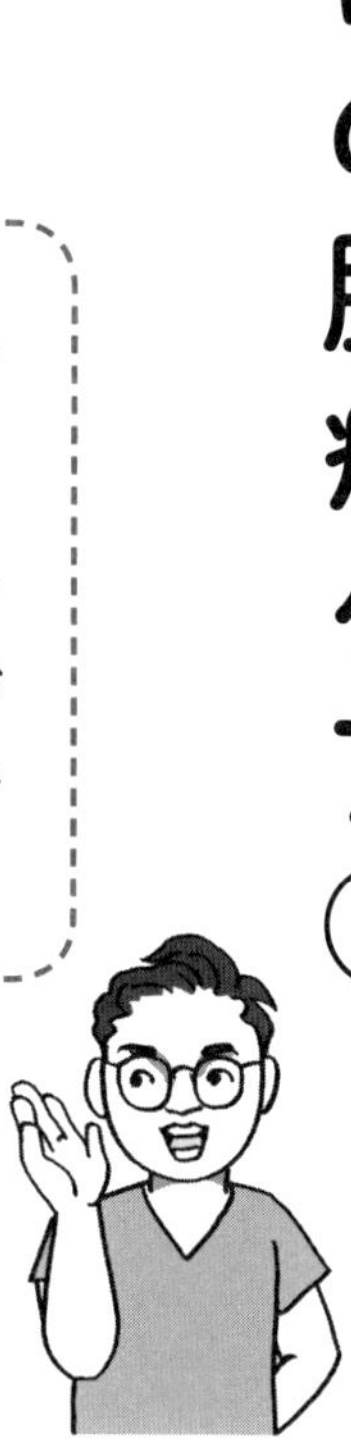

第3章

椎《つい》間《かん》板《ばん》性《せい》腰《よう》痛《つう》・椎《つい》間《かん》関《かん》節《せつ》性《せい》腰《よう》痛《つう》のセルフチェック・セルフケア

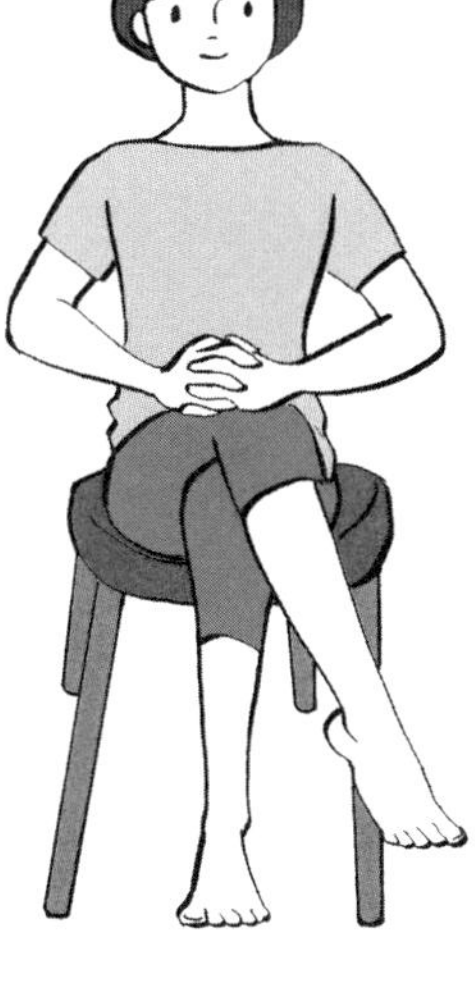

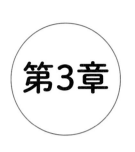

ゾーン⑤タイプ

椎間板性腰痛・椎間関節性腰痛

ゾーン５タイプのあなたは、椎間《ついかん》板性腰痛《ばんせいようつう》・椎間関節性腰痛《ついかんかんせつせいようつう》の可能性が高いです。

この腰痛は、背骨付近に痛みが出ます。

また、椎間関節性腰痛は非特異性腰痛の中で最も患者数の多い一般的な腰痛です。

背骨沿いに痛みが出る原因は？

→椎間板性腰痛は、傷ついた椎間板に神経線維が入り込むことで痛みが生じ、椎間関節性腰痛は、椎間関節に炎症を起こすことで痛みが生じます。いずれも、背骨付近の問題であるため、背骨の近い箇所に痛みが出ます。

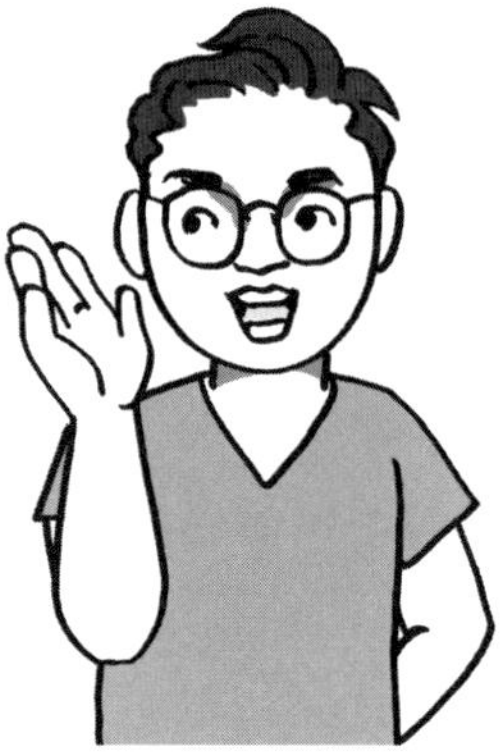

※椎間板性腰痛・椎間関節性腰痛のくわしい解説は、94 ～ 95 ページを参照してください。

腰の真ん中が痛い人は椎間板性腰痛or 椎間関節性腰痛

（背中側）

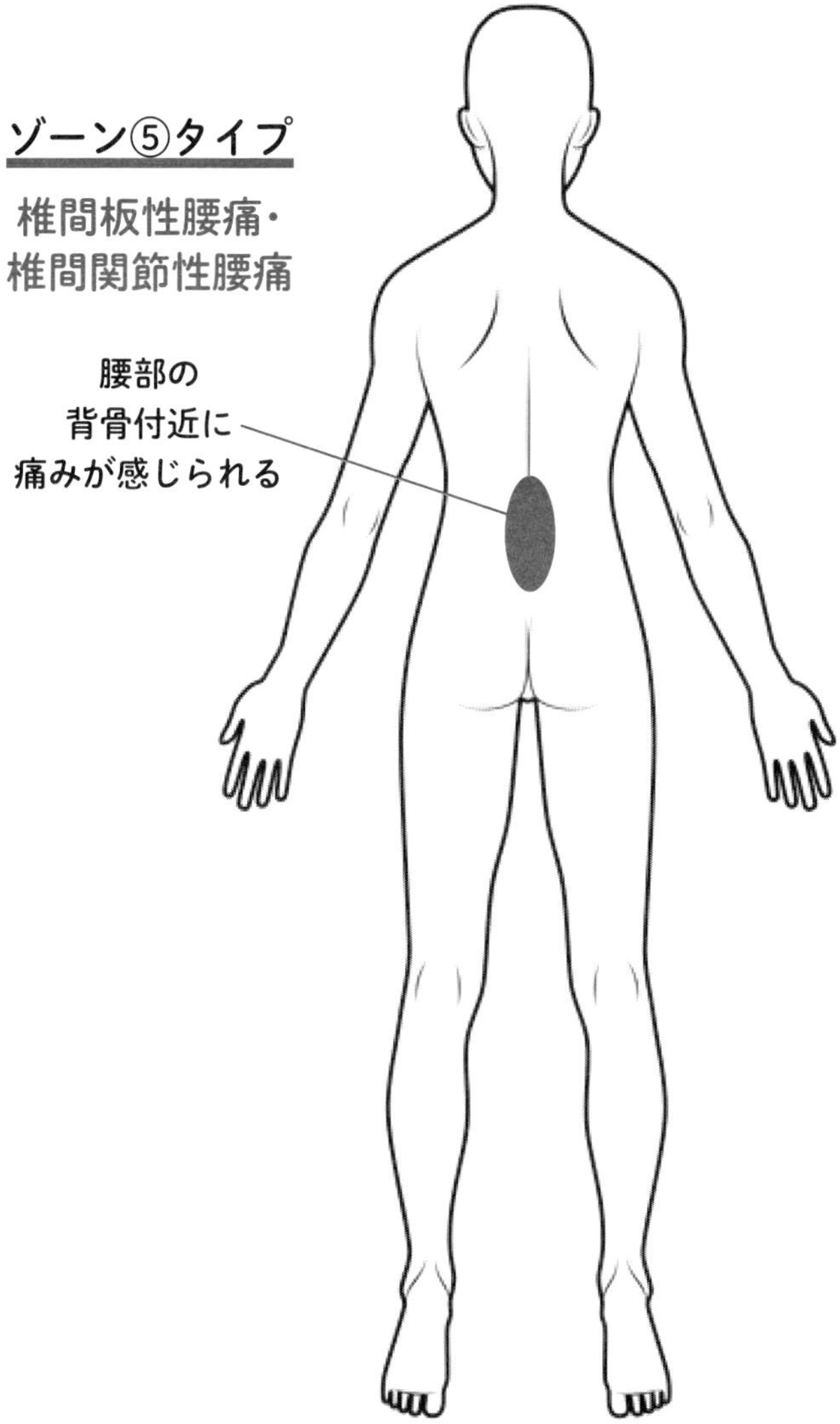

ゾーン⑤タイプ
椎間板性腰痛・
椎間関節性腰痛
腰部の
背骨付近に
痛みが感じられる

出典 :「成田崇矢の臨床『腰痛』(臨床家バイブルシリーズ)」
(成田崇矢著、運動と医学の出版社)内の図を参考に作成

ゾーン⑤タイプのセルフチェック

回旋チェック

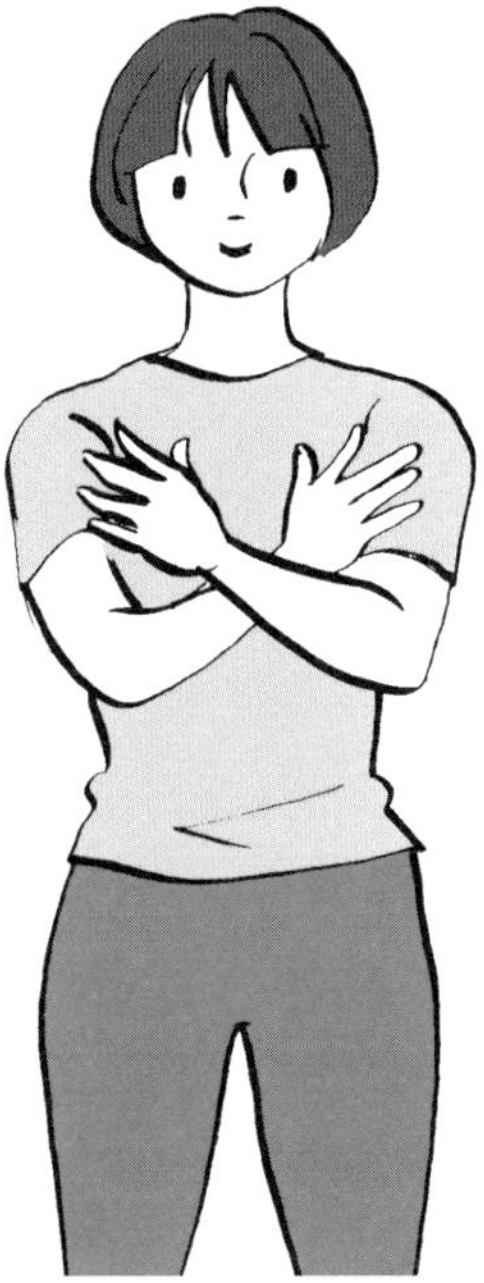

1

足を肩幅に開いて立ち、手を胸の前でクロスする

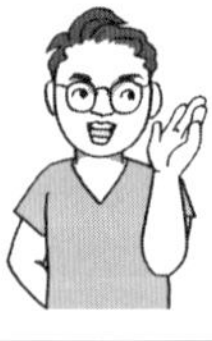

天道先生の動画を
スマホでチェック！ ⇨
※動画の10:34からチェック！

左右どっちにねじりにくい？

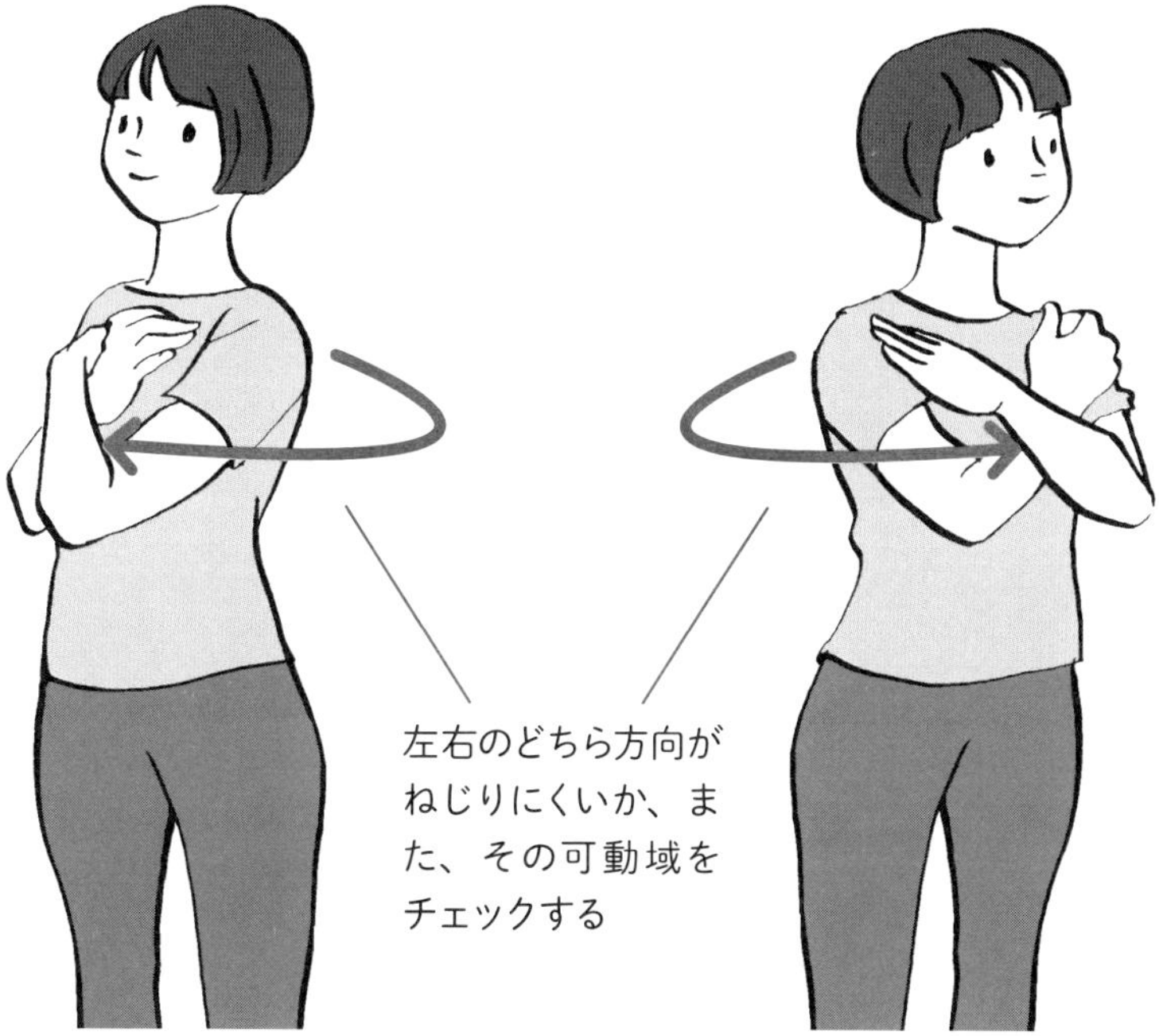
左右のどちら方向が
ねじりにくいか、ま
た、その可動域を
チェックする

2

左に体をねじる

3

右に体をねじる

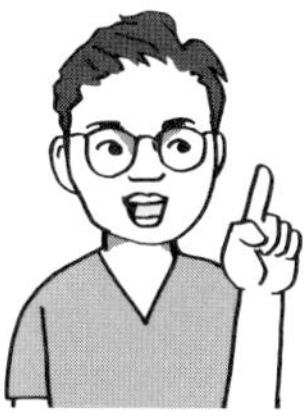

ワンポイント！

ゾーン⑤タイプの椎間板性腰痛・椎間関節性腰痛は、背骨付近に痛みが出ますが、その原因は体の左右へのねじれです。回旋チェックで、どちらにねじりにくいか確認しましょう。

ゾーン⑤タイプのセルフチェック

ひざの位置チェック

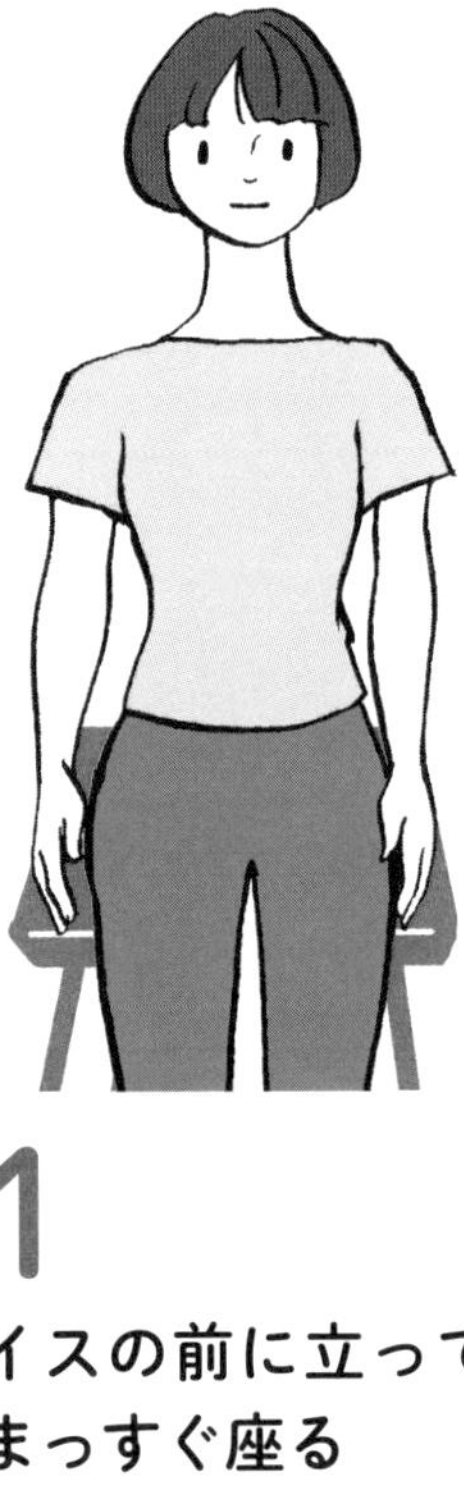

1
イスの前に立って、まっすぐ座る

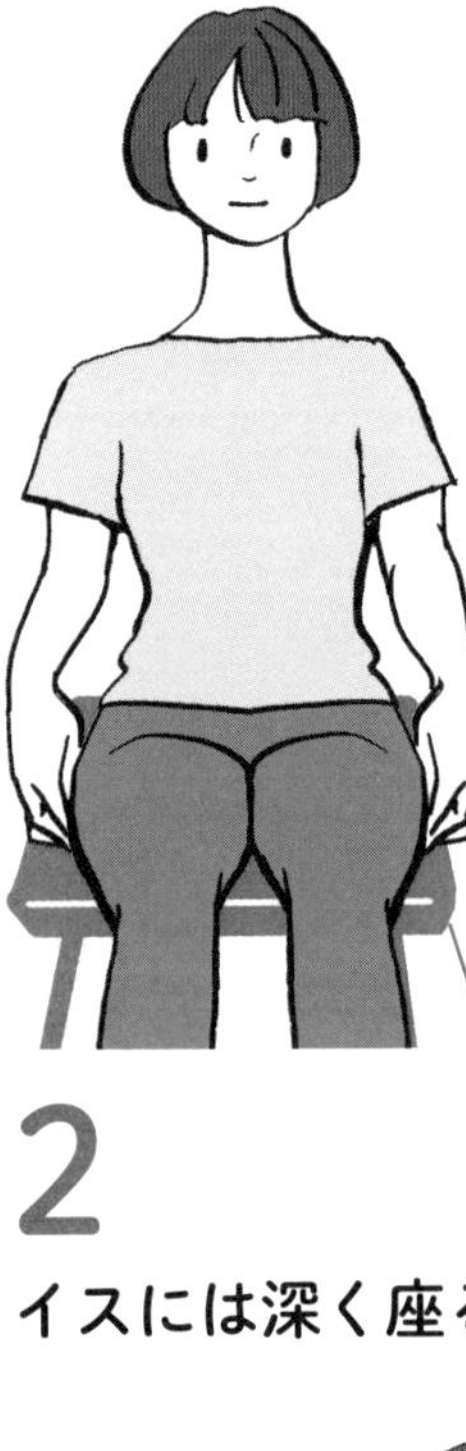

2
イスには深く座る

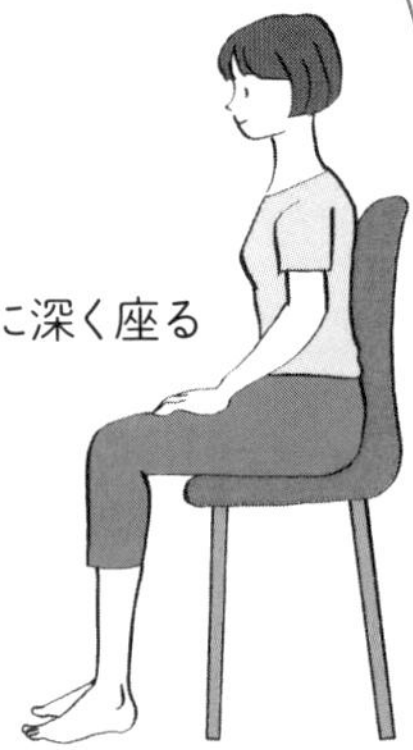
座面に深く座る
軽く背もたれにもたれる。
力まずに自然に、無理なく背筋を伸ばす

左右どっちのひざが前に出ている？

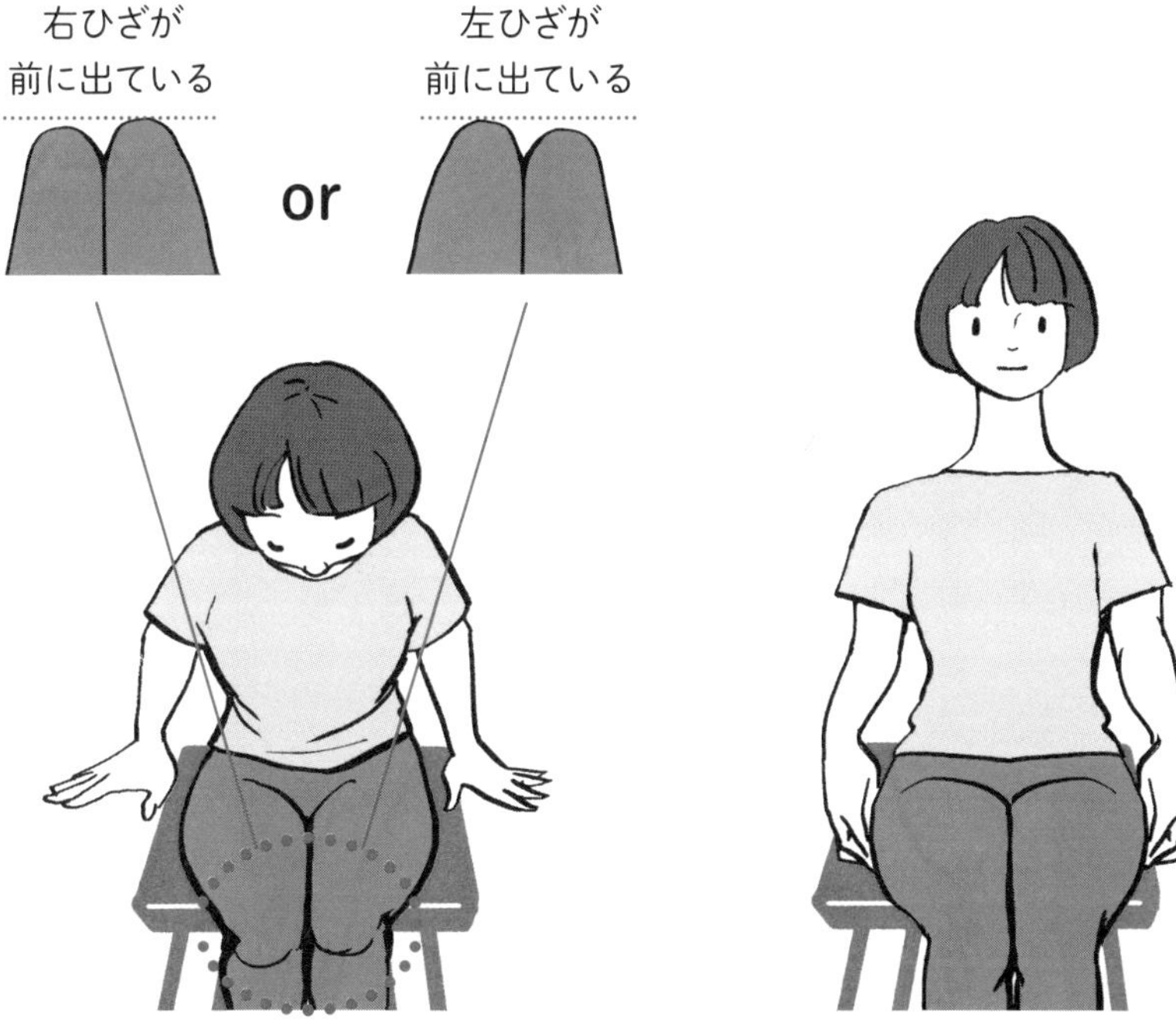
右ひざが
前に出ている
or
左ひざが
前に出ている

3

両足をぴったりとつける

4

上から見て、どちらのひざが前に出ているかをチェックする

※精度を上げるために、立つところから２回程度おこなってチェックする

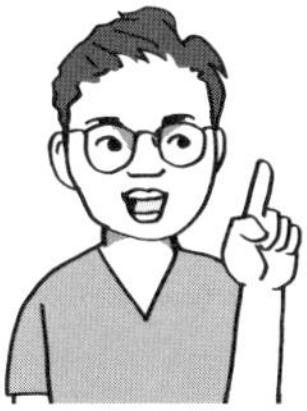

ワンポイント！

このセルフチェックで、左右どちらかのひざが前に出る人は、骨盤から腰椎にねじれがあります。そのズレの幅は、5㎜～1㎝の人が多いです。

※1㎝よりも大きくズレている人は、かなりねじれが大きいので要注意！

2つのセルフチェックで左右のねじれを確認して

セルフケアを選択しよう

2つのセルフチェックの結果は、いかがでしたか？

次ページのとおり、回旋チェックのねじりにくい方向と、ひざの位置チェックでひざが出る側は、左右一致していると思います。

当てはまるページに進んで、セルフケアを実践してみてください。

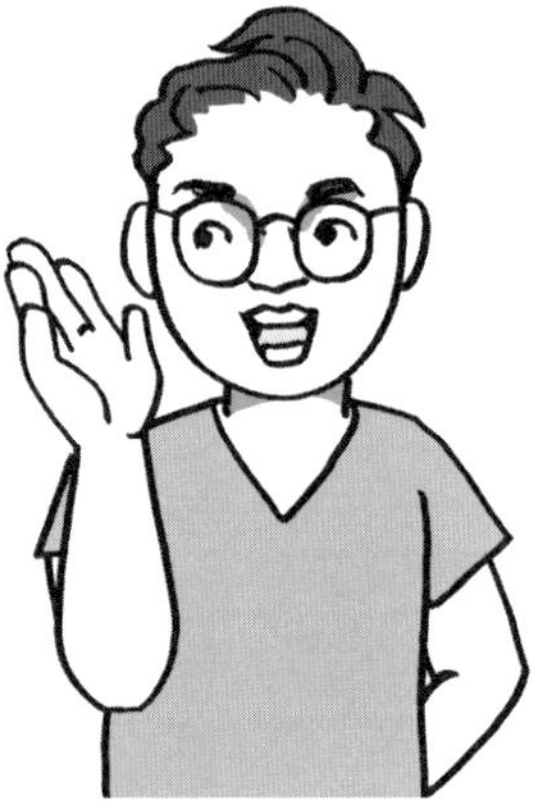

2つのセルフチェックの結果

回旋チェック

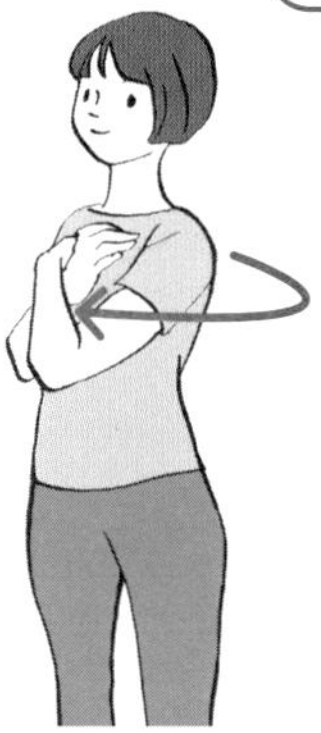

右にねじりにくい人は…

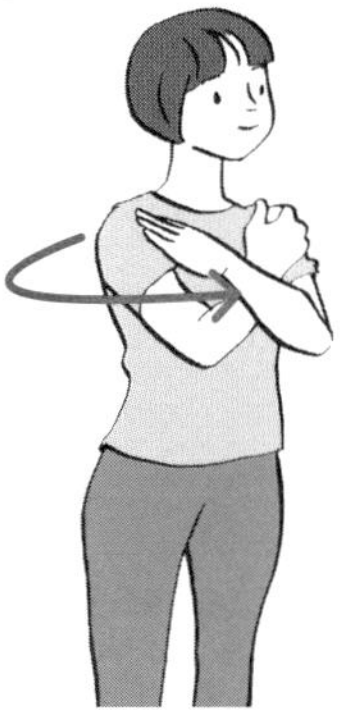

左にねじりにくい人は…

ひざの位置チェック

右ひざが
前に出ているはず

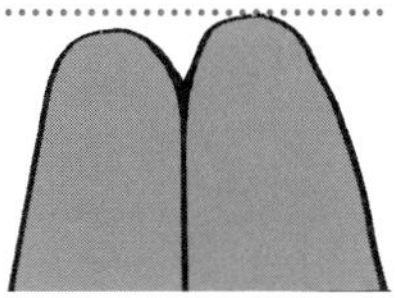

90～91ページの
セルフケアを
やりましょう！

左ひざが
前に出ているはず

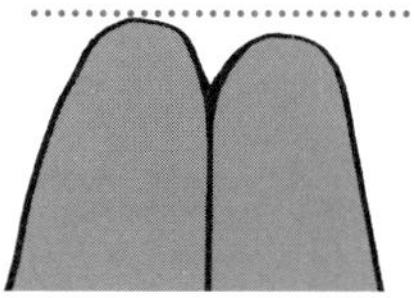

88～89ページの
セルフケアを
やりましょう！

左にねじりにくい＆左ひざが出ているねじれを改善する

左にひざゆらし

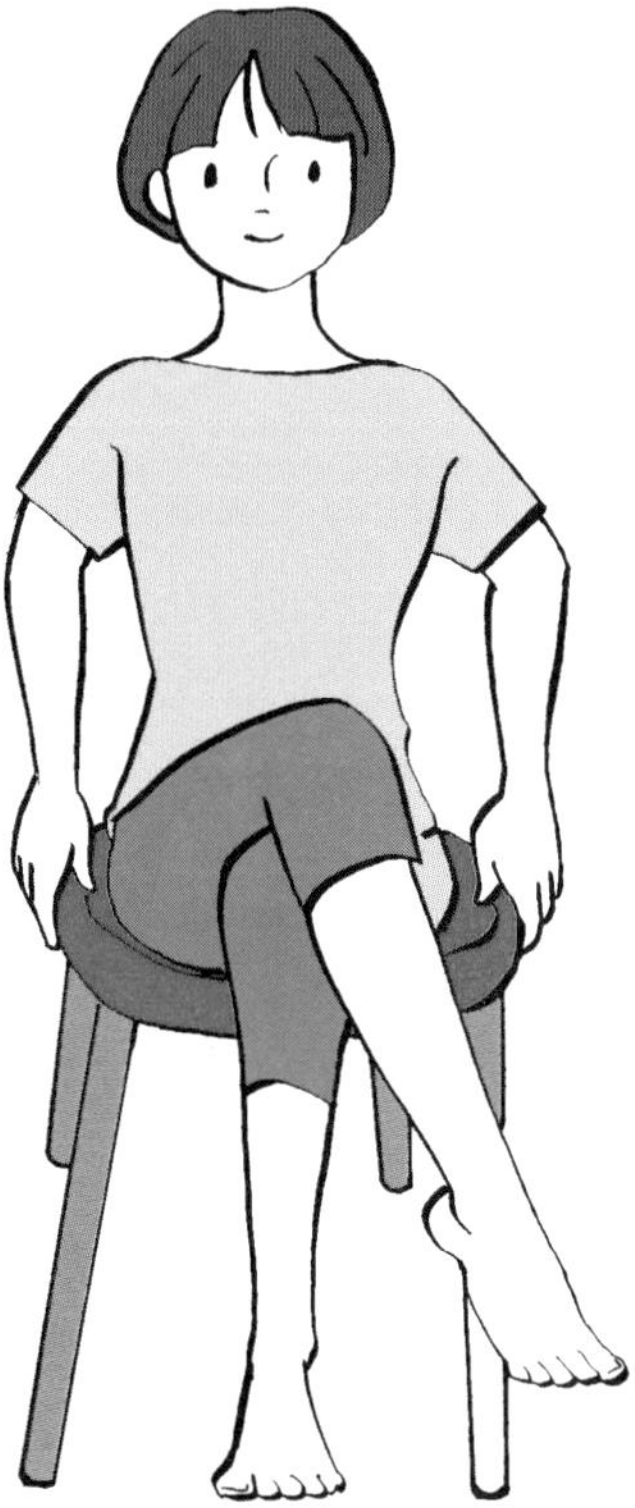

1

84～85ページの「ひざの位置チェック」で左のひざが出ていた人は、右足を上にして足を組む

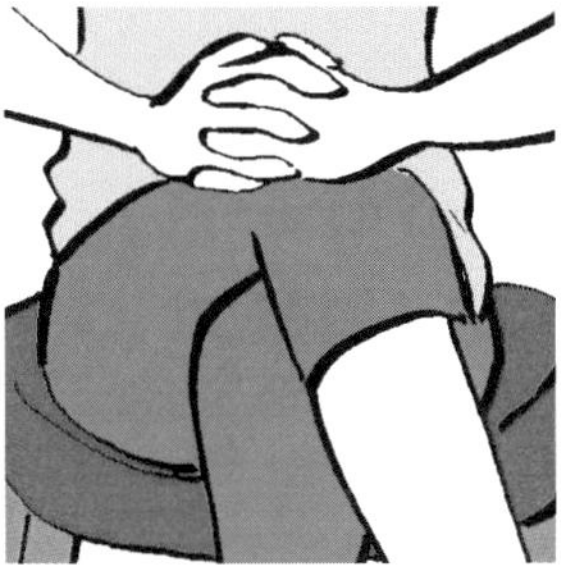

2

両手を組んで、組んだ足のひざの上にのせる

椎間板性腰痛・椎間関節性腰痛を改善するセルフケア

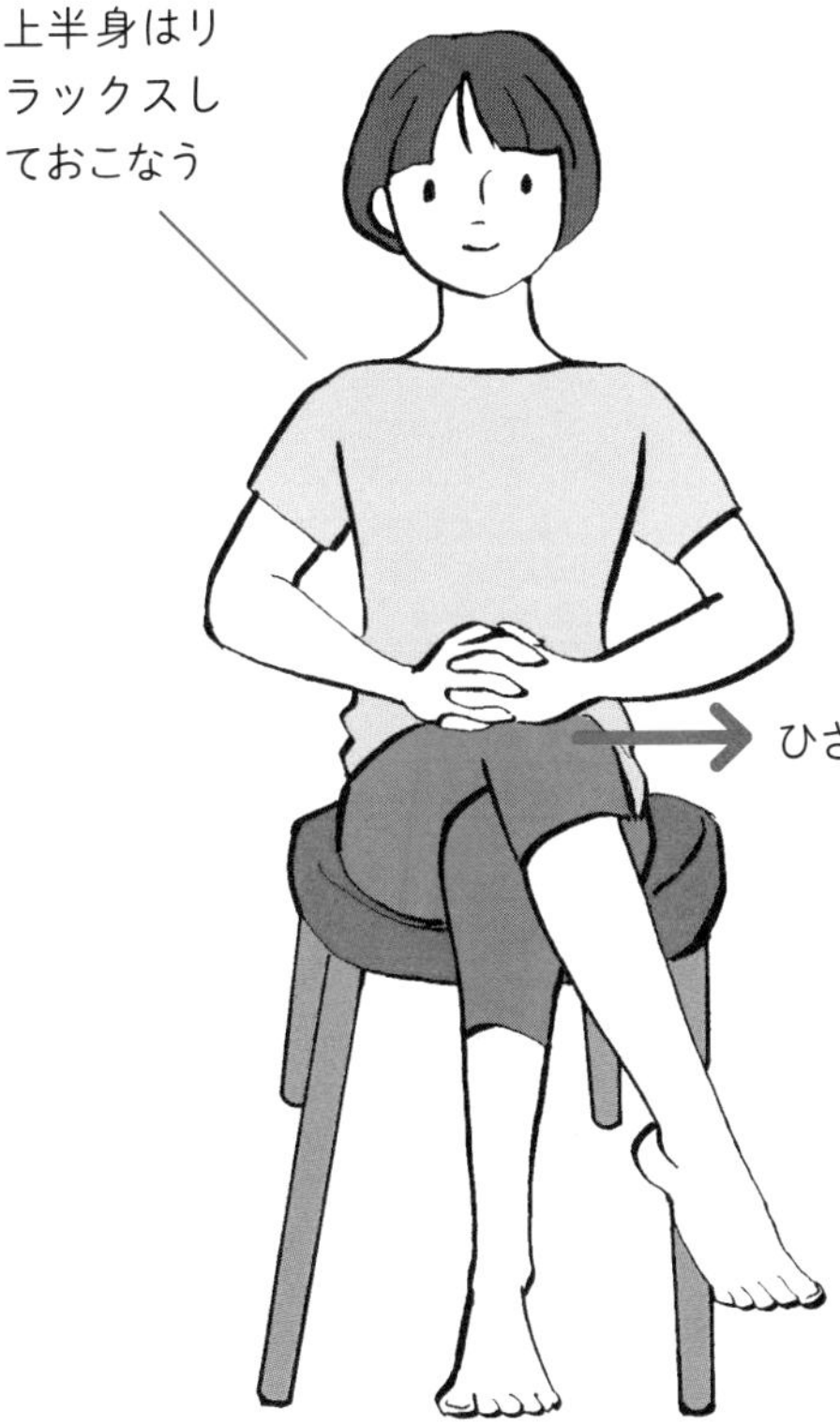
上半身はリラックスしておこなう
ひざをゆらす方向

3

左に向かって、ひざを10回ゆらす

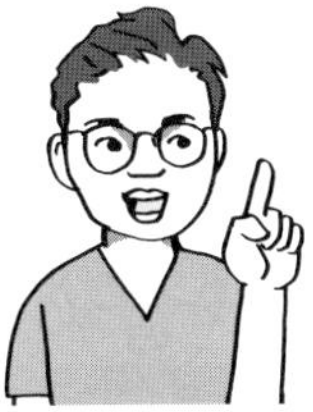

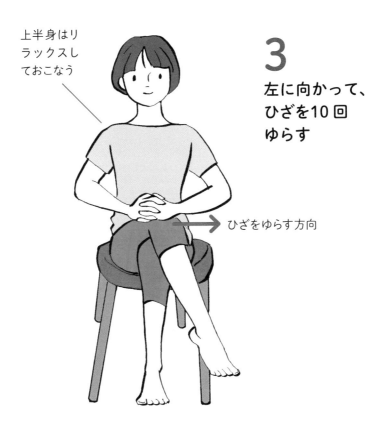

ワンポイント！

ひざゆらしをおこなった後に、いったん立ち上がってから、もう一度、ひざの位置チェックをおこない、ひざのズレ具合をチェックしましょう。きっと左右のズレなく、ぴったりとそろうはずです。

→終わったら92～93ページのセルフケア効果確認へ！

右にねじりにくい＆右ひざが出ているねじれを改善する

右ひざゆらし

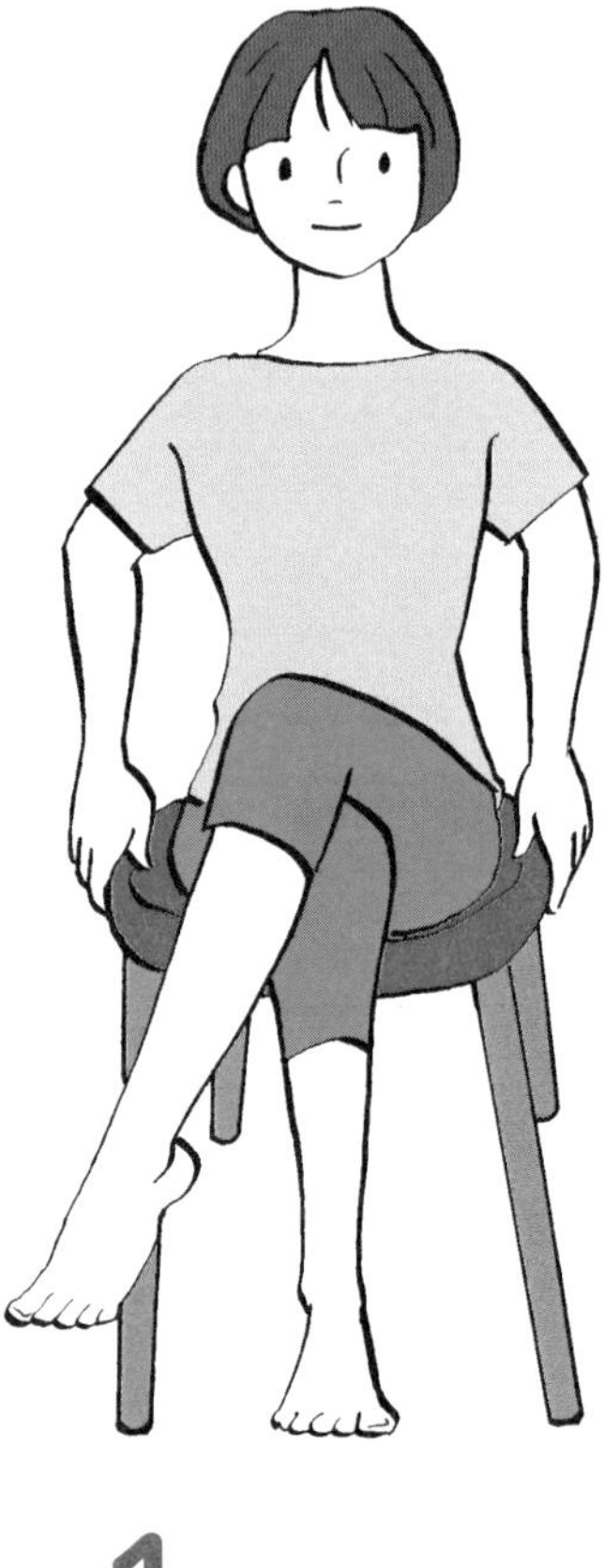

1

84～85ページの「ひざの位置チェック」で右のひざが出ていた人は、左足を上にして足を組む

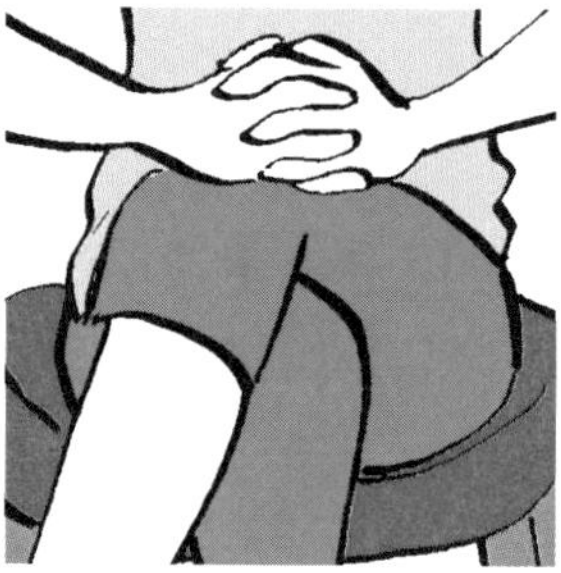

2

両手を組んで、組んだ足のひざの上にのせる

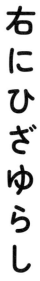

郵　便　は　が　き

170-8790

333

料金受取人払郵便

豊島局承認

4482

差出有効期間
2025年10月
31日まで

●上記期限まで
切手不要です。

東京都豊島区高田3-10-11

自由国民社

愛読者カード　係 行

住所	〒□□□-□□□□　都道府県　市郡(区)			
	アパート・マンション等、名称・部屋番号もお書きください。			
氏名	フリガナ	電話	市外局番　市内局番　番号 (　　　)	
		年齢	歳	
E-mail				

どちらでお求めいただけましたか？

書店名（　　　　　　　　　　　　　　　　　　　　　　　　　）

インターネット　1．アマゾン　2．楽天　3．bookfan

4．自由国民社ホームページから

5．その他（　　　　　　　　　　　　　　　　　　　　）

ご記入いただいたご住所等の個人情報は、自由国民社からの各種ご案内・連絡・お知らせにのみ利用いたします。いかなる第三者に個人情報を提供することはございません。

『2500万人が苦しむ名もなき腰痛を自分で治すすごい本』を
ご購読いただき、誠にありがとうございました。
下記のアンケートにお答えいただければ幸いです。

●本書を、どのようにしてお知りになりましたか。
□新聞広告で（紙名：　　　　　　　　　新聞）
□書店で実物を見て（書店名：　　　　　　　　　　　）
□インターネットで（サイト名：　　　　　　　　　　　）
□人にすすめられて　□その他（　　　　　　　　　　　）

●本書のご感想をお聞かせください。
※お客様のコメントを新聞広告等でご紹介してもよろしいですか？
（お名前は掲載いたしません）　□はい　□いいえ

ご協力いただき、誠にありがとうございました。
お客様の個人情報ならびにご意見・ご感想を、
許可なく編集・営業資料以外に使用することはございません。

椎間板性腰痛・椎間関節性腰痛を改善するセルフケア

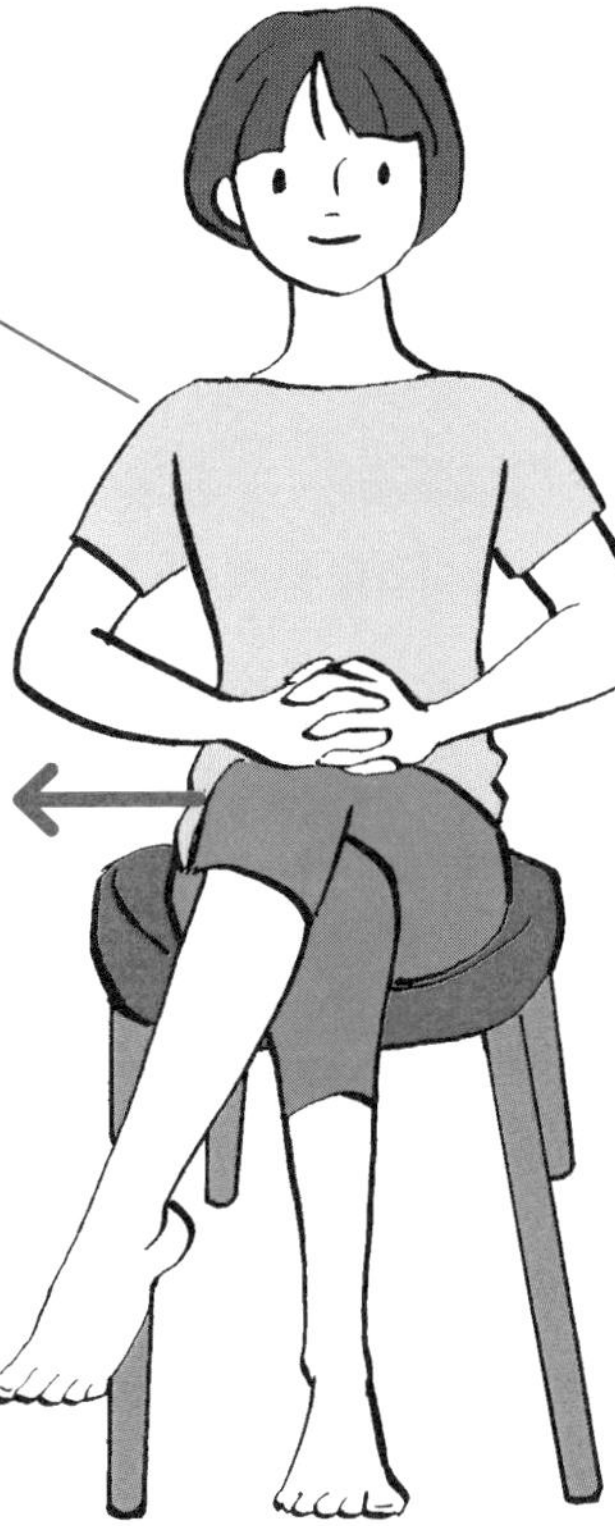
上半身はリラックスしておこなう
ひざをゆらす方向

3
右に向かって、ひざを10回ゆらす

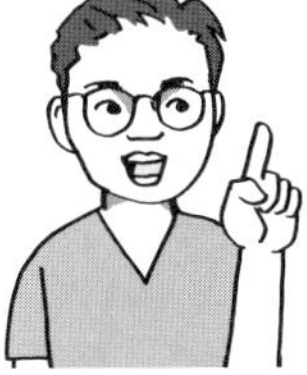

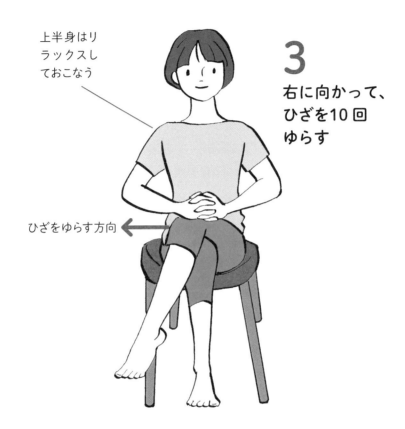

ワンポイント！

ひざゆらしをおこなった後に、いったん立ち上がってから、もう一度、ひざの位置チェックをおこない、ひざのズレ具合をチェックしましょう。きっと左右のズレなく、ぴったりとそろうはずです。

→終わったら92〜93ページのセルフケア効果確認へ！

ゾーン⑤タイプ

セルフケア効果を確認しよう

セルフケアをおこなった後、もう一度、82 ～ 85 ページのセルフチェック、前屈・後屈をやってみてください。

回旋は左右同じようにやりやすくなり、また左右のひざの位置がそろっていると思います。

腰痛も消えていませんか？

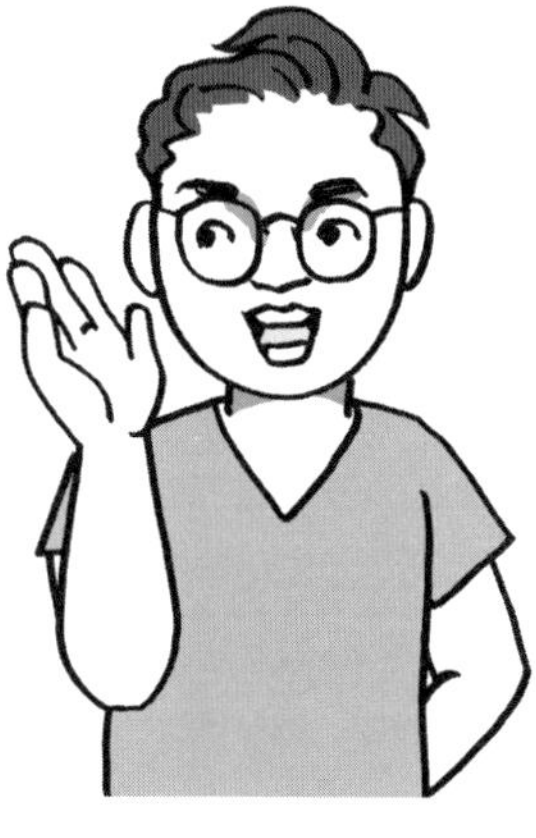

セルフケアでこんな変化がありませんか？

ひざの位置は、
左右がピッタリそろう！

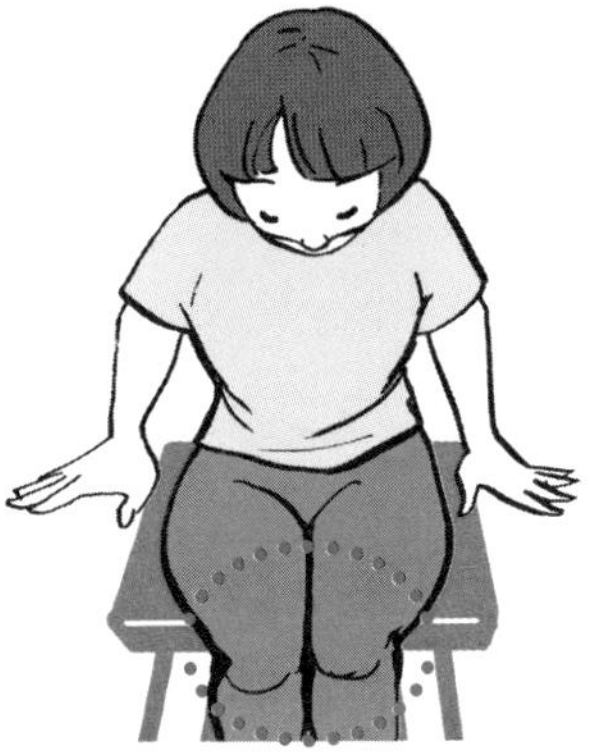

回旋は、左右ともにやりやすく、
可動域も広くなる！

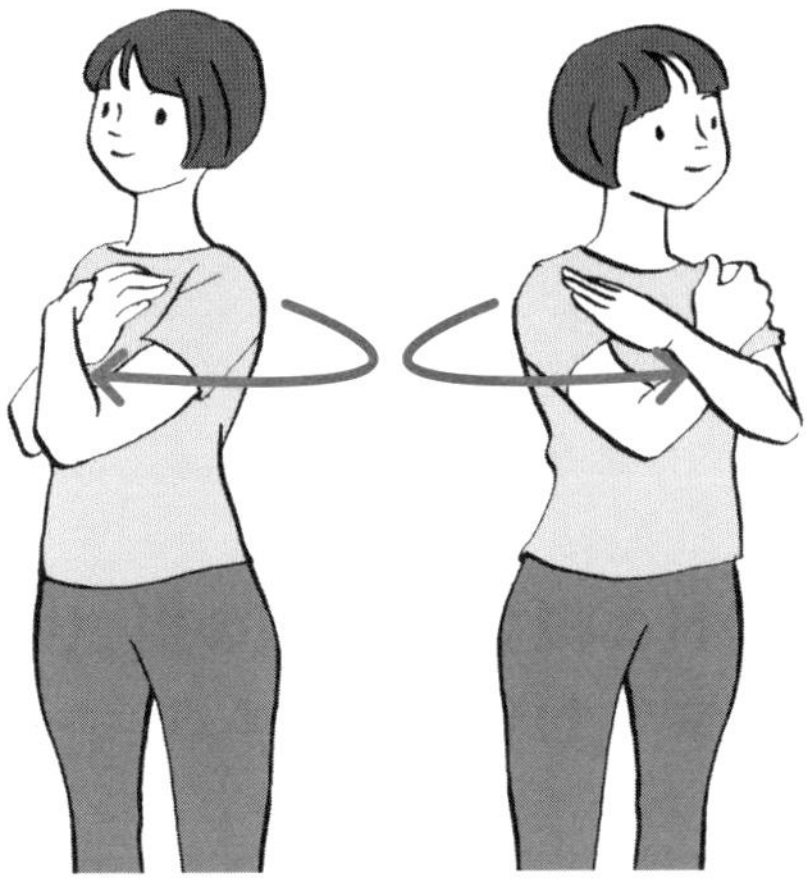

前屈や後屈したときの腰の張りや痛みが消え、
体をしなやかに曲げやすくなる！

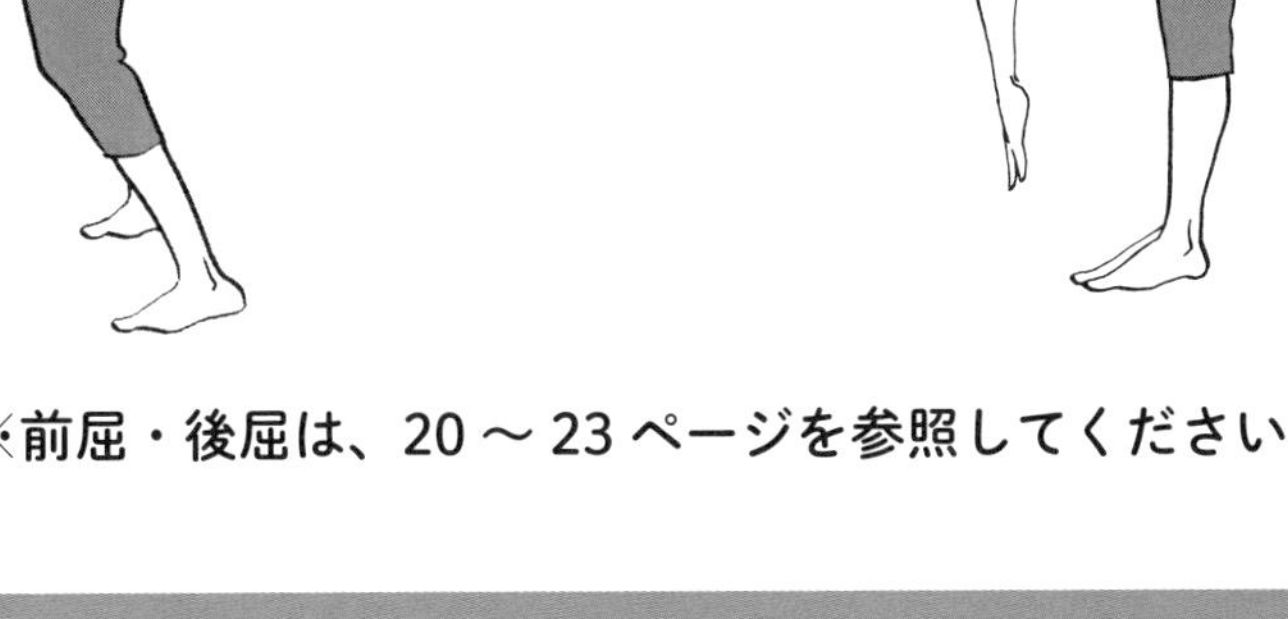

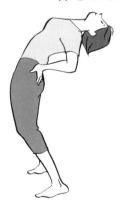

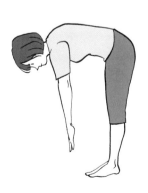

※前屈・後屈は、20 ～ 23 ページを参照してください。

天道先生のわかりやすい腰痛解説

椎間板性腰痛・椎間関節性腰痛とは？

椎間板性腰痛・椎間関節性腰痛は、ともに腰椎《ようつい》のねじれが原因で起こります。

痛みが発生する場所はほぼ同じで、背骨の下部で起こります（5つに分かれる腰椎の上から4〜5番目、もしくは5番目の腰椎と下の仙骨《せんこつ》の間で多発する）。細かく言えば椎間板性腰痛は背骨の真ん中あたり、椎間関節性腰痛は背骨の中心部よりやや外側に痛みが生じて、左右のどちらか片側に症状が出ます。椎間関節性腰痛の場合、当院を訪れる患者さんに、

「痛みがあるところを指さしてください」

とお願いすると、左側に痛みがある人は左手で、右側に痛みがある人は右手で背中を指さそうとする傾向があります。

椎板性腰痛は、体を前屈させたときに椎間板に負荷がかかり、傷ついた椎間板に神経繊維が入り込むことで痛みが生じます。前かがみになる作業や中腰姿勢、腰を丸めて座る仙

骨座り（151ページ参照）などが原因になります。

椎間関節性腰痛は、腰を反ったり、伸ばしたりしたときに、椎間関節に炎症が起こることで痛みが生じます。長時間、体が沈みこむような柔らかい寝具であおむけで寝たり、あるいは立ちっぱなしで過ごすことが原因になります。

椎間板性腰痛・椎間関節性腰痛は、ともに**腰回りで急な動きをしたときにズキッとした痛みが出やすい**のも特徴です。

若い方から高齢者まで幅広い年齢層が発症しますが、椎間板性腰痛は特に30～40代の発症が多く、高齢者には少ない傾向があります。その理由は、高齢になると椎間板の中の水分が少なくなるので、ヘルニアなどの椎間板のトラブルが減少するからです。

椎間板性腰痛・椎間関節性腰痛を引き起こす腰椎のねじれが生じる原因は、大きく分けて2つあります。ひとつは、**体をねじった姿勢を長時間続ける**ことです。テレビを観るときに体をひねっている（151ページ参照）、足を組んで座っているときに体がねじれている、などです。もうひとつは、**片方向にねじる動作をくり返す**ことです。野球のバッティング、ゴルフのスイングなどがこの例になります。

column

間違いだらけの腰痛ケア③

鎮痛剤を飲んでも腰痛は改善しない

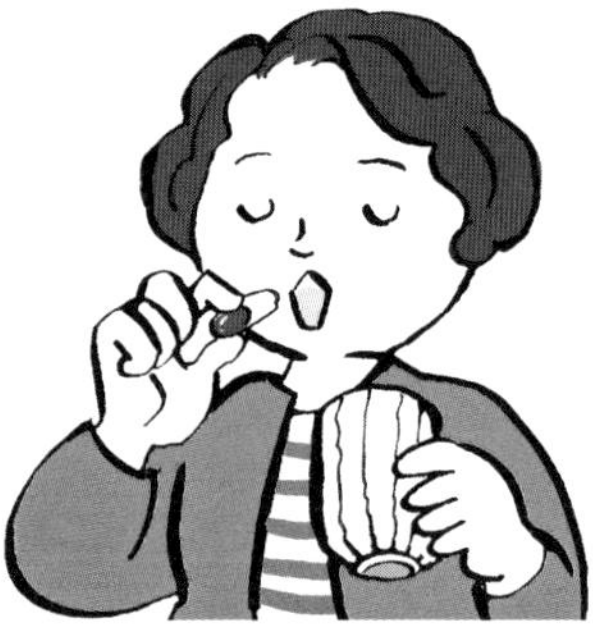

痛みを抑える鎮痛剤は優れた薬で、つらい腰痛にもよく効きます。しかし、あくまでも痛みを抑えてくれるだけで、腰痛の原因が改善するわけではないのです。薬の効果で痛みがないからといって患部を動かし過ぎる危険にも要注意です。

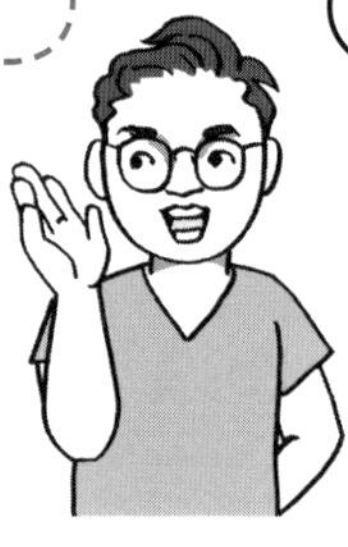

第4章

坐《ざ》骨《こつ》神《しん》経《けい》痛《つう》（左・右）のセルフチェック・セルフケア

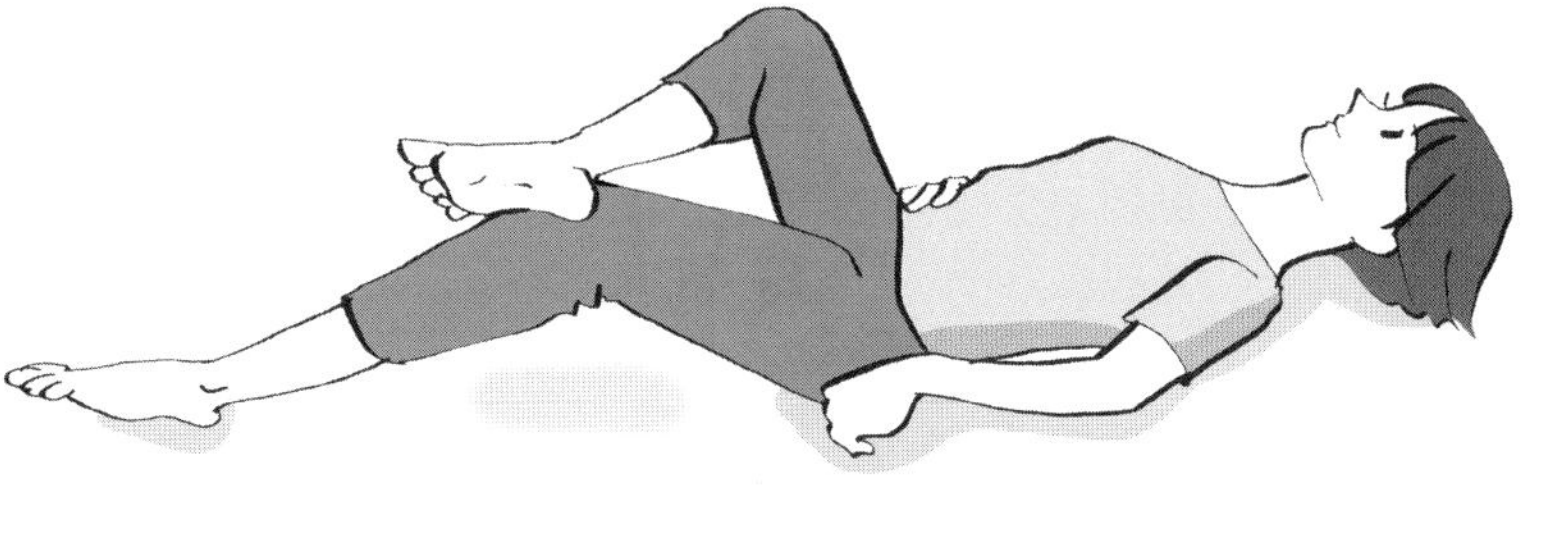

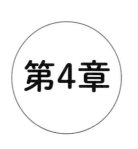

ゾーン⑥タイプ

坐骨神経痛（左）

ゾーン⑥タイプのあなたは、坐骨神経痛（左）の可能性が高いです。

坐骨神経痛とは、腰の痛みだけでなく、お尻から足の裏側にかけて、鋭い痛みやピリピリするしびれが出る症状です。

左右のいずれか一方だけに出ることが多いです。


左側に痛みが出る原因は？
→坐骨神経とは、坐骨からお尻の筋肉である梨状筋《りじょうきん》を通り、足先まで延びる末梢《まっしょう》神経です。左側にある坐骨神経が圧迫されたり、刺激を受けることが原因で痛みが出ます。
※このような症状を「梨状筋症候群」という

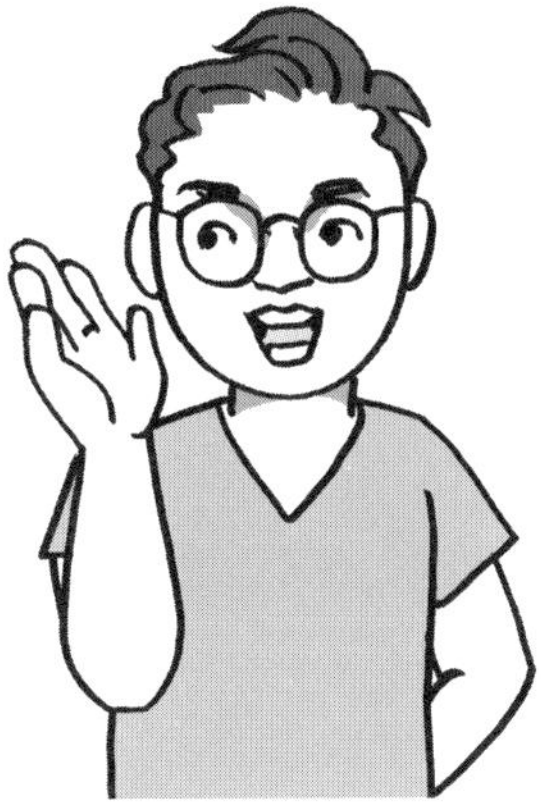

※坐骨神経痛のくわしい解説は、
118～119ページを参照してください。

腰＋左側のお尻〜足が痛い・しびれる人は坐骨神経痛

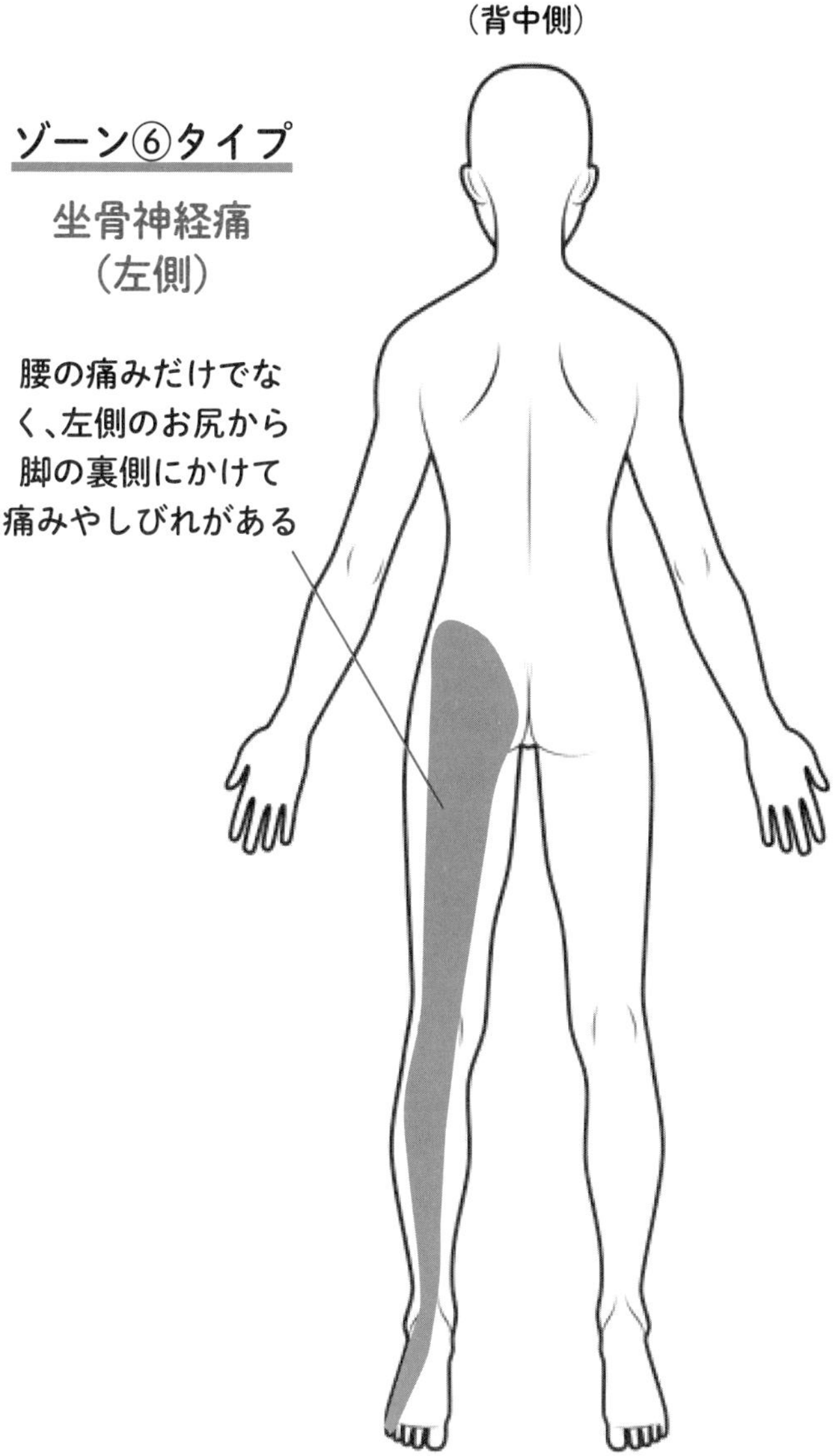
（背中側）
ゾーン⑥タイプ
坐骨神経痛
（左側）
腰の痛みだけでなく、左側のお尻から脚の裏側にかけて痛みやしびれがある

出典：「成田崇矢の臨床『腰痛』（臨床家バイブルシリーズ）」
（成田崇矢著、運動と医学の出版社）内の図を参考に作成

ゾーン⑥タイプのセルフチェック

左の梨状筋のこわばりチェック

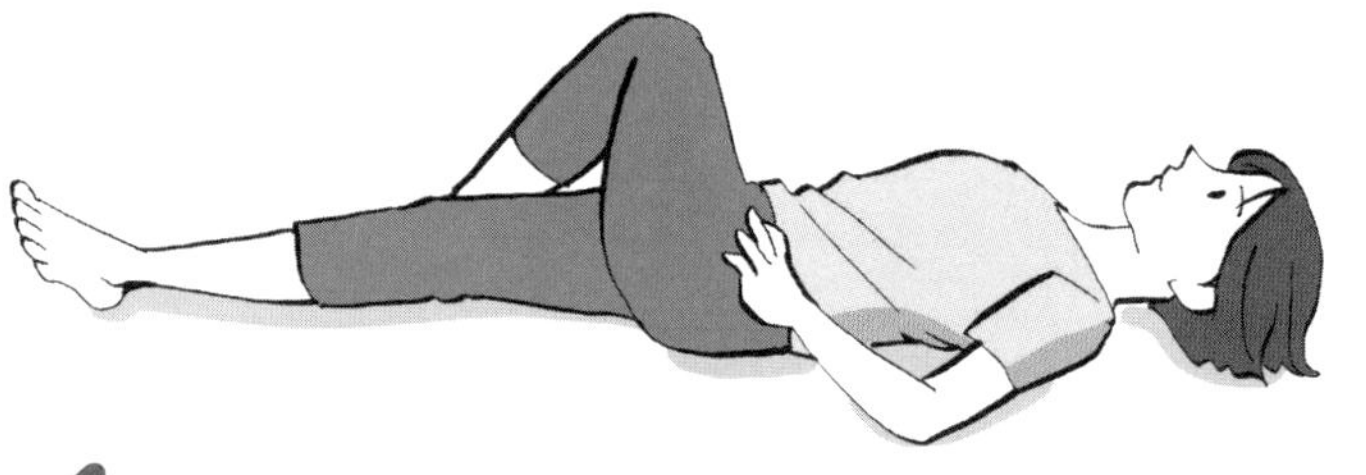

1

足を伸ばして仰向けに寝て、左足を右足の太ももの外側に置く。右足はまっすぐ伸ばしたまま

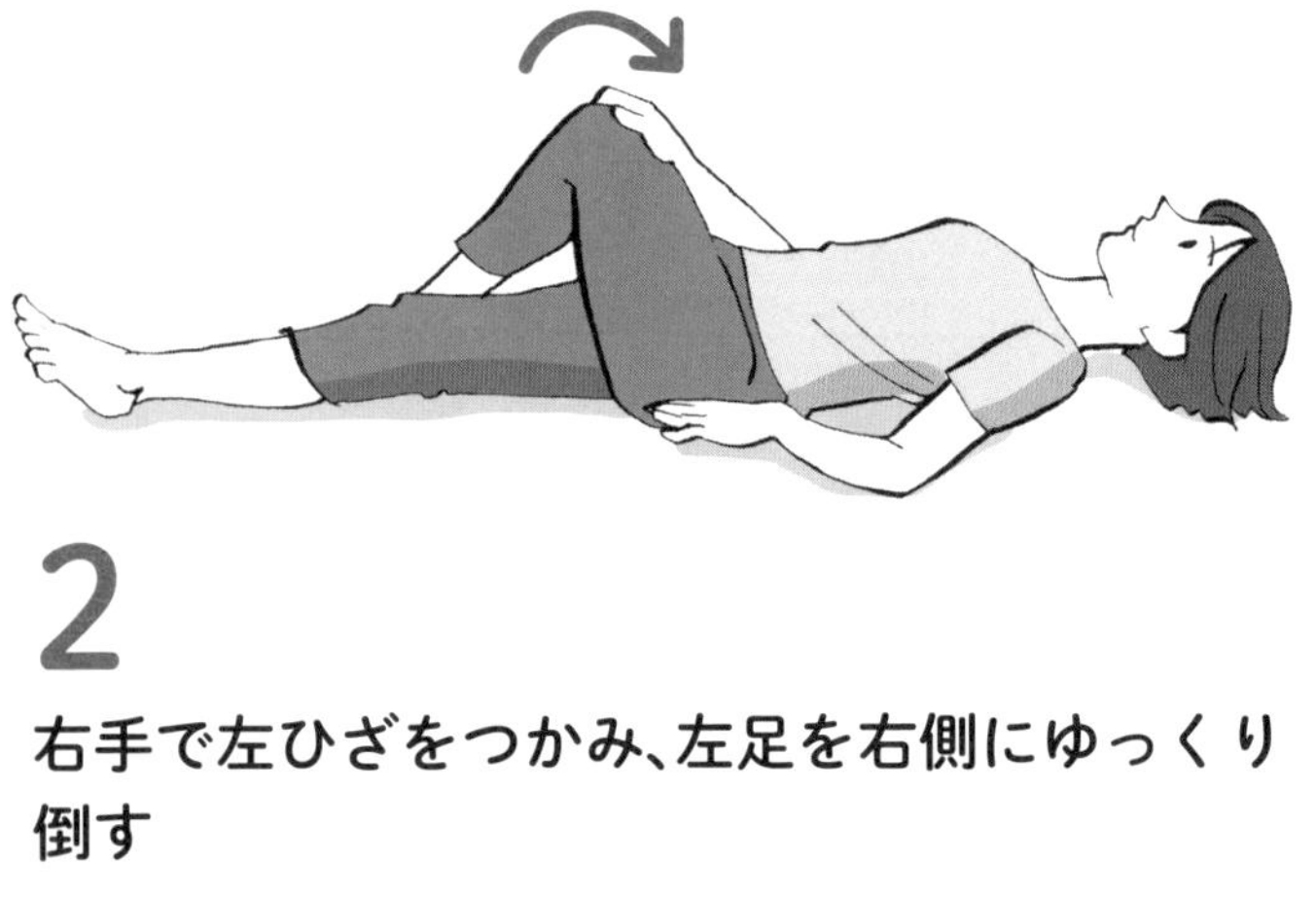

2

右手で左ひざをつかみ、左足を右側にゆっくり倒す

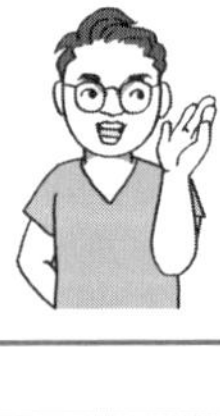

天道先生の動画をスマホでチェック！

お尻の痛みやこわばり、左足の倒しにくさは？

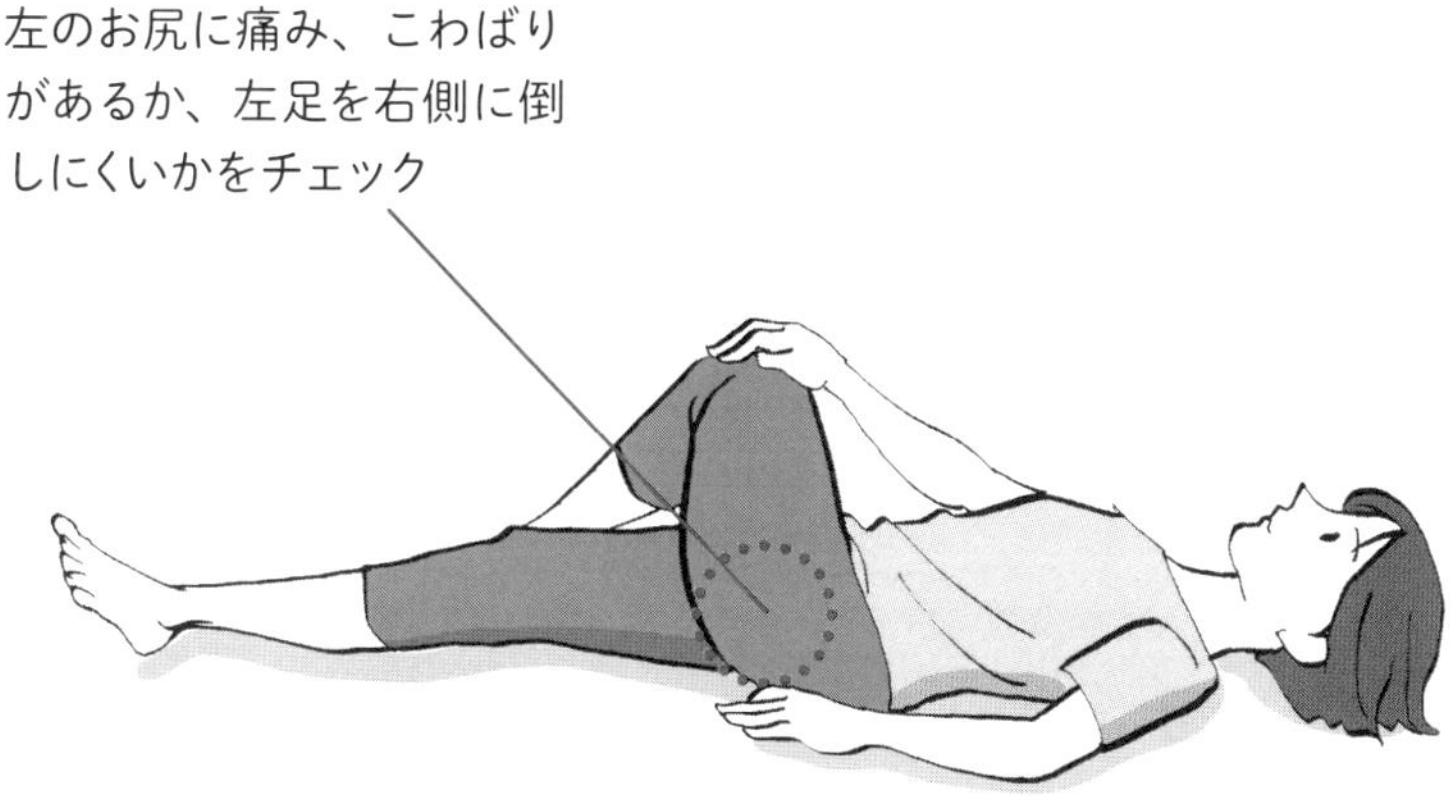
左のお尻に痛み、こわばり
があるか、左足を右側に倒
しにくいかをチェック

3

倒せるところまで倒したら、左のお尻に痛みやこわばりがあるか、また左足を右側に倒しにくいかどうかをチェックする

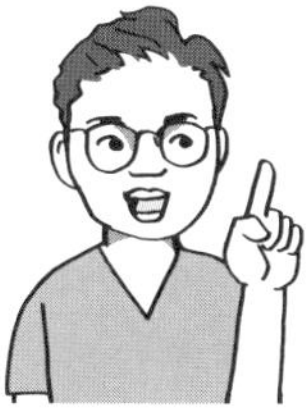

ワンポイント！

左の梨状筋が硬くなっている人は、このチェックをすると左のお尻に痛みやこわばりがあります。また、左足が内旋しにくいため、右側に倒しにくく感じます。

左のお尻のこわばりをほぐす

左の梨状筋ストレッチ①

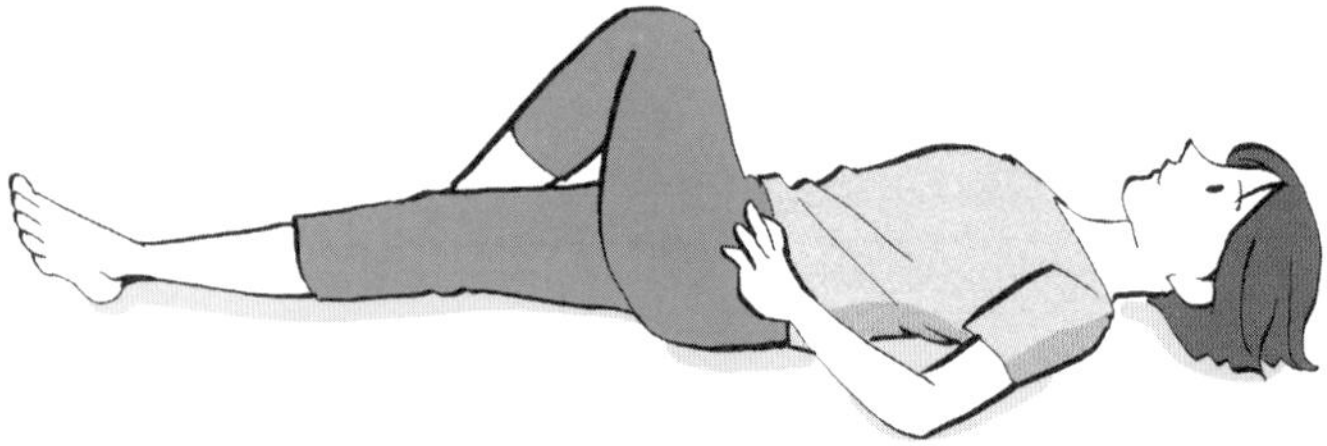

1

足を伸ばして仰向けに寝て、左足を右足の太ももの外側に置く。右足はまっすぐ伸ばしたまま

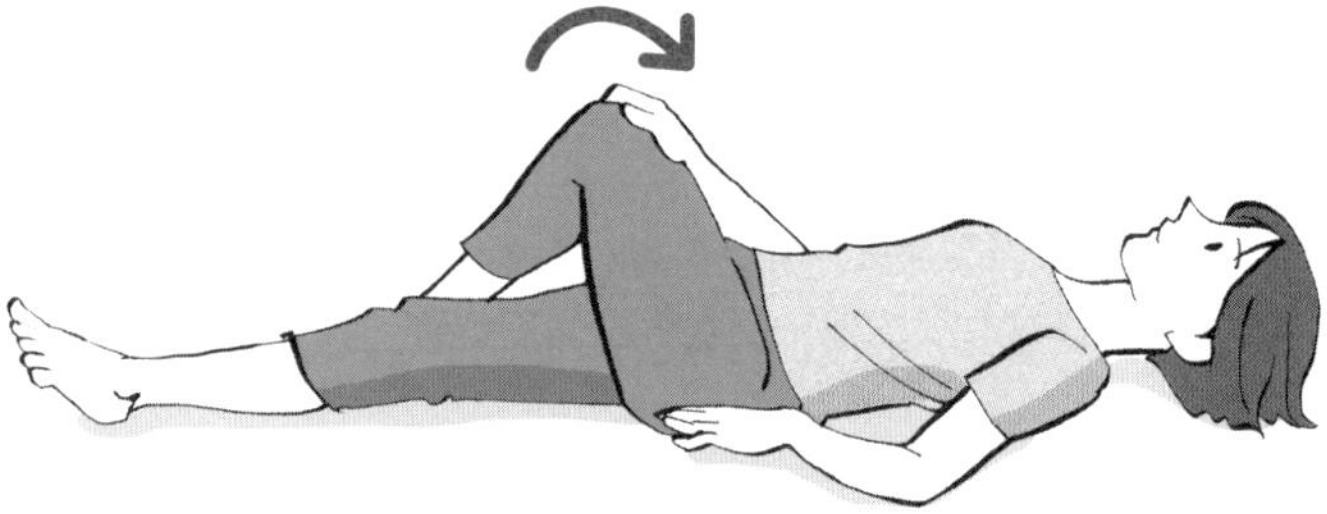

2

右手で左ひざをつかみ、左足を右側にゆっくり倒す

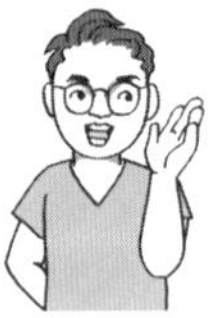

天道先生の動画をスマホでチェック！ ⇨

坐骨神経痛(左)を改善するセルフケア

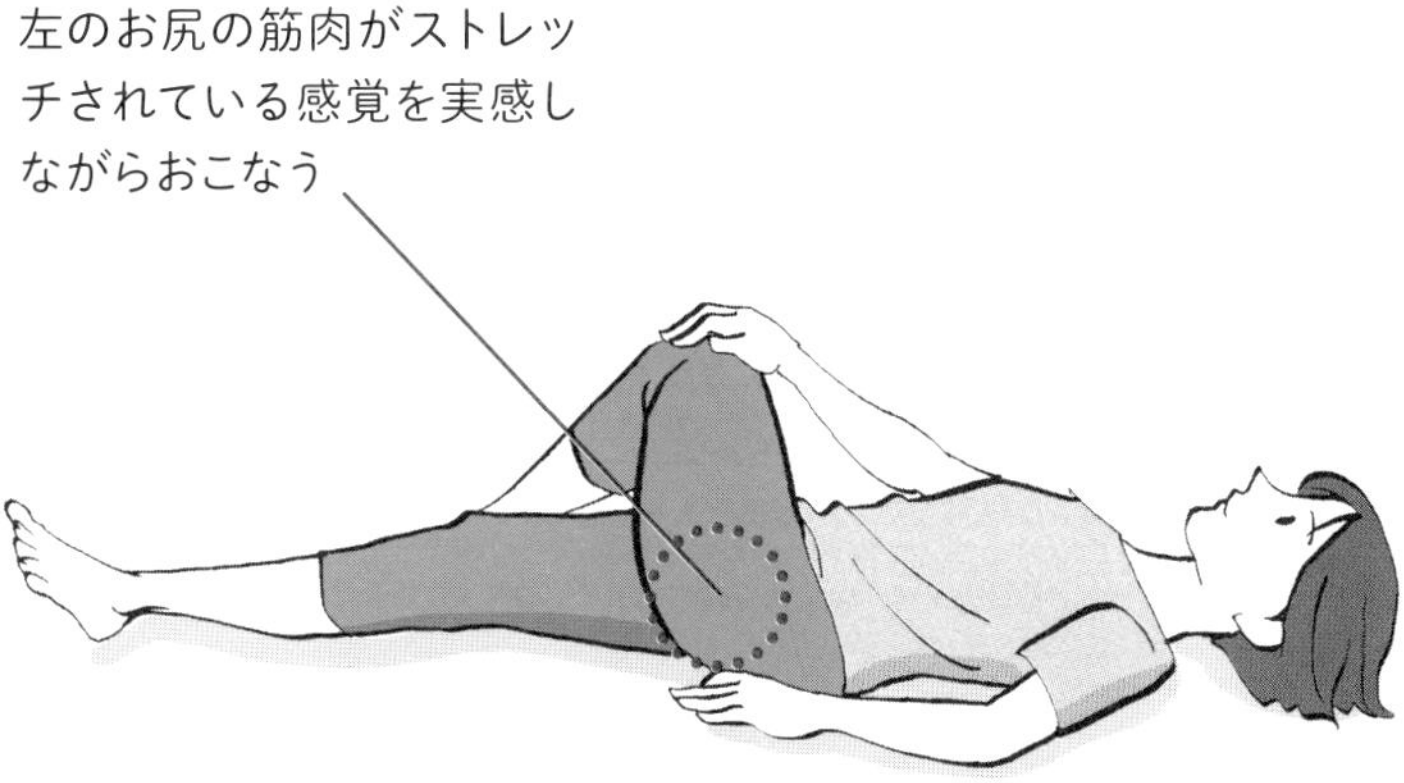
左のお尻の筋肉がストレッ
チされている感覚を実感し
ながらおこなう

3

倒せるところまで倒したら、30秒間キープする。
1～3を小休憩をはさんで2セットおこなう

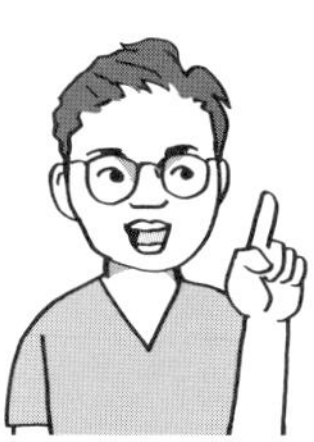

ワンポイント！

坐骨神経痛（左）を改善するために、左の梨状筋のこわばりをほぐすストレッチです。硬くなっていた左のお尻の筋肉がグーッと伸びている感覚を実感しながらおこないましょう。

左のお尻のこわばりをほぐす

左の梨状筋ストレッチ②

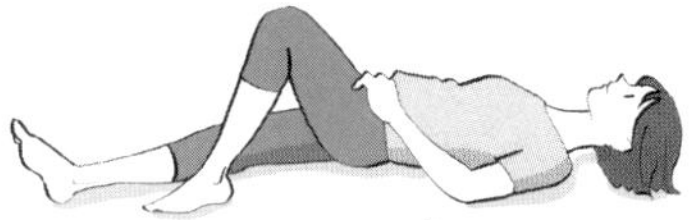

NG
ひざを曲げ過ぎない
ように注意

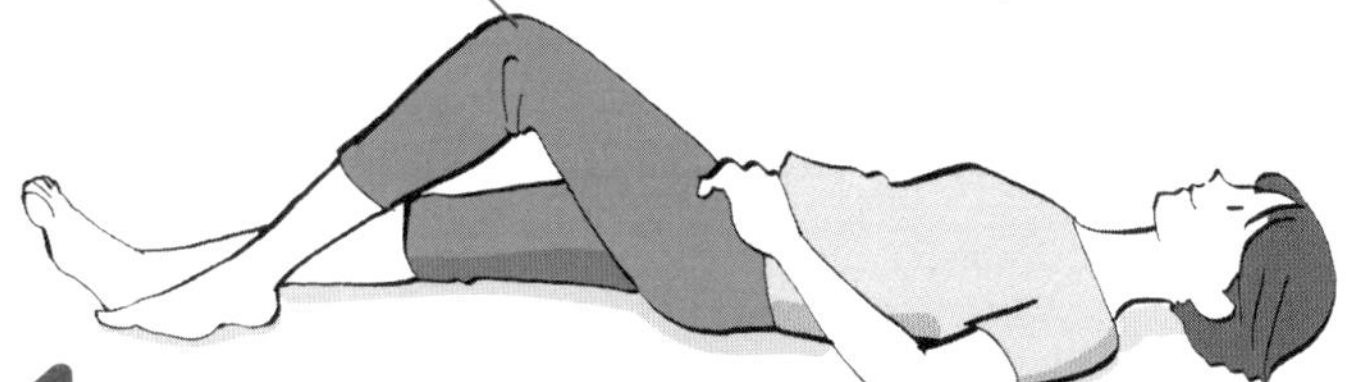

1

足を伸ばして仰向けに寝て、左足のひざを軽く曲げる

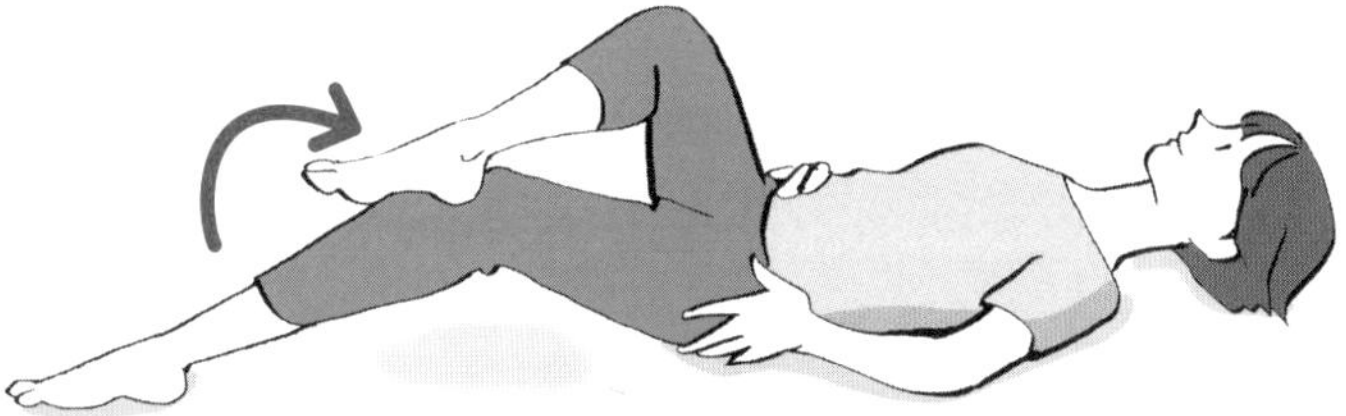

2

左足を軽く右に倒してから、右足を左のひざにかける

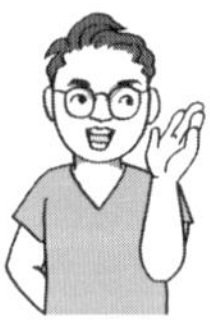

天道先生の動画を
スマホでチェック！ ⇨

坐骨神経痛（左）を改善するセルフケア

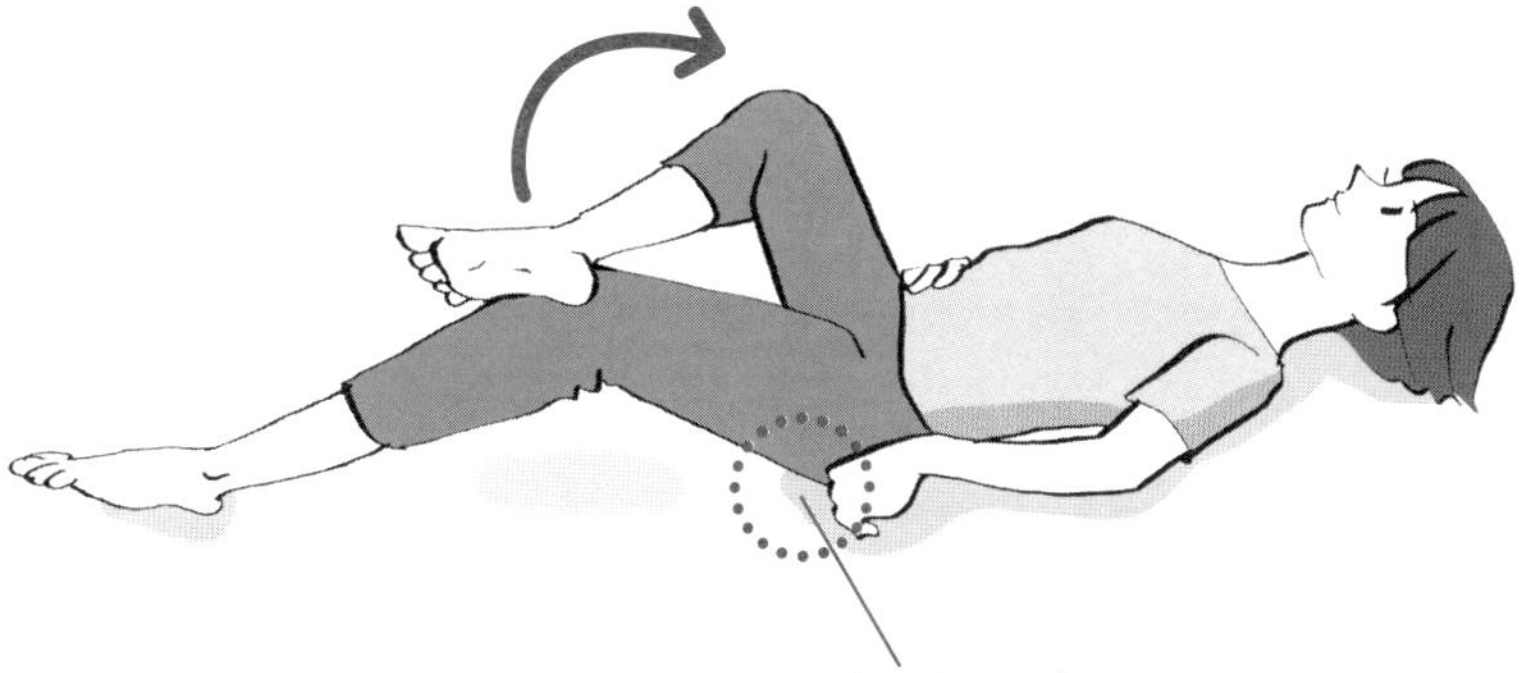
左のお尻が
床から離れない
ように注意する

3

右足で左足を抑え込むように、左足を右足で下に引っ張り、30 秒間キープする。（左のお尻が床から離れないようにする）

１～３を小休憩をはさんで２セットおこなう

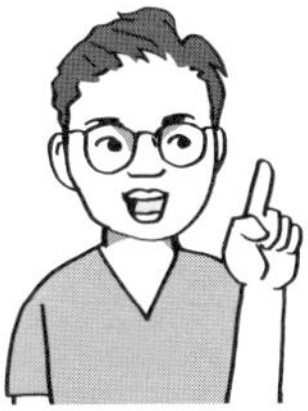

ワンポイント！

左足のひざを曲げ過ぎないこと、また左のお尻が床から離れないように注意しながらおこなうことがポイントです。左の梨状筋がしっかり伸びる感覚を実感しながらやりましょう。

ゾーン⑥タイプ

セルフケア効果を確認しよう

セルフケアをおこなった後、もう一度、100 ～ 101 ページのセルフチェック、前屈・後屈をやってみてください。

左のお尻の筋肉のこわばりがなくなり、腰の痛み、お尻から足にかけての痛みやしびれが改善されていませんか？

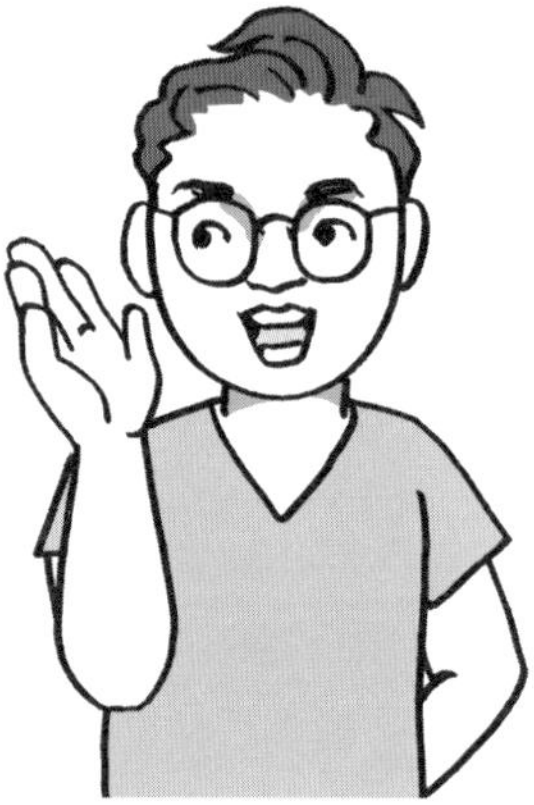

セルフケアでこんな変化がありませんか？

左のお尻の痛みやこわばりがなくなり、
左足を倒しやすくなっている！

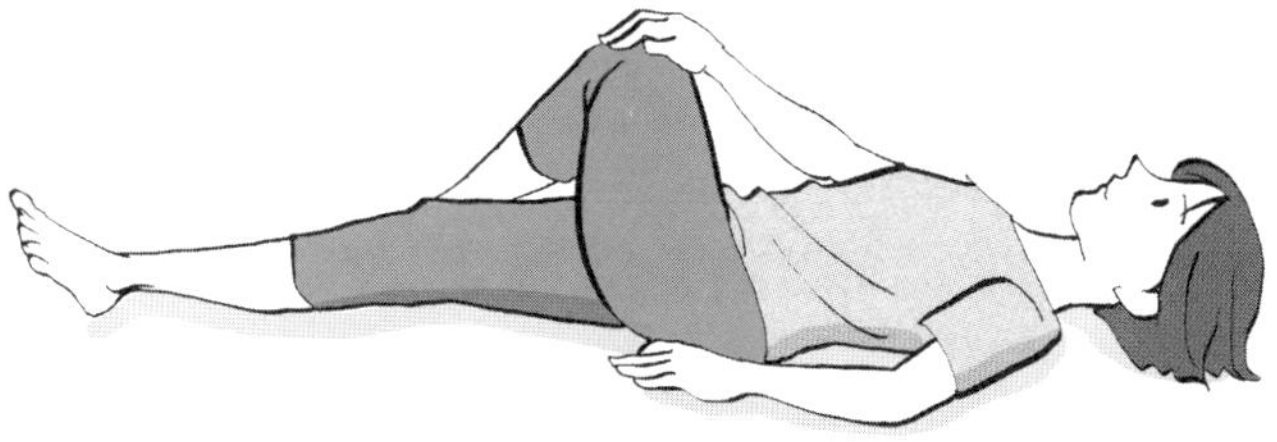

前屈や後屈したときの腰の張りや痛みが消え、
体をしなやかに曲げやすくなる！

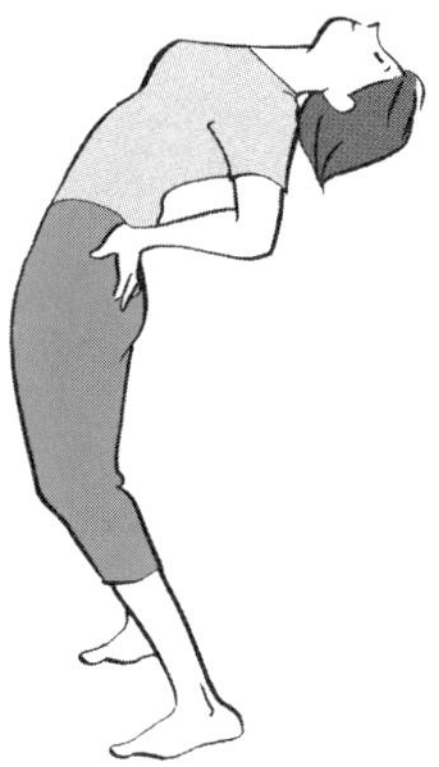

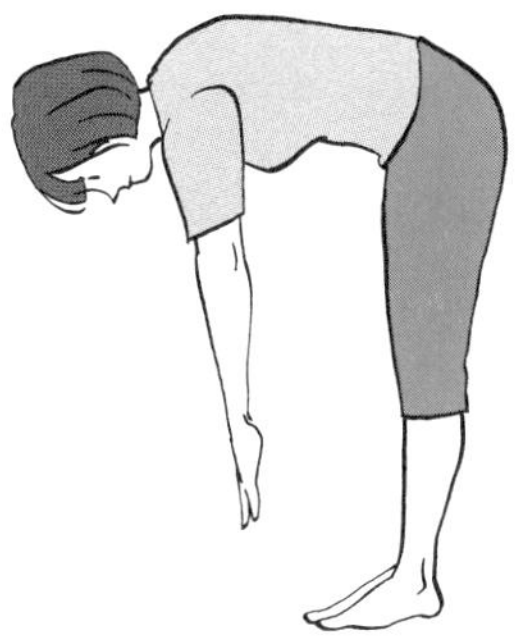

※前屈・後屈は、20 ～ 23 ページを参照してください。

ゾーン⑦タイプ

坐骨神経痛（右）

ゾーン⑦タイプのあなたは、坐骨神経痛（右）の可能性が高いです。

坐骨神経痛とは、腰の痛みだけでなく、お尻から足の裏側にかけて、鋭い痛みやピリピリするしびれが出る症状です。

左右のいずれか一方だけに出ることが多いです。


右側に痛みが出る原因は？
→坐骨神経とは、坐骨からお尻の筋肉である梨状筋《りじょうきん》を通り、足先まで延びる末梢《まっしょう》神経です。右側にある坐骨神経が圧迫されたり、刺激を受けることが原因で痛みが出ます。

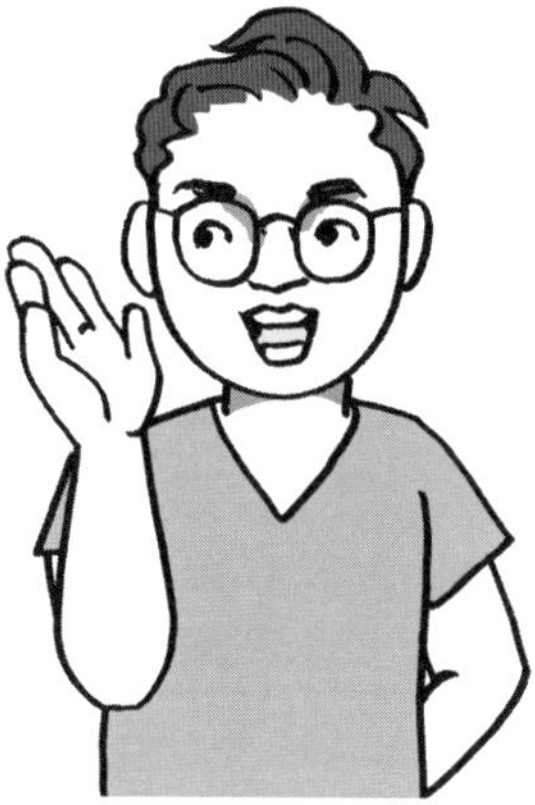

※このような症状を「梨状筋症候群」という

※坐骨神経痛のくわしい解説は、
118～119ページを参照してください。

腰＋右側のお尻〜足が痛い・しびれる人は坐骨神経痛

（背中側）

ゾーン⑦タイプ

坐骨神経痛
（右側）

腰の痛みだけでなく、右側のお尻から脚の裏側にかけて痛みやしびれがある

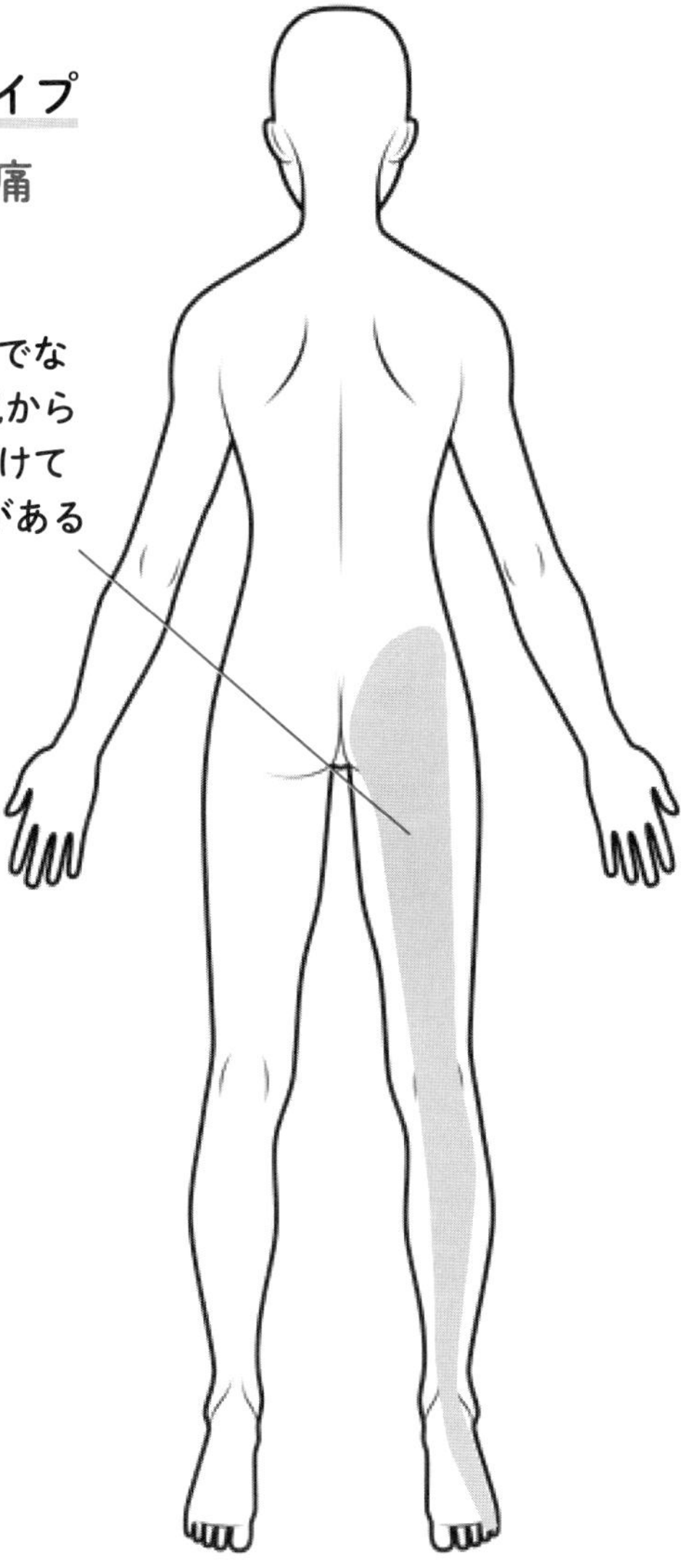

出典：「成田崇矢の臨床『腰痛』（臨床家バイブルシリーズ）」
（成田崇矢著、運動と医学の出版社）内の図を参考に作成

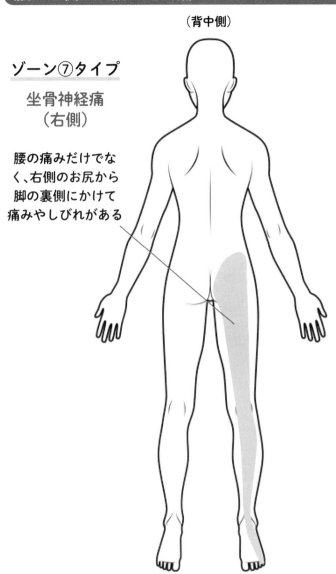

ゾーン⑦タイプのセルフチェック

右の梨状筋のこわばりチェック

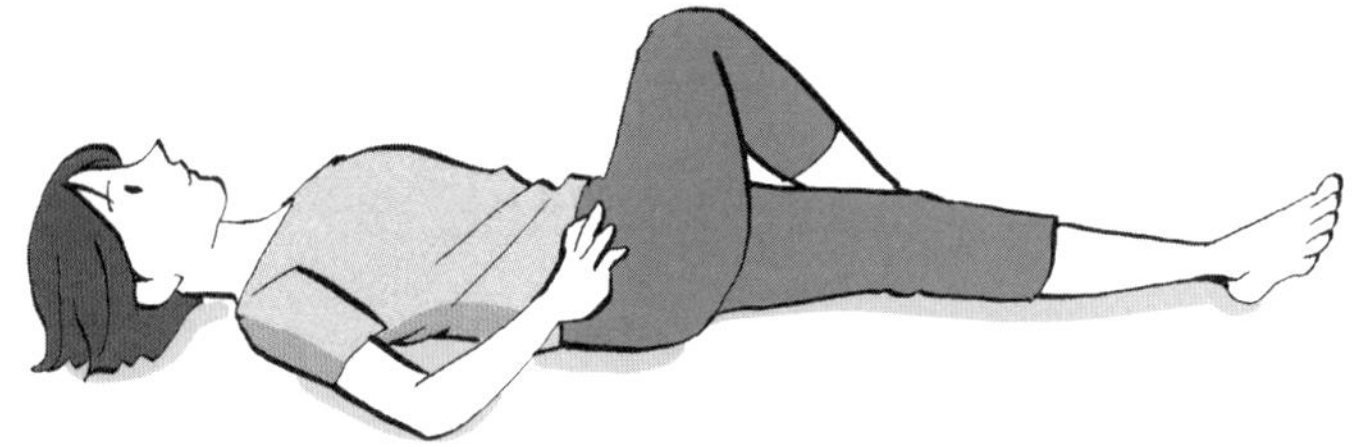

1

足を伸ばして仰向けに寝て、右足を左足の太ももの外側に置く。左足はまっすぐ伸ばしたまま

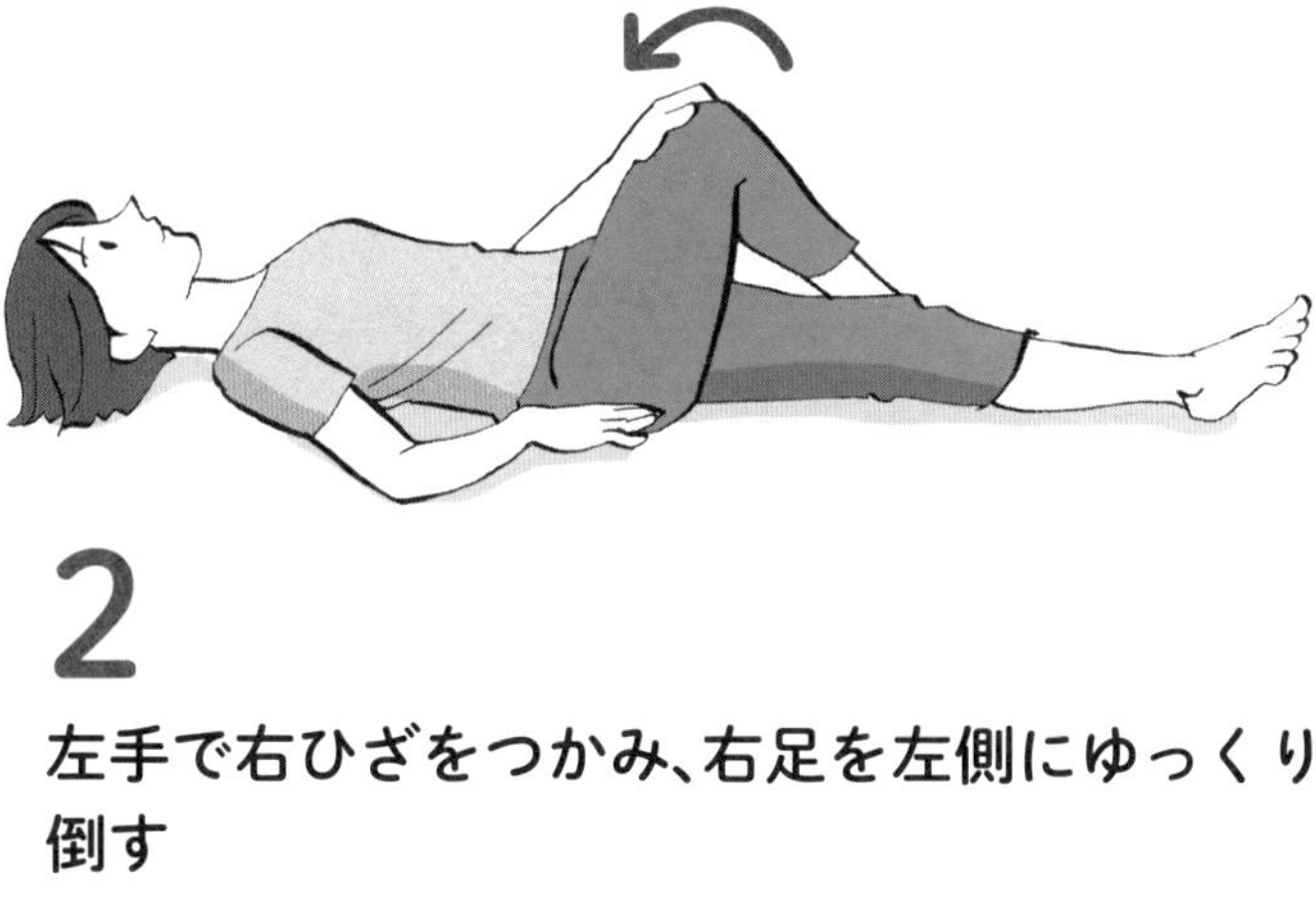

2

左手で右ひざをつかみ、右足を左側にゆっくり倒す

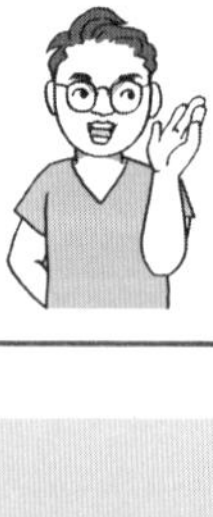

天道先生の動画をスマホでチェック！ ⇨

お尻の痛みやこわばり、右足の倒しにくさは？

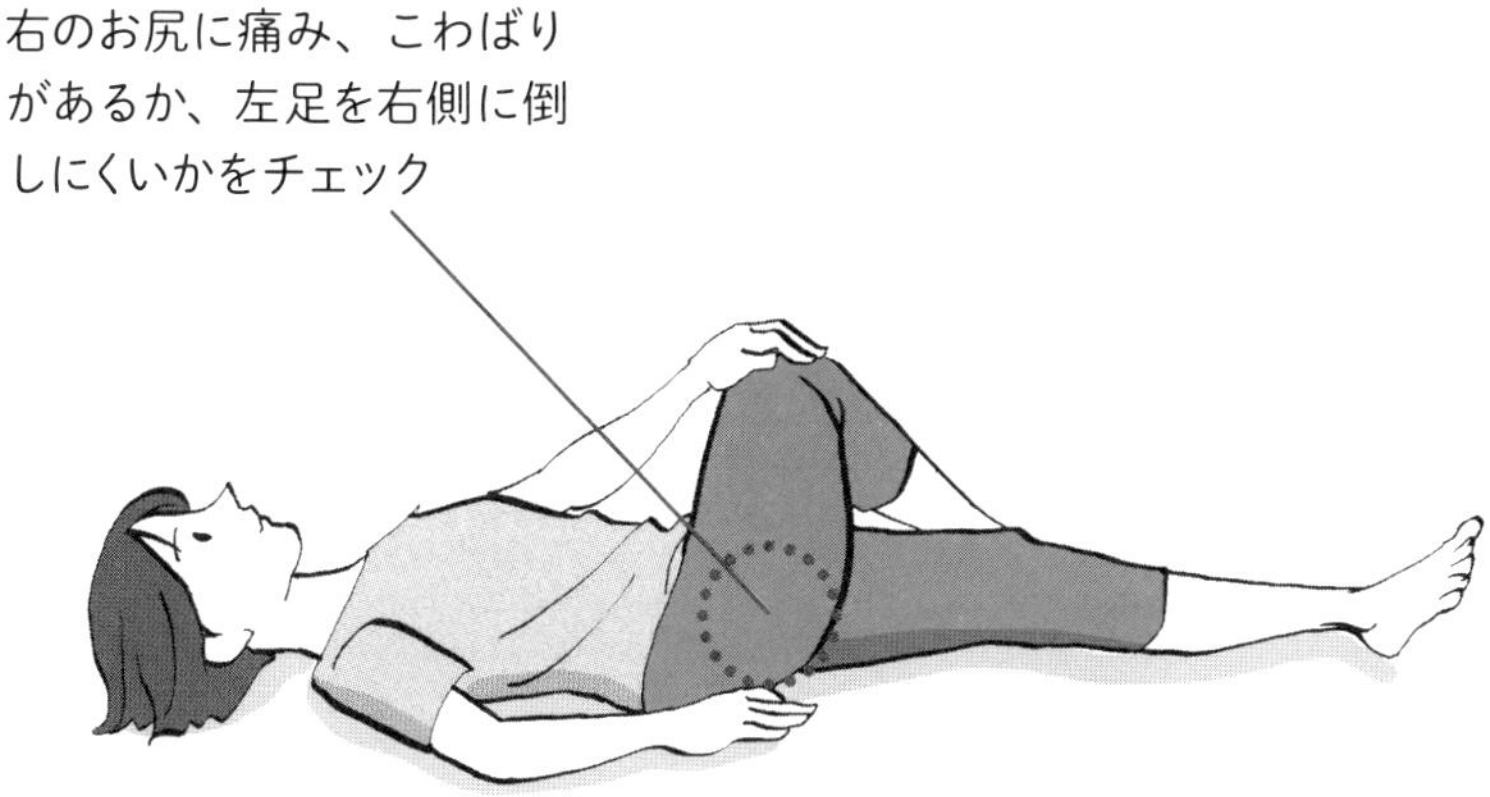
右のお尻に痛み、こわばりがあるか、左足を右側に倒しにくいかをチェック

3

倒せるところまで倒したら、右のお尻に痛みやこわばりがあるか、また右足を左側に倒しにくいかどうかをチェックする

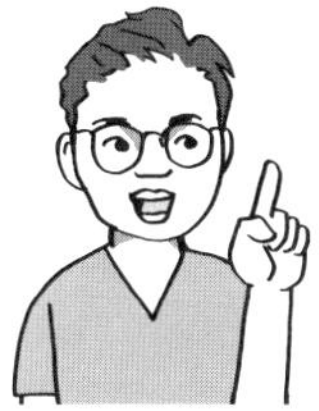

ワンポイント！

右の梨状筋が硬くなっている人は、このチェックをすると右のお尻に痛みやこわばりがあります。また、右足が内旋しにくいため、左側に倒しにくく感じます。

右のお尻のこわばりをほぐす

右の梨状筋ストレッチ①

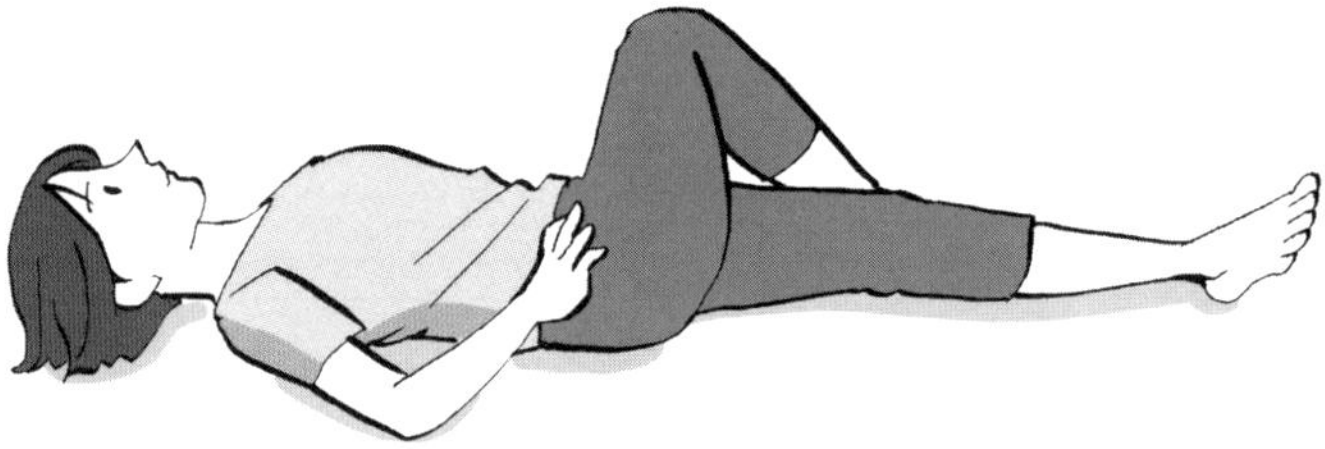

1

足を伸ばして仰向けに寝て、右足を左足の太もものの外側に置く。左足はまっすぐ伸ばしたまま

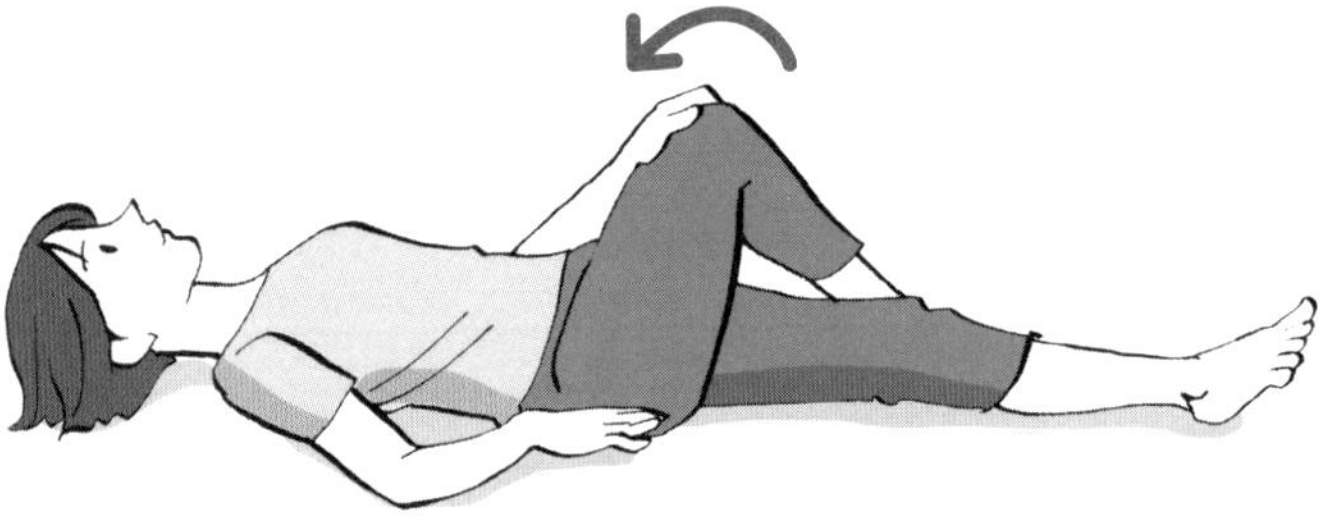

2

左手で右ひざをつかみ、右足を左側にゆっくり倒す

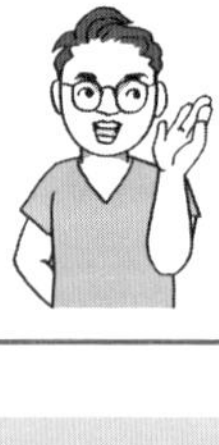

天道先生の動画を
スマホでチェック！ ⇨

坐骨神経痛(右)を改善するセルフケア

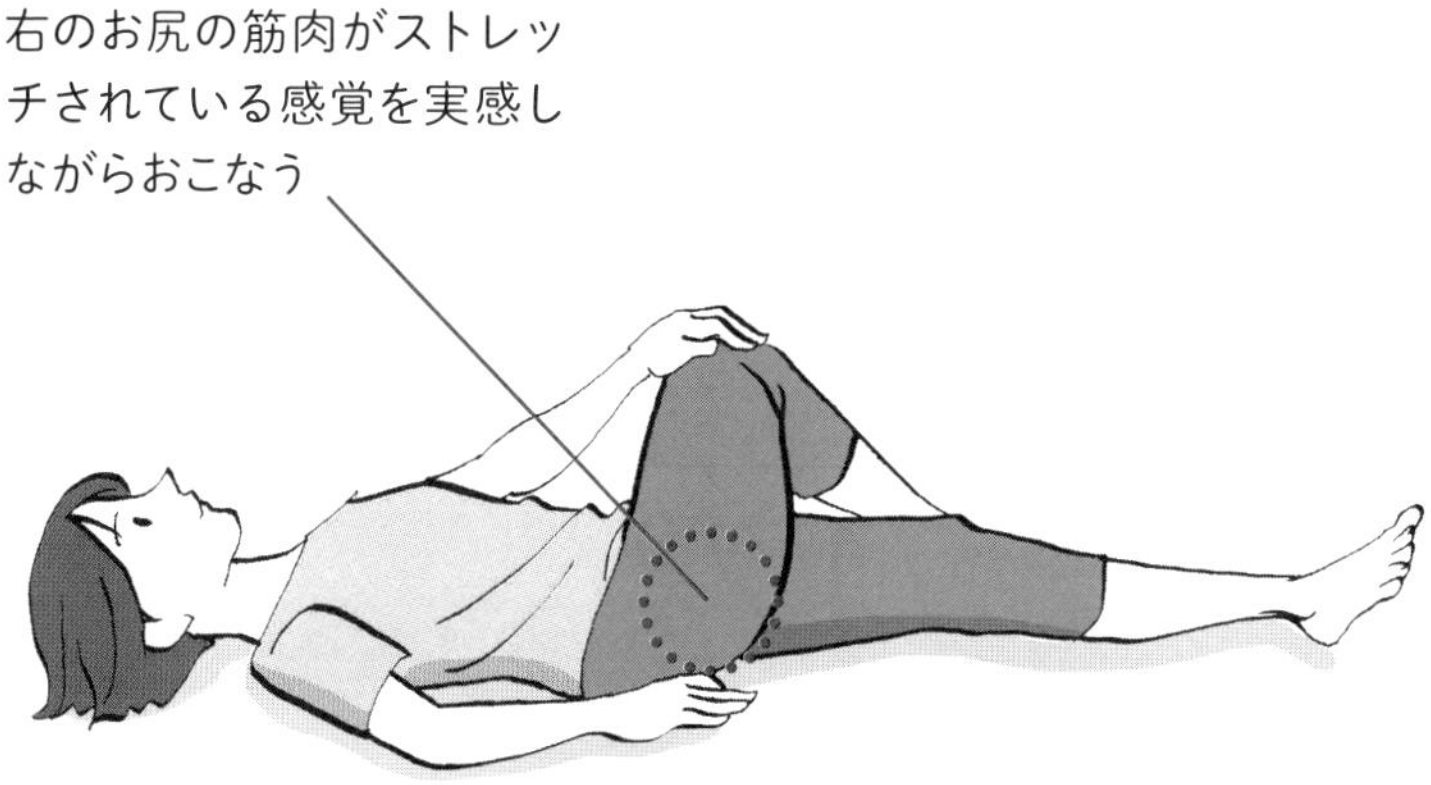
右のお尻の筋肉がストレッ
チされている感覚を実感し
ながらおこなう

3

倒せるところまで倒したら、30秒間キープする。
1〜3を小休憩をはさんで2セットおこなう

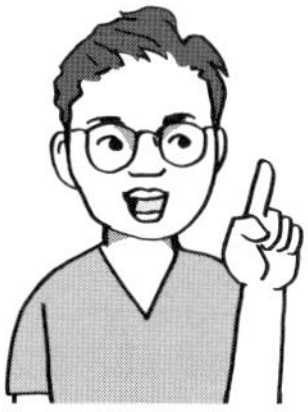

ワンポイント！

坐骨神経痛（右）を改善するために、右の梨状筋のこわばりをほぐすストレッチです。硬くなっていた右のお尻の筋肉がグーッと伸びている感覚を実感しながらおこないましょう。

右のお尻のこわばりをほぐす

右の梨状筋ストレッチ②

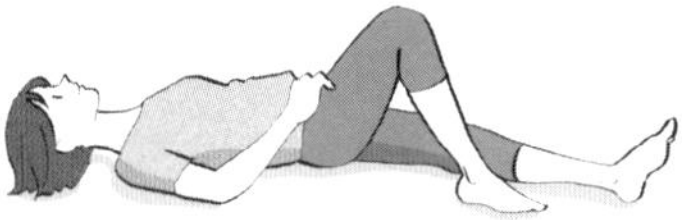

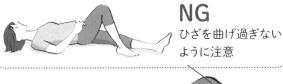

NG
ひざを曲げ過ぎないように注意

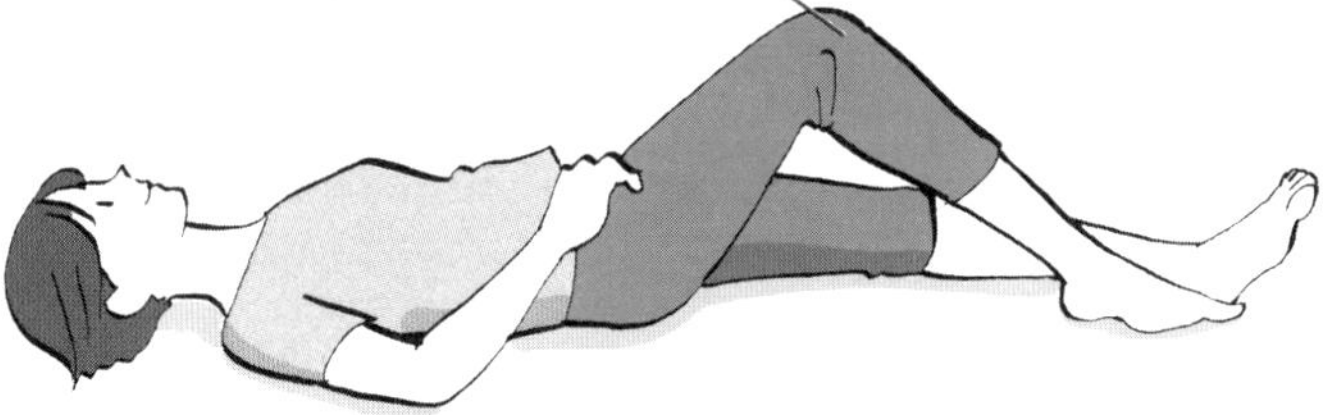

1

足を伸ばして仰向けに寝て、右足のひざを軽く曲げる

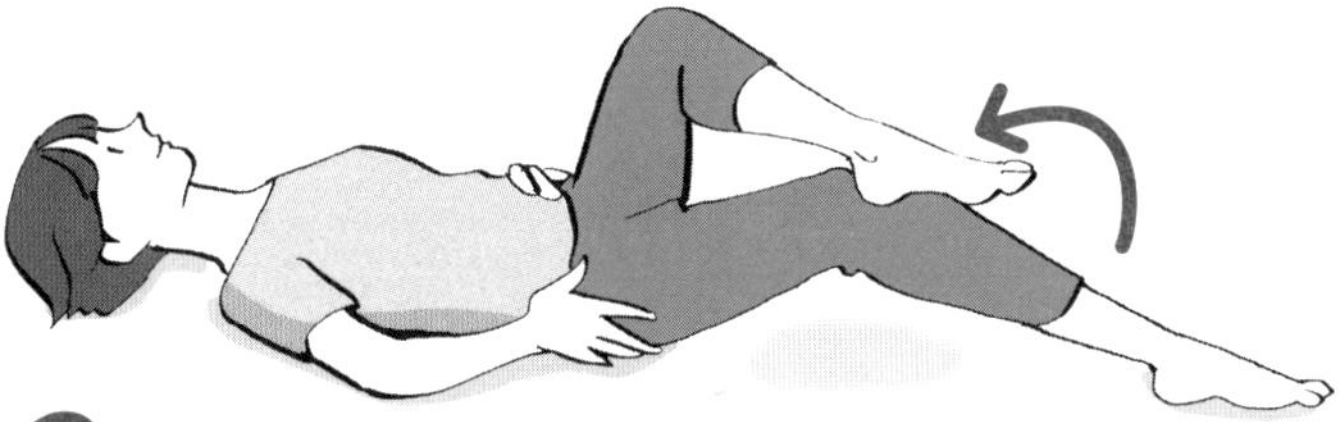

2

右足を軽く左に倒してから、左足を右のひざにかける

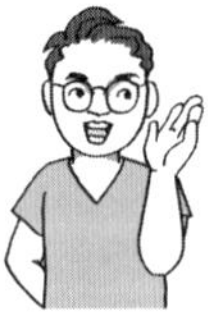

天道先生の動画をスマホでチェック！ ⇨

坐骨神経痛（右）を改善するセルフケア

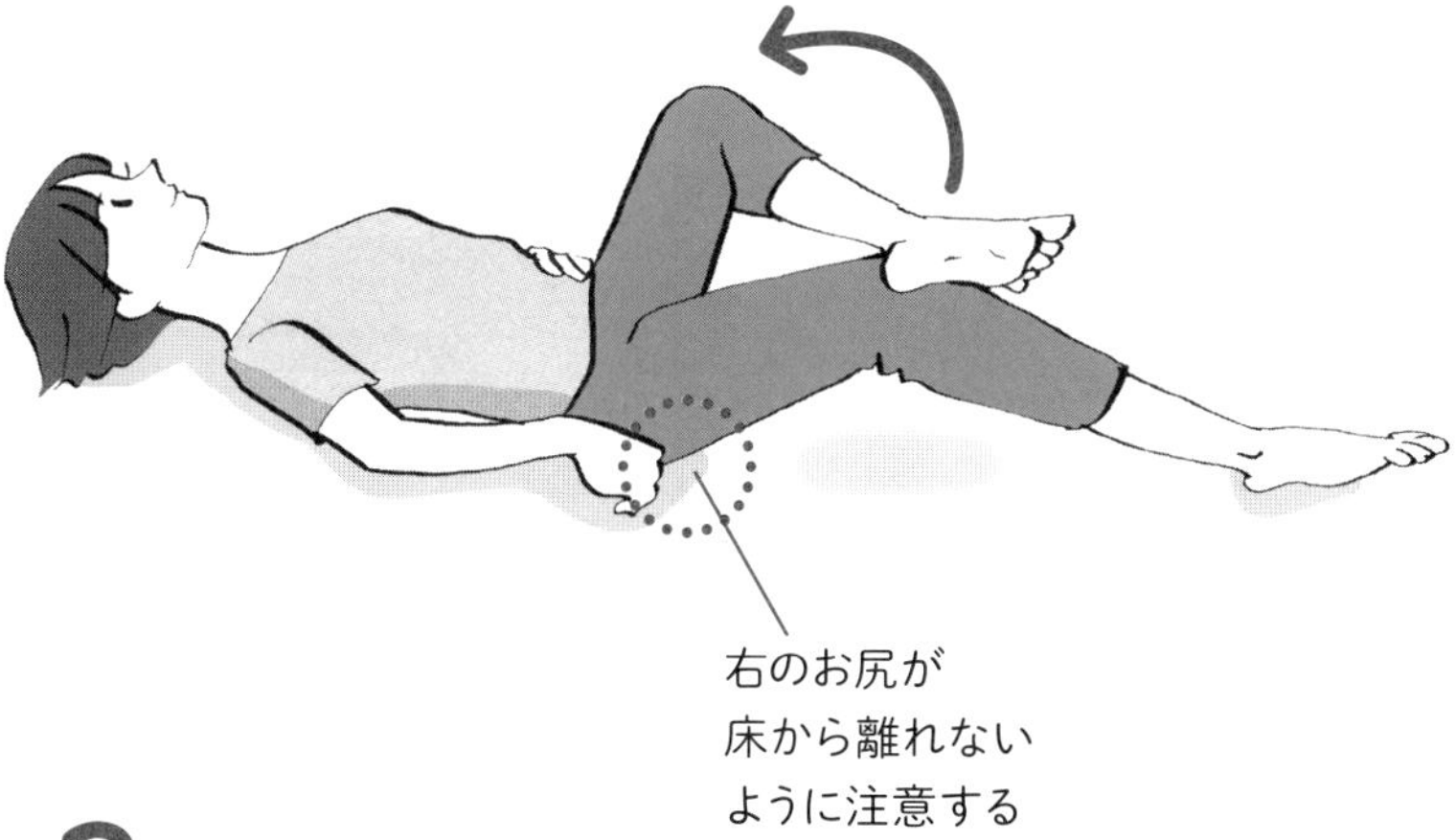
右のお尻が
床から離れない
ように注意する

3

左足で右足を抑え込むように、右足を左足で下に引っ張り、30 秒間キープする。（右のお尻が床から離れないようにする）

１～３を小休憩をはさんで２セットおこなう

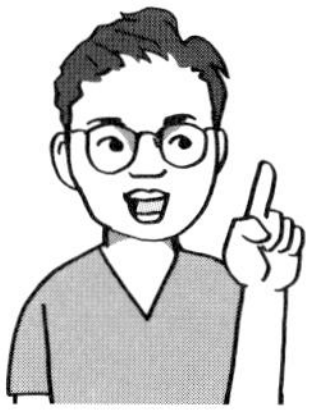

ワンポイント！

右足のひざを曲げ過ぎないこと、また右のお尻が床から離れないように注意しながらおこなうことがポイントです。右の梨状筋がしっかり伸びる感覚を実感しながらやりましょう。

ゾーン⑦タイプ

セルフケア効果を確認しよう

セルフケアをおこなった後、もう一度、110～111ページのセルフチェック、前屈・後屈をやってみてください。

右のお尻の筋肉のこわばりがなくなり、腰の痛み、お尻から足にかけての痛みやしびれが改善されていませんか？

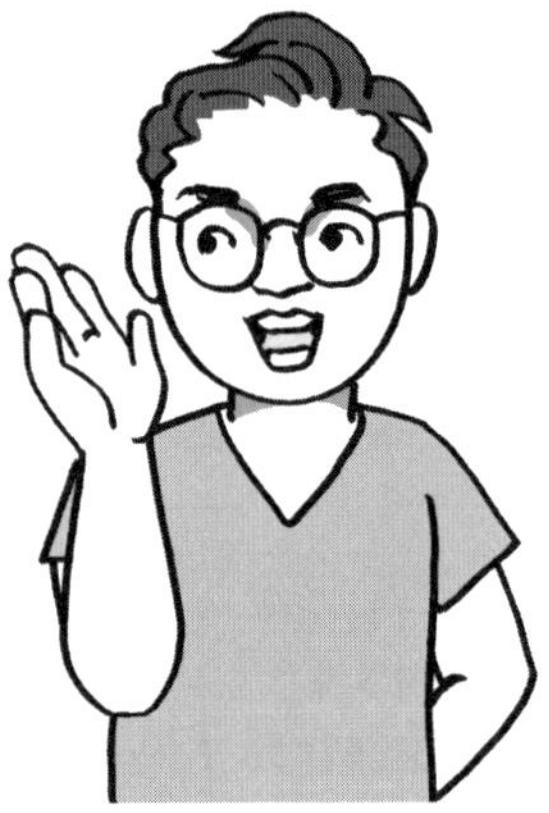

セルフケアでこんな変化がありませんか？

右のお尻の痛みやこわばりがなくなり、
右足を倒しやすくなっている！

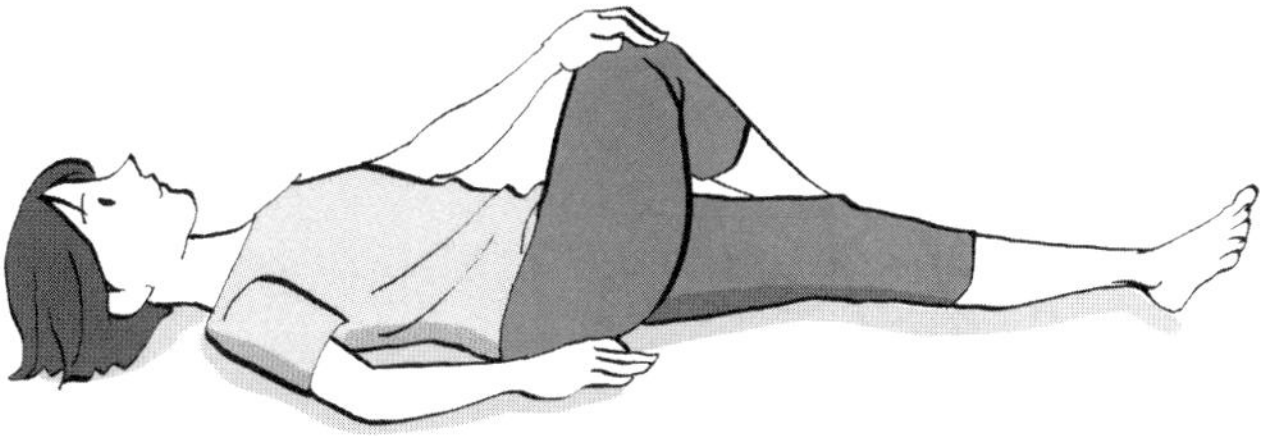

前屈や後屈したときの腰の張りや痛みが消え、
体をしなやかに曲げやすくなる！

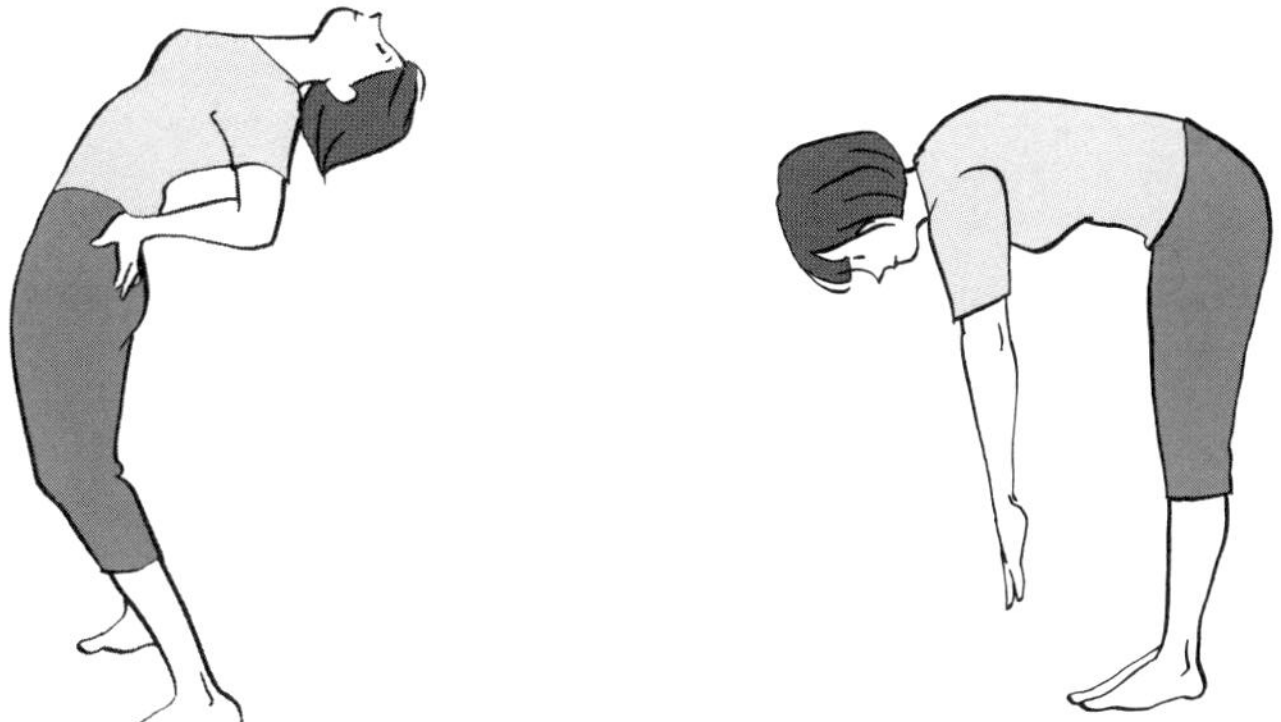

※前屈・後屈は、20～23ページを参照してください。

天道先生のわかりやすい腰痛解説

坐骨神経痛とは？

筋・筋膜性腰痛、仙腸関節性腰痛、椎間板性腰痛、椎間関節性腰痛などの腰痛の病名とは異なり、坐骨神経痛は病名ではなく症状名です。下肢《かし》（お尻から足先にかけて）に痛みやしびれがある症状のことを坐骨神経痛と呼んでいます。

坐骨神経痛が生じる原因には、病院でわかるものと病院ではわからないものがあります。病院でわかるものは、椎間板ヘルニアや脊柱管狭窄症、腰椎すべり症などがあります。これらの病気は、ＭＲＩやレントゲンなどの映像所見による診断が可能です。

病院でわからないものには、梨状筋症候群があります。坐骨神経は、脊髄から坐骨（骨盤を形成する骨のひとつ）を通り、お尻の筋肉である梨状筋の中を抜けて足へと向かう末梢神経ですので、梨状筋が硬く凝り固まると圧迫されたり、滑走性（神経の動き）が悪くなり、痛みやしびれが生じます。筋肉は映像所見では映らないため、病院ではわかりにくいのです。

また、椎間板ヘルニアや脊柱管狭窄症、腰椎すべり症の診断を受けている患者さんが、

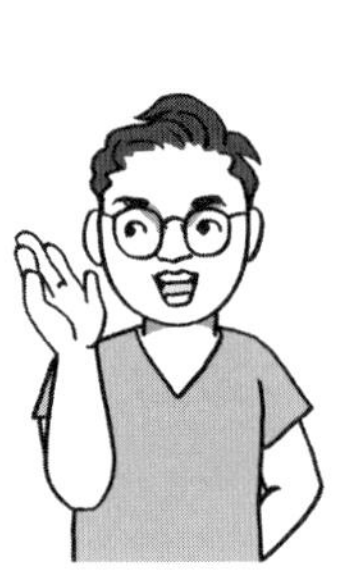

梨状筋症候群を併発していることも少なくありません。

坐骨神経は、お尻から太ももの裏を通ってふくらはぎの外側へ向かい、足の裏まで延びているので、痛みやしびれなどの症状はこの部分のどこかに出ます。脊柱部で神経が圧迫される、椎間板ヘルニアや脊柱管狭窄症、腰椎すべり症と言われた方でも、梨状筋のセルフチェックでお尻の痛みやこわばりがあれば、梨状筋症候群の可能性もあります。

本書で取り上げている**梨状筋症候群による坐骨神経痛の場合は、お尻から太ももの裏にかけて痛みが出ることが多い**です。しびれというよりも、痛くてだるい、鈍痛があるなどと訴える患者さんが多い印象です。

痛みの出方は、イスに座ってからしばらく時間が経過したのちに、お尻から太ももの裏に、あるいはふくらはぎの外側にかけて、痛くてだるい感じになる人が多いようです。

そのままジッと座り続けているのがつらく感じられ、むしろ歩いたり、体を動かしているほうが楽だという人も少なくありません。

梨状筋症候群になる**最大の原因は、座面が硬いイスに長時間座ること**にあります。デスクワーク中に梨状筋が凝り固まり、発症する人が大変多いです。また、スポーツで片側のお尻に負担をかけ過ぎた結果、発症するケースも少なくありません。

column

坐骨神経痛と間違えやすい症状

外側大腿《がいそくだいたい》皮《ひ》神経痛・大腿神経痛

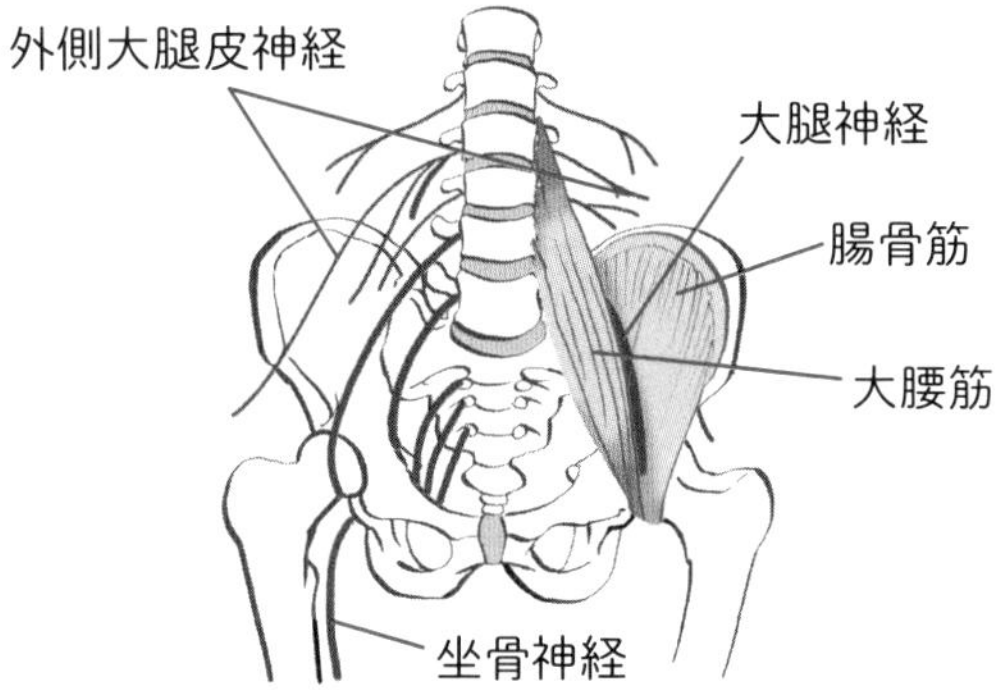

出典：「三上カイロプラクティック平塚整体院」
Web内の図を参考に作成

外側大腿皮神経痛は太ももの外側に、大腿神経痛は太ももの前側などに痛みやしびれが出ます。

坐骨神経に近いところで起こる神経痛であるため、坐骨神経痛とよく間違えられます。

※外側大腿皮神経痛・大腿神経痛は、腰の神経から延びる神経なので、腰椎の中で神経圧迫を起こす場合もありますが、骨盤内部にある腸腰筋《ちょうようきん》（大腰筋《だいようきん》・腸骨筋《ちょうこつきん》）をほぐして両神経への圧迫を緩和すれば、症状を改善できる場合もあります。痛みやしびれが左側にある場合は128～137ページ、右側にある場合は138～147ページのセルフケアをおこなってください。

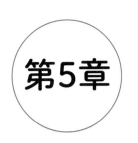

第5章

どこが痛いのかよくわからない腰痛のセルフチェック・セルフケア

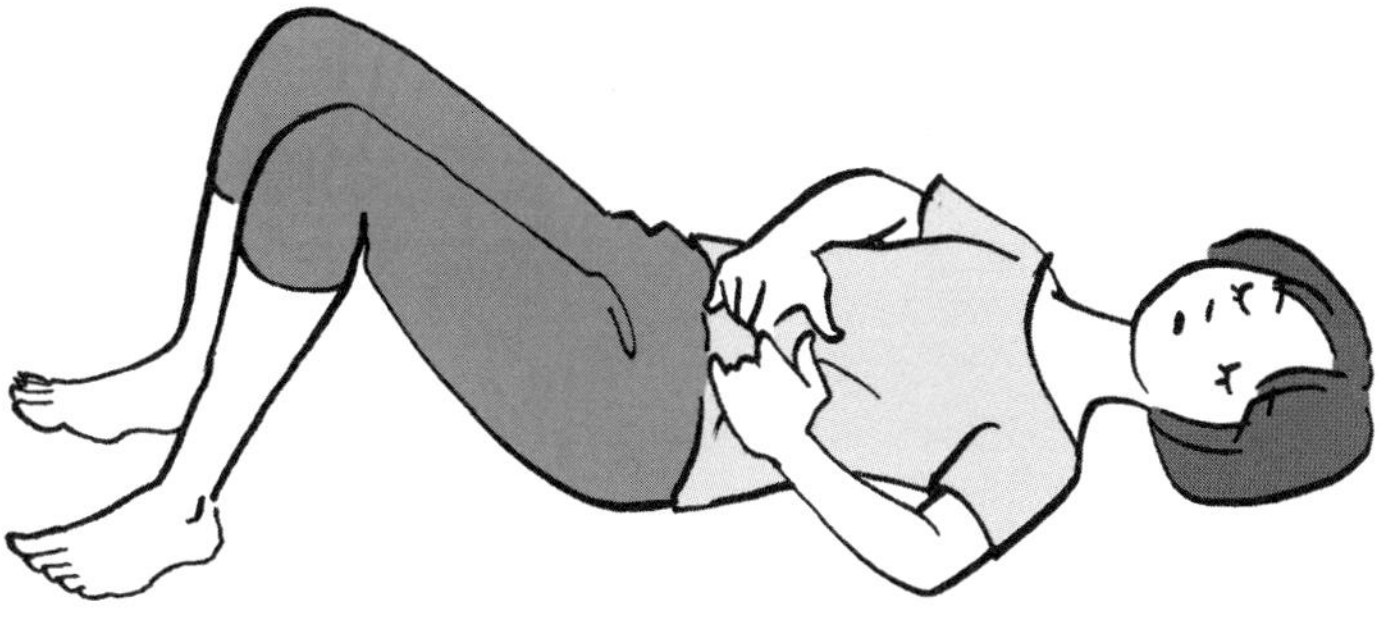

ゾーン⑧タイプ

どこが痛いのかよくわからない腰痛

自分では痛む場所がよくわからないというゾーン⑧タイプの人は、腰椎の曲がりやねじれが左右のどちらに生じているかをしっかりチェックしてから、該当するセルフケアを実践しましょう。

ゾーン⑧タイプのメソッドは、さまざまな腰痛に効果があるセルフケアを紹介しています。
左右それぞれ５つのセルフケアをコースでおこなえば、その他のゾーンタイプの人の＋αケアとしても有効です！

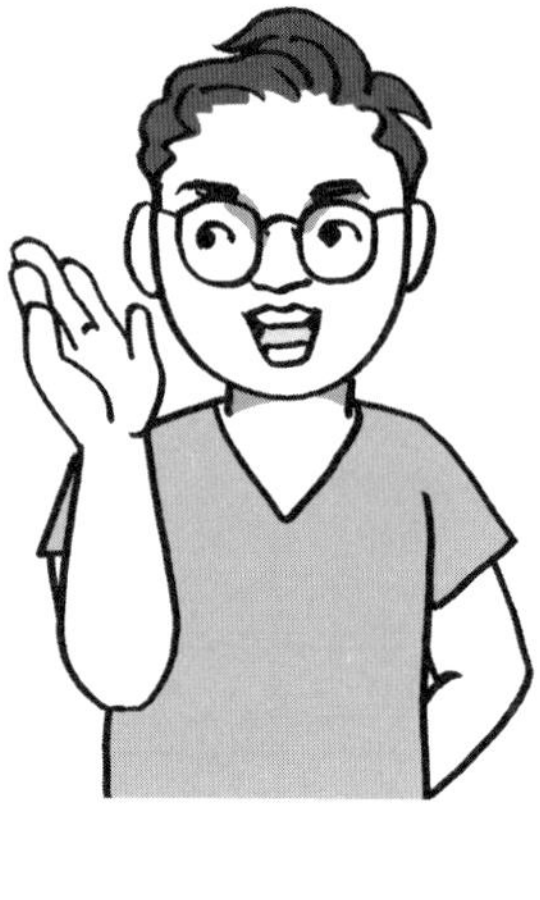

痛む場所がよくわからない腰痛

（背中側）

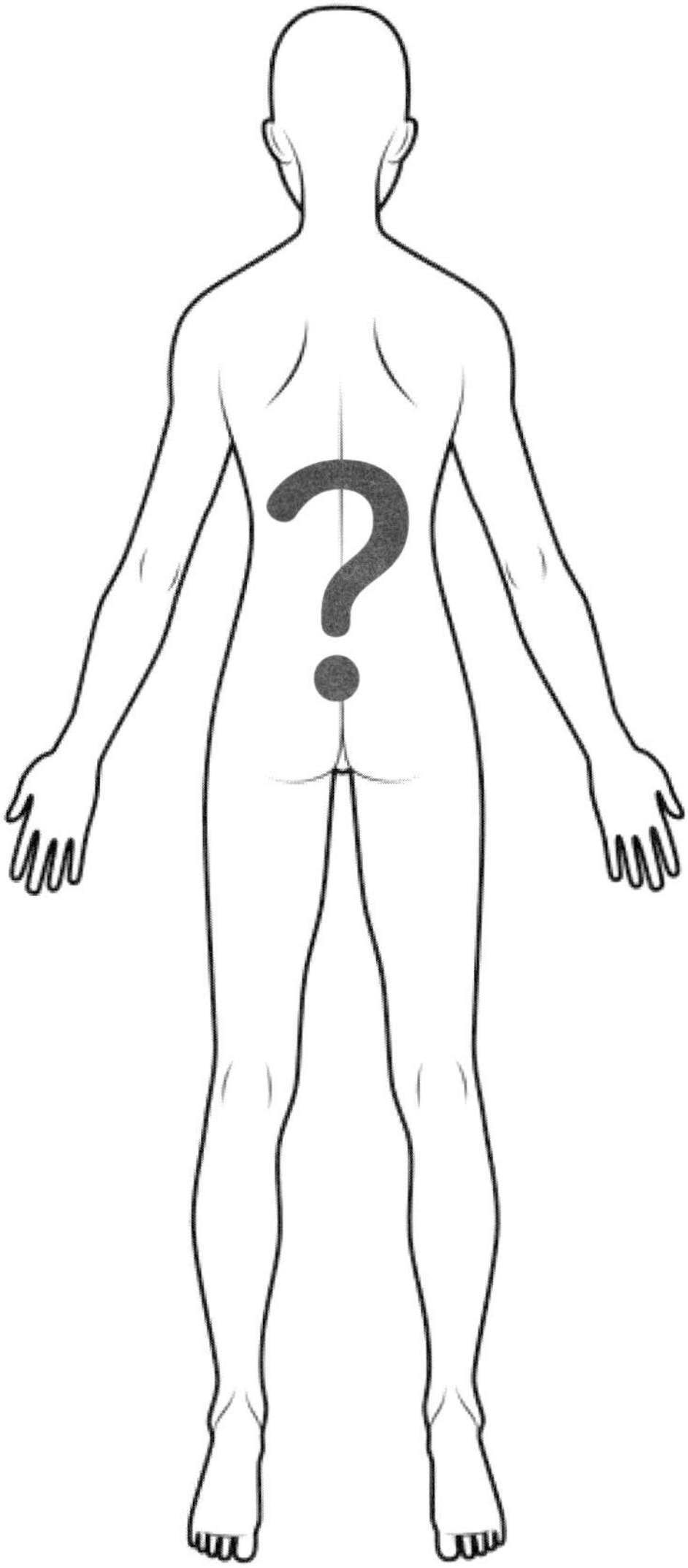

ゾーン⑧タイプのセルフチェック

ひざ倒しチェック

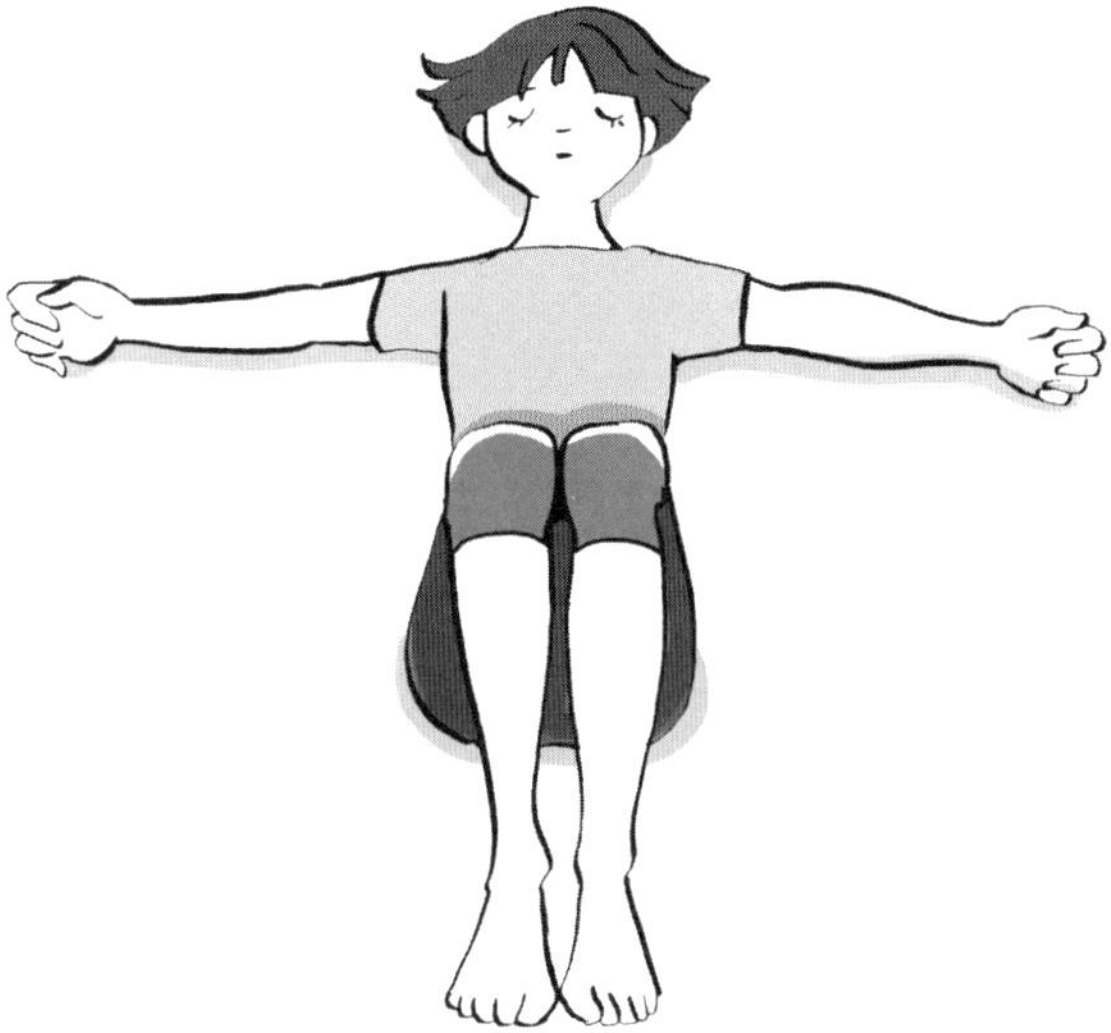

1

あおむけに寝て、手のひらを上にして両腕は、真横に伸ばす。足はひざとかかとをつけた状態で、ひざを立てる

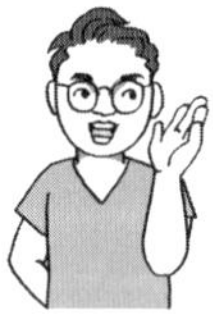

天道先生の動画を
スマホでチェック！ ⇨
※動画の 3:14 からチェック！

ひざを倒しにくいのは左右どっち？

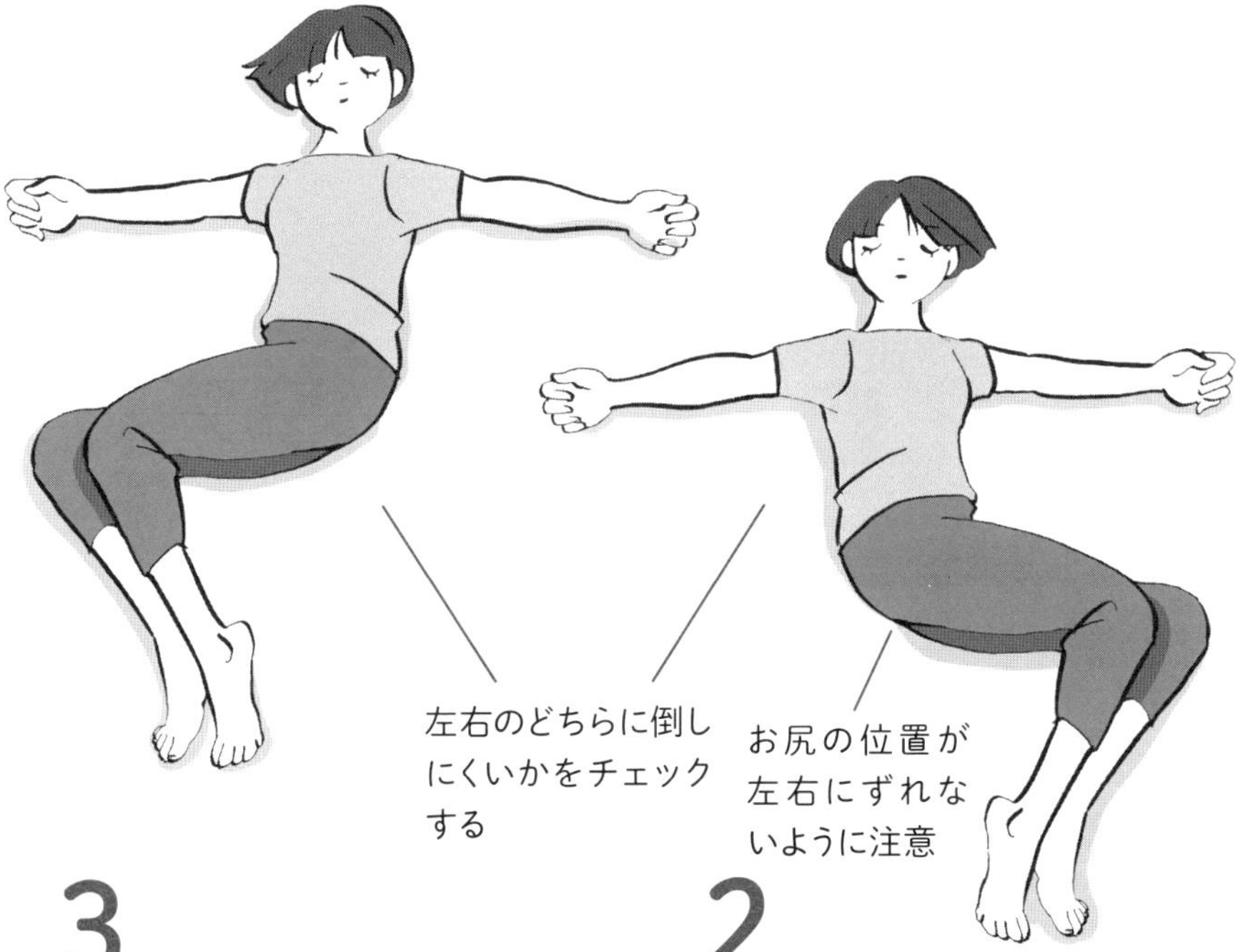
左右のどちらに倒しにくいかをチェックする
お尻の位置が左右にずれないように注意

2

お尻をずらさないように、ひざを左にできるところまで倒す

3

一度、1の状態に戻してから、次はひざを右にできるところまで倒す

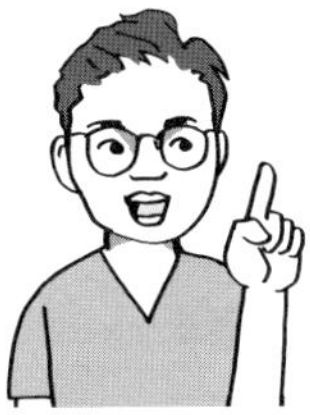

ワンポイント！

自分では痛む場所がよくわからないというゾーン⑧タイプの人は、このひざ倒しチェックによって自分の腰椎の曲がりやねじれの傾向をしっかり把握しましょう！

セルフチェックで左右の曲がりやねじれを確認して

セルフケアを選択しよう

セルフチェックの結果は、いかがでしたか？
腰椎の曲がりやねじれを修正することで、腰痛は劇的に改善します。
セルフチェックの結果に従い、左右それぞれのページに進んで実践してみてください。

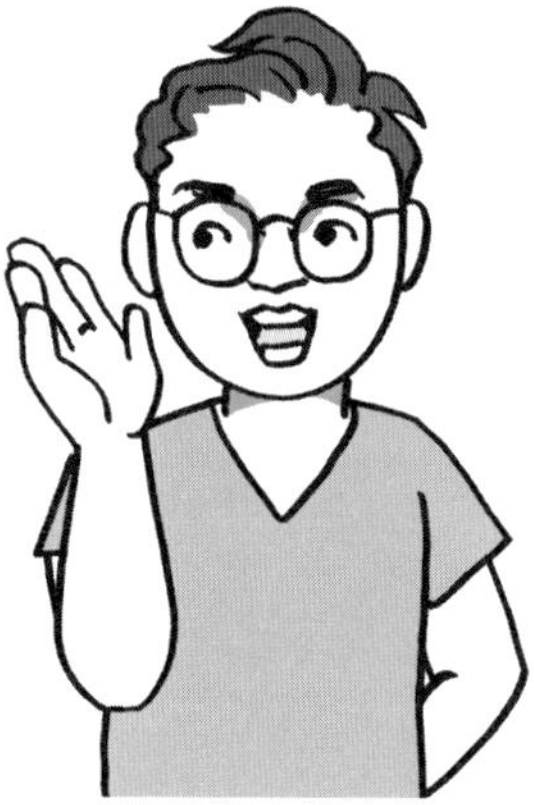

セルフチェックの結果

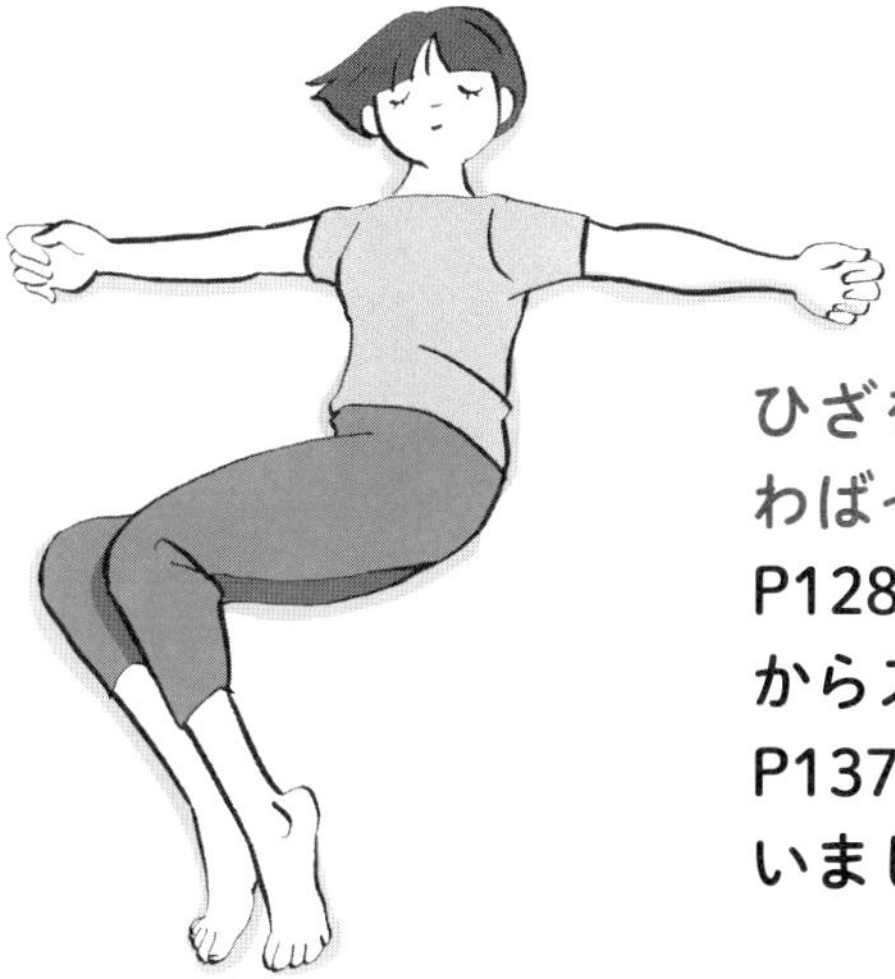

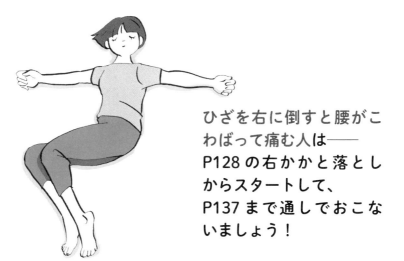

ひざを右に倒すと腰がこわばって痛む人は――
P128の右かかと落としからスタートして、P137まで通しでおこないましょう！

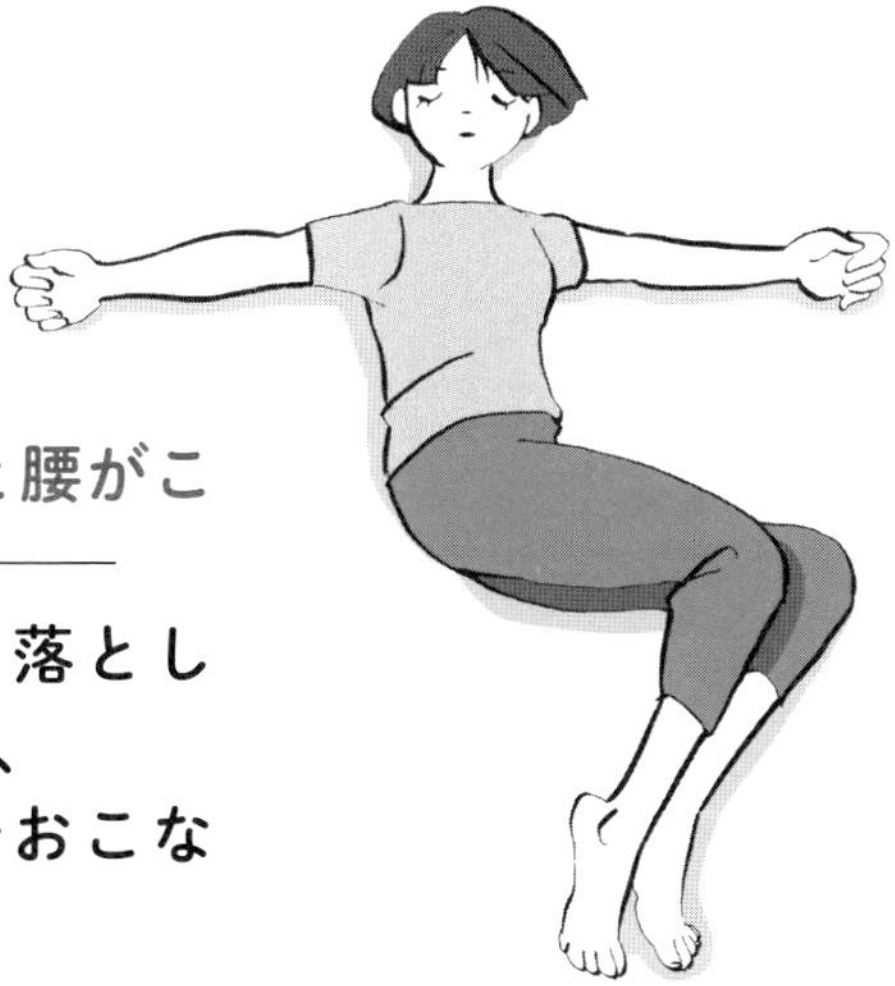

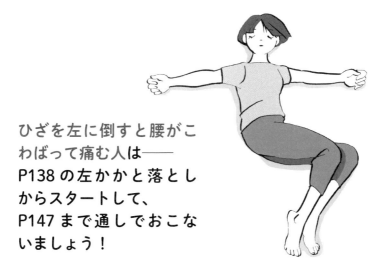

ひざを左に倒すと腰がこわばって痛む人は――
P138の左かかと落としからスタートして、P147まで通しでおこないましょう！

左の肋骨のねじれを治す

右かかと落とし

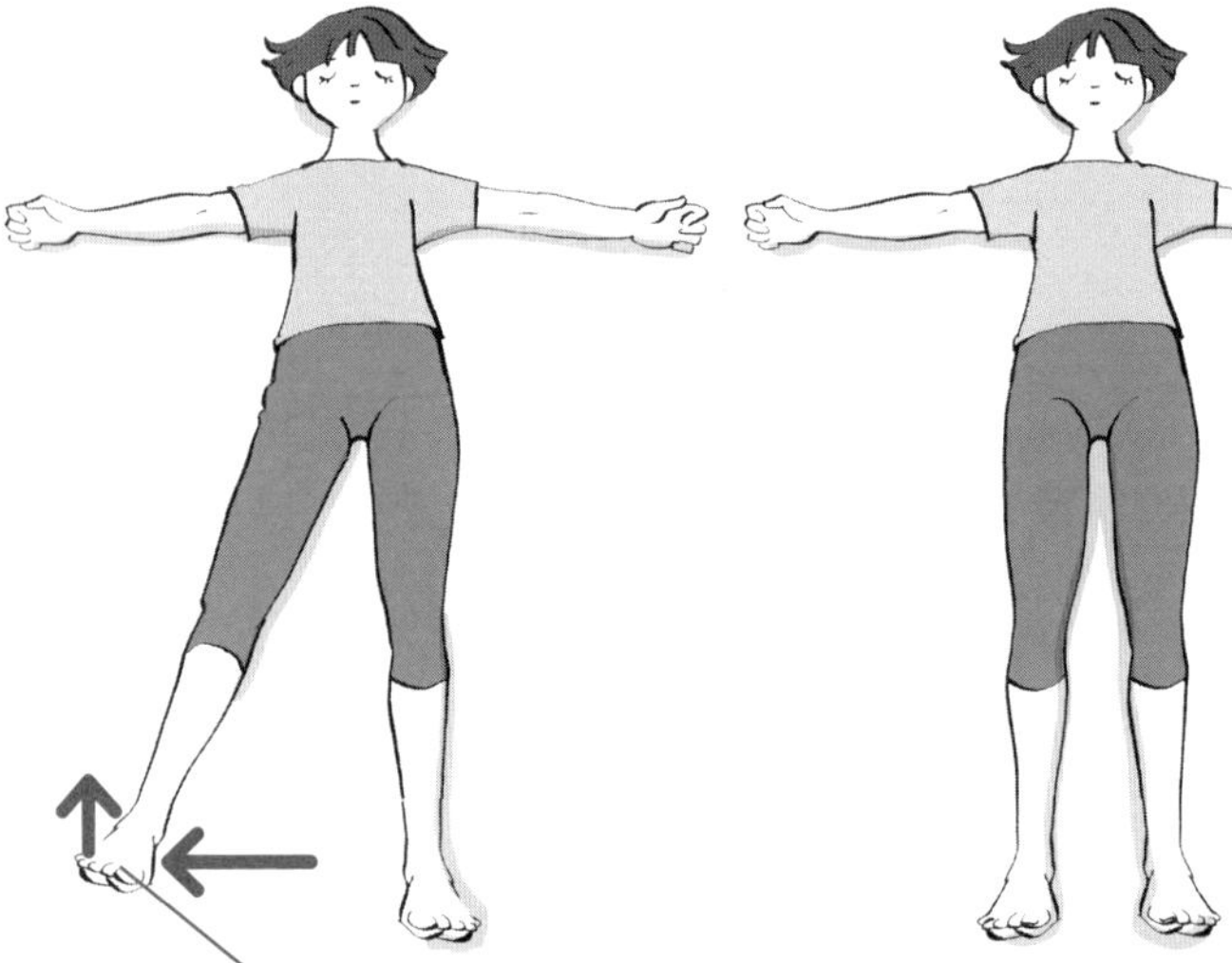

1

あおむけに寝て、手のひらを上にして両腕は、真横に伸ばす。足は、まっすぐ伸ばす

2

右足を45°程度開いて、つま先を真上に向ける

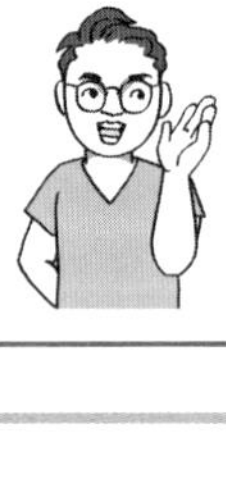

天道先生の動画を
スマホでチェック！ ⇨
※動画の 6:25 からチェック！

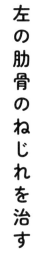

オールマイティな腰痛改善セルフケアコース

注意！　ぎっくり腰の人はやらないでください

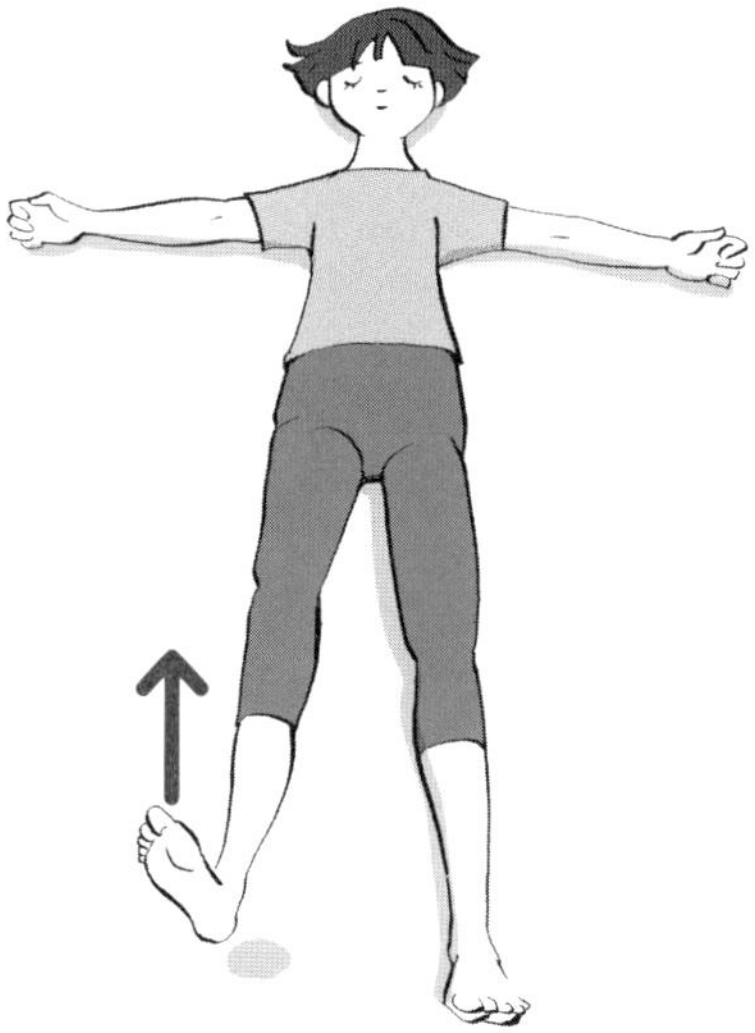

3

右足を少し持ち上げる（持ち上げる高さは、床に足を落としても痛くない程度に）

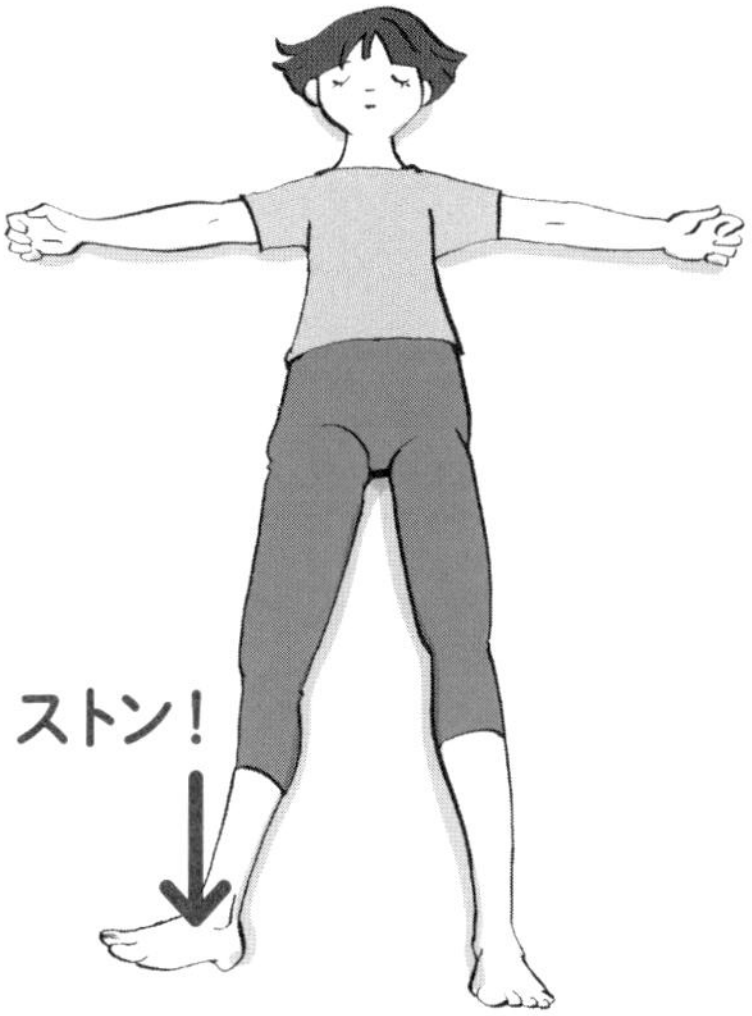

4

持ち上げた右足を床にストンと落として、脱力する。3～4を5回くり返す

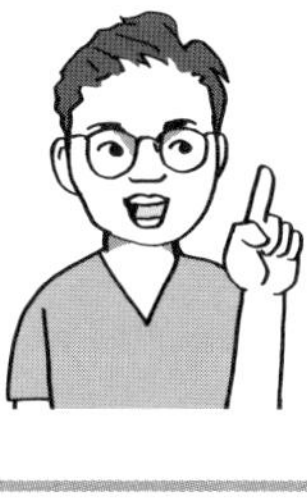

ワンポイント！

簡単なセルフケアですが、腰椎の右の曲がりやねじれが改善され、腰痛や坐骨神経痛もグッと緩和されるはずです。130～137ページのセルフケアもコースとして通しでおこなってください！

骨盤・腰椎のねじれを治す

お尻たたき

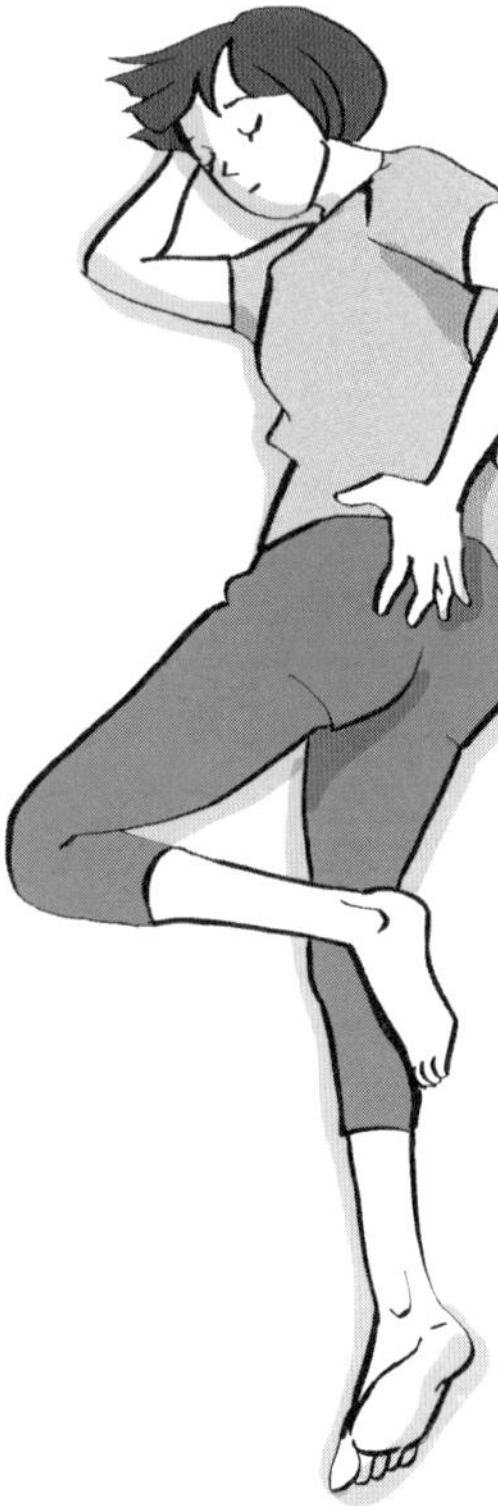

1

左側を上にして寝る。右腕をまくらにし、右足は軽く伸ばす。左足のくるぶしを右足のひざに引っかけて、左足のひざを床につける

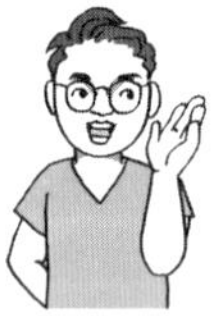

天道先生の動画を
スマホでチェック！
※動画の7:47からチェック！

オールマイティな腰痛改善セルフケアコース

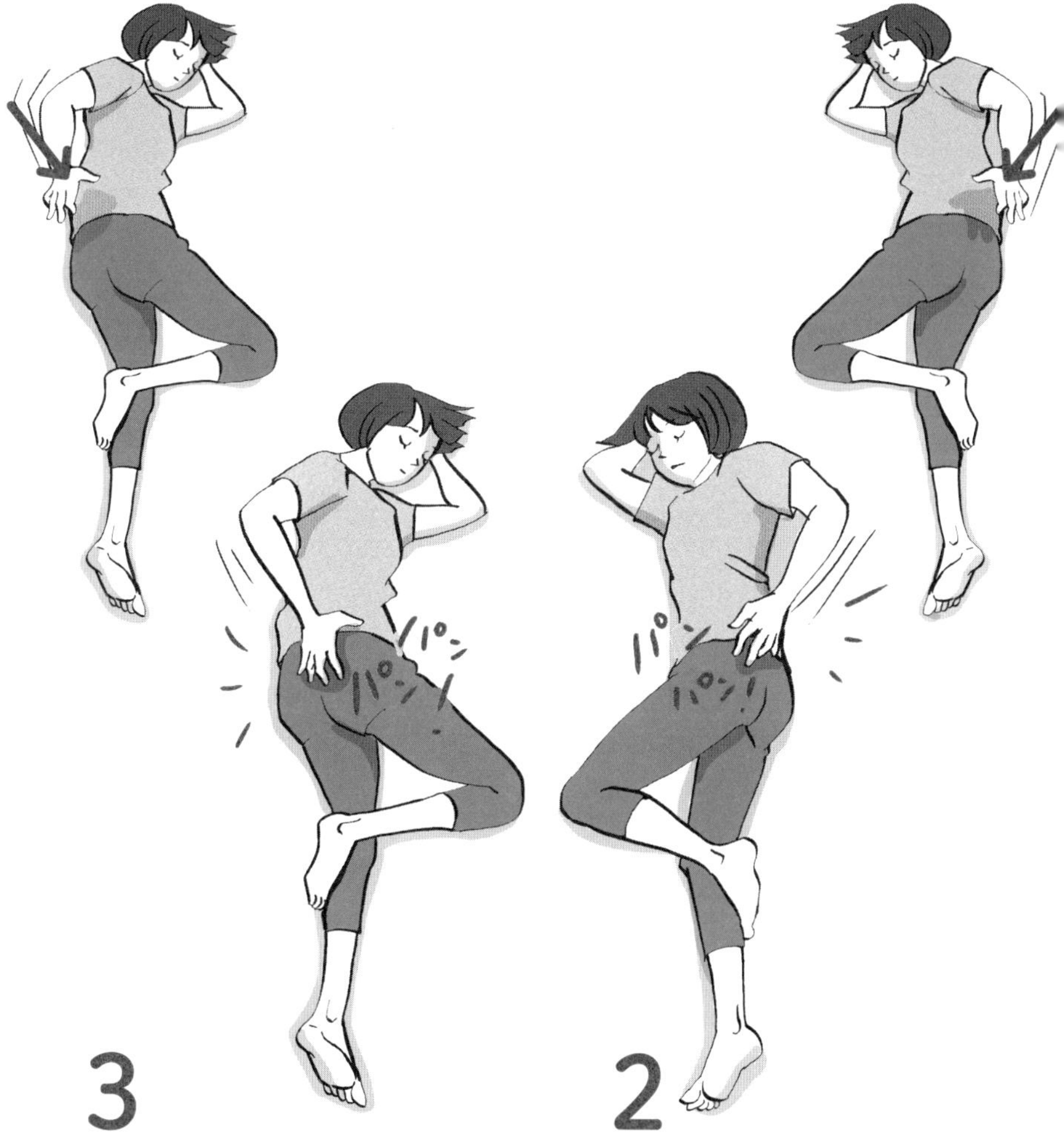

2

左の手のひらで、左のお尻の肉付きがよい部分を矢印方向に20回たたく

3

右側を上にし、同じように寝て、右の手のひらで右のお尻の肉付きがよい部分を矢印方向に20回たたく

左の筋膜のねじれを治す

左股関節たたき

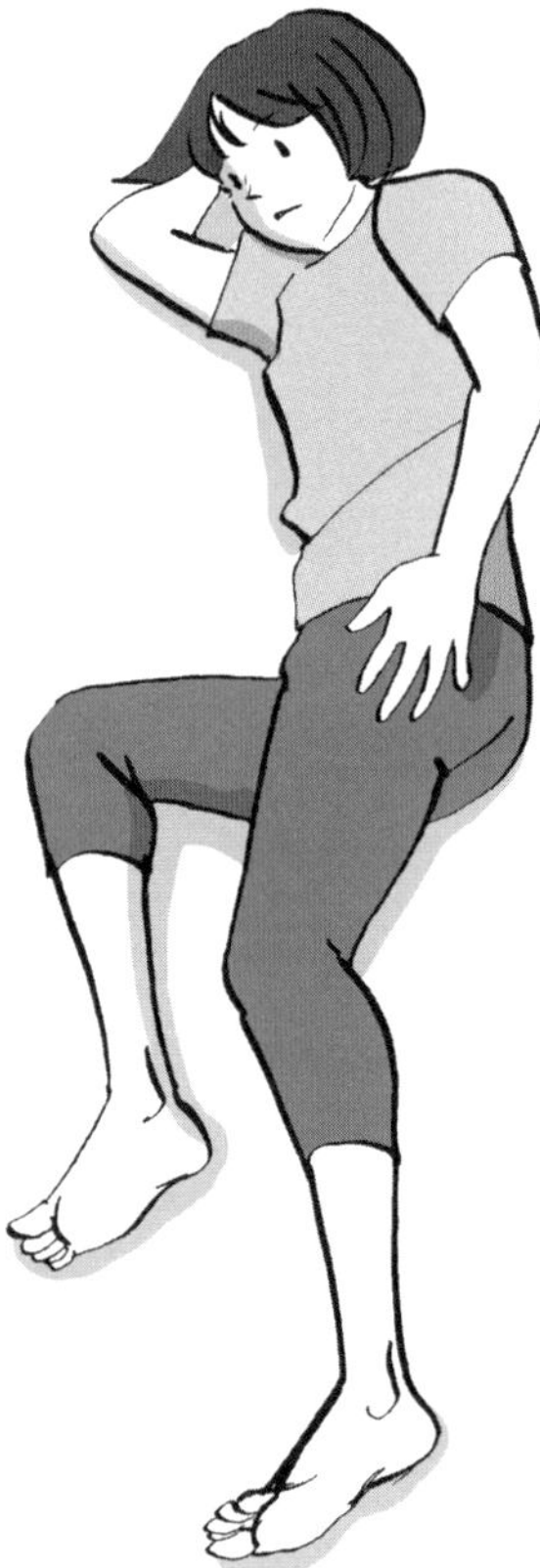

1

左側を上にして寝る。右腕をまくらにし、右足は図のように股関節とひざを曲げる。左足は軽く伸ばす

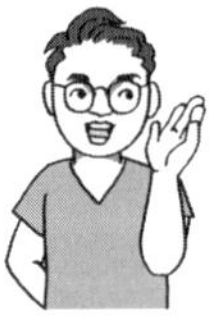

天道先生の動画をスマホでチェック！

※動画の 9:07 からチェック！

オールマイティな腰痛改善セルフケアコース

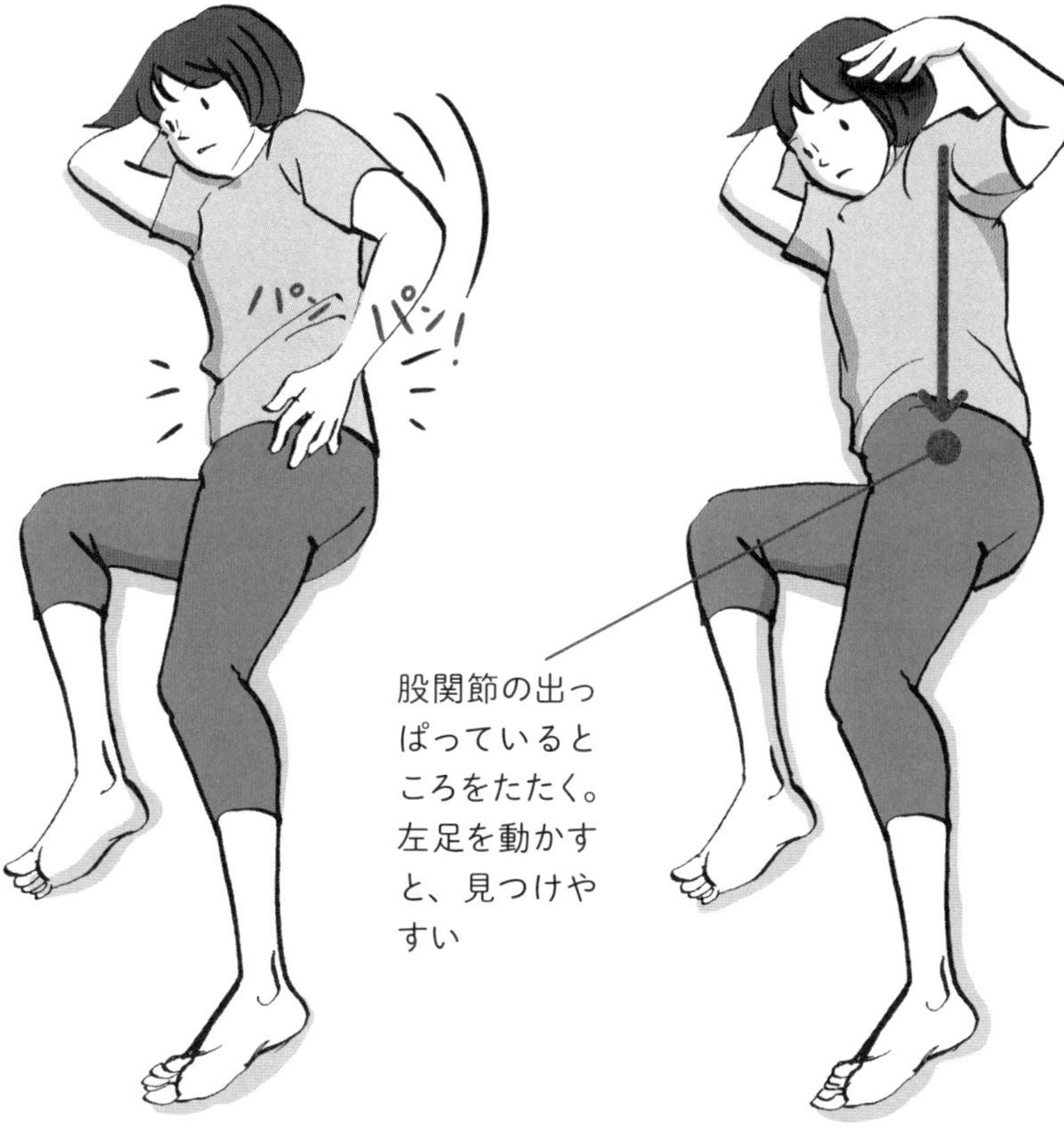
パン
パン！
股関節の出っぱっているところをたたく。左足を動かすと、見つけやすい

2

左の手のひらのくぼみに、股関節の出っぱりがフィットする角度で、30 秒間たたく

左の腸腰筋のねじれを治す

左腸腰筋ほぐし①大腰筋

刺激する箇所
（大腰筋）

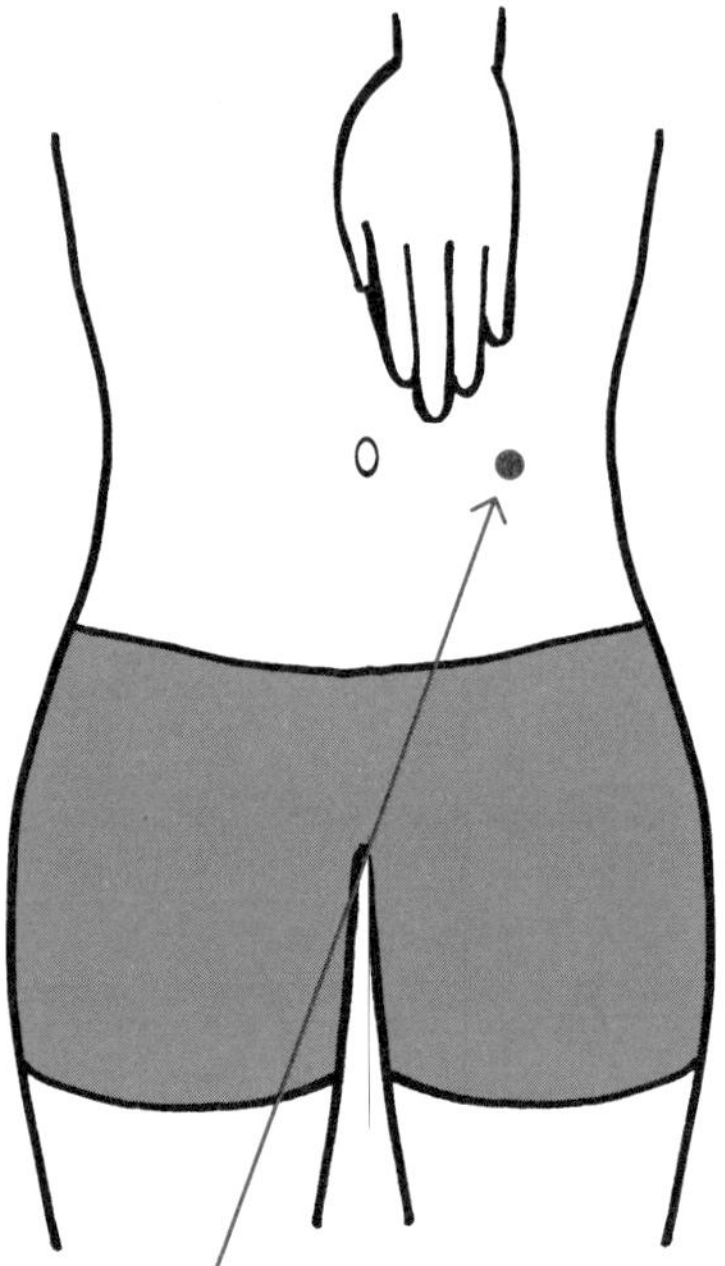

おへそからそろえた指４本分
（人差し指～小指）外側を押す

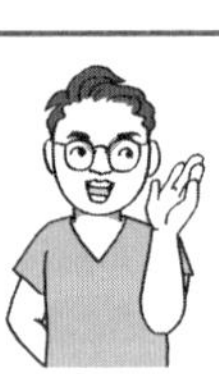

天道先生の動画を
スマホでチェック！ ⇨
※動画の13:44からチェック！

オールマイティな腰痛改善セルフケアコース

注意！
腹部大動脈瘤や脱腸がある人はやらないでください

指で押すのがキツい人は、水を入れた500mlのペットボトルを逆さまに持ち、キャップ部分で押すとよい

両膝を小刻みに揺らす（早く動かさなくてOK）。小刻みが難しければ、大きく揺らせてもよい

押す方向は、真下よりやや体の中心部に向けて、斜め内側に押す

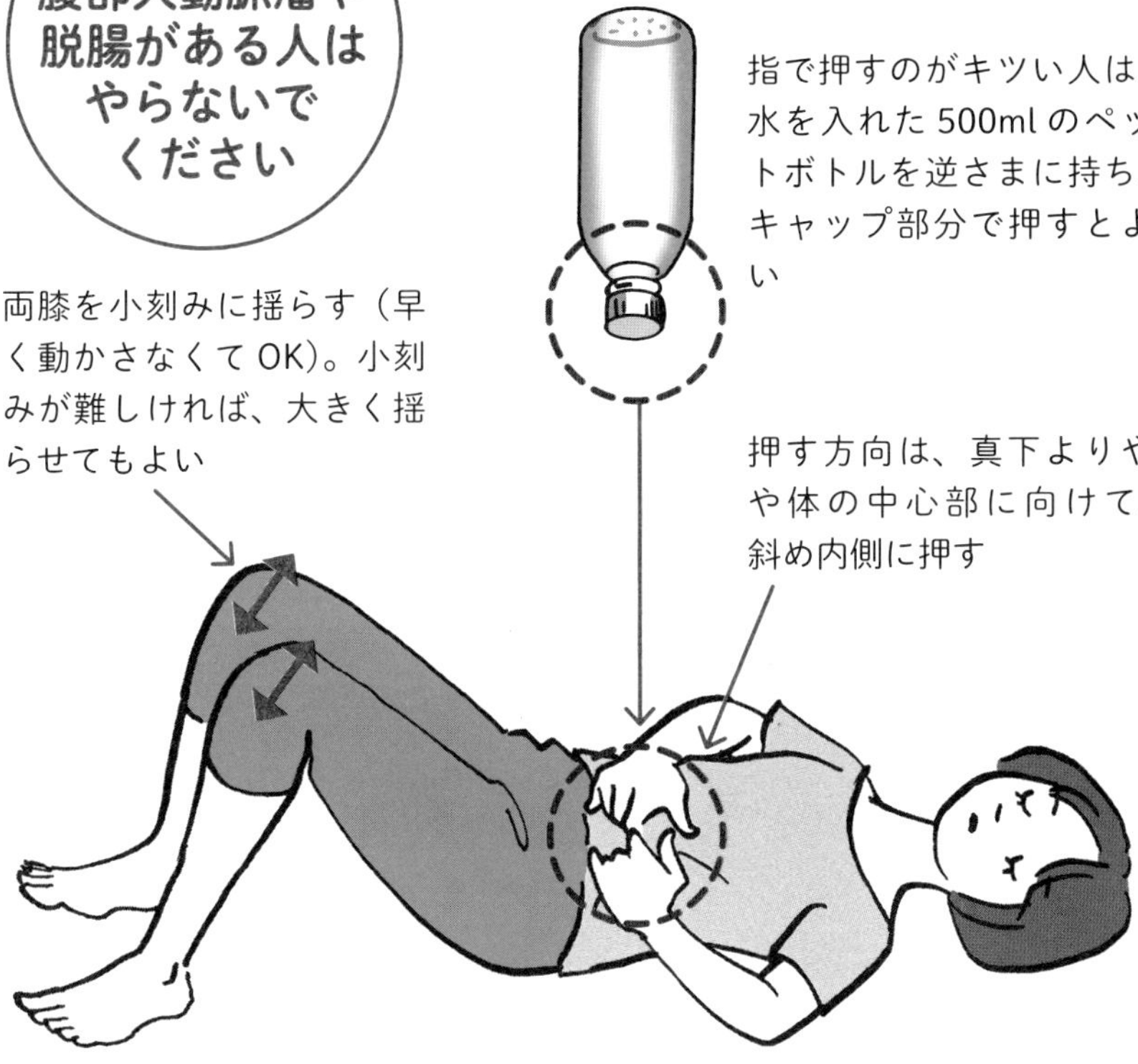

あおむけに寝て、膝を立てる。
両手の指を合わせて、右ページの図で示した箇所を押しながら、両足を小刻みに揺らす。
呼吸を止めずに30秒行う

左の腸腰筋のねじれを治す

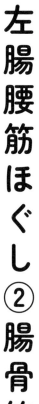

左腸腰筋ほぐし②腸骨筋

刺激する箇所
（腸骨筋）

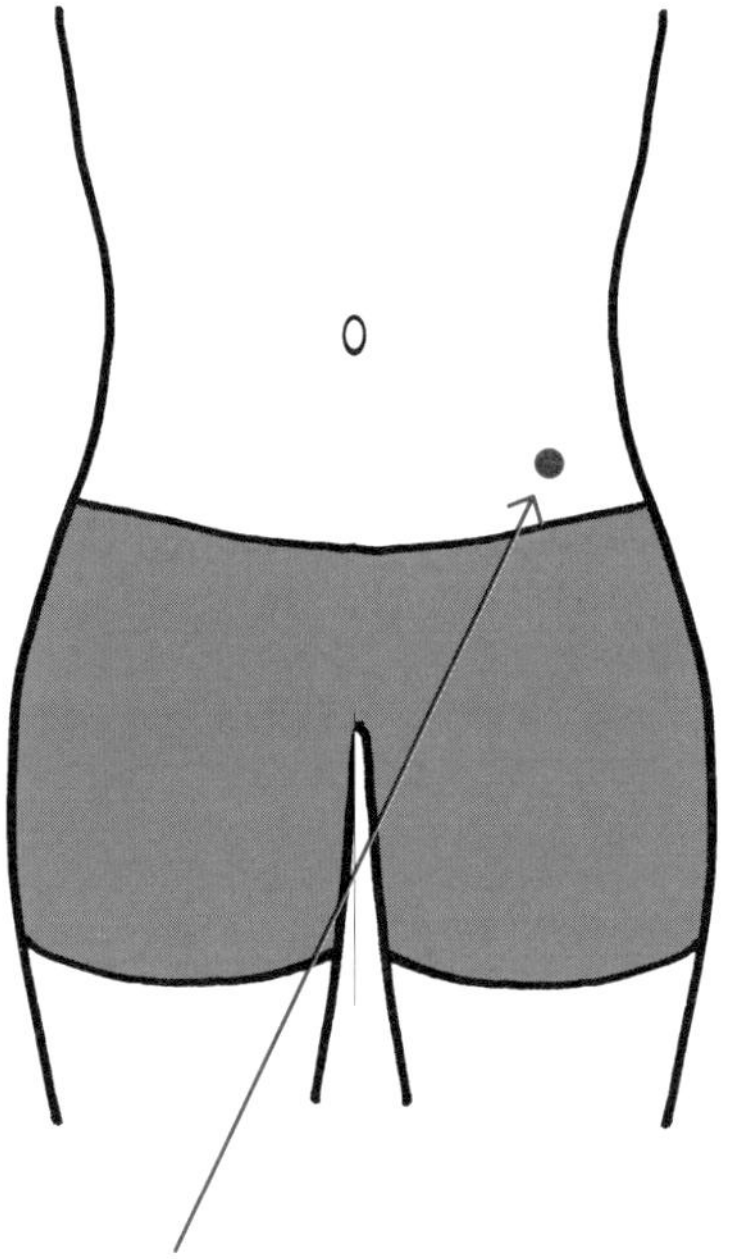

骨盤の間の骨の出っ張り（上前腸骨棘）の
すぐ内側を押す。わかりにくいときは、
両ももに手を置き、そのまま下に下げると
出っ張りに当たる

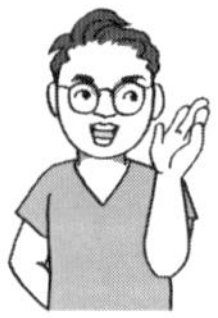

天道先生の動画を
スマホでチェック！ ⇨
※動画の 11:00 からチェック！

オールマイティな腰痛改善セルフケアコース

**注意！
腹部大動脈瘤や
脱腸がある人は
やらないで
ください**

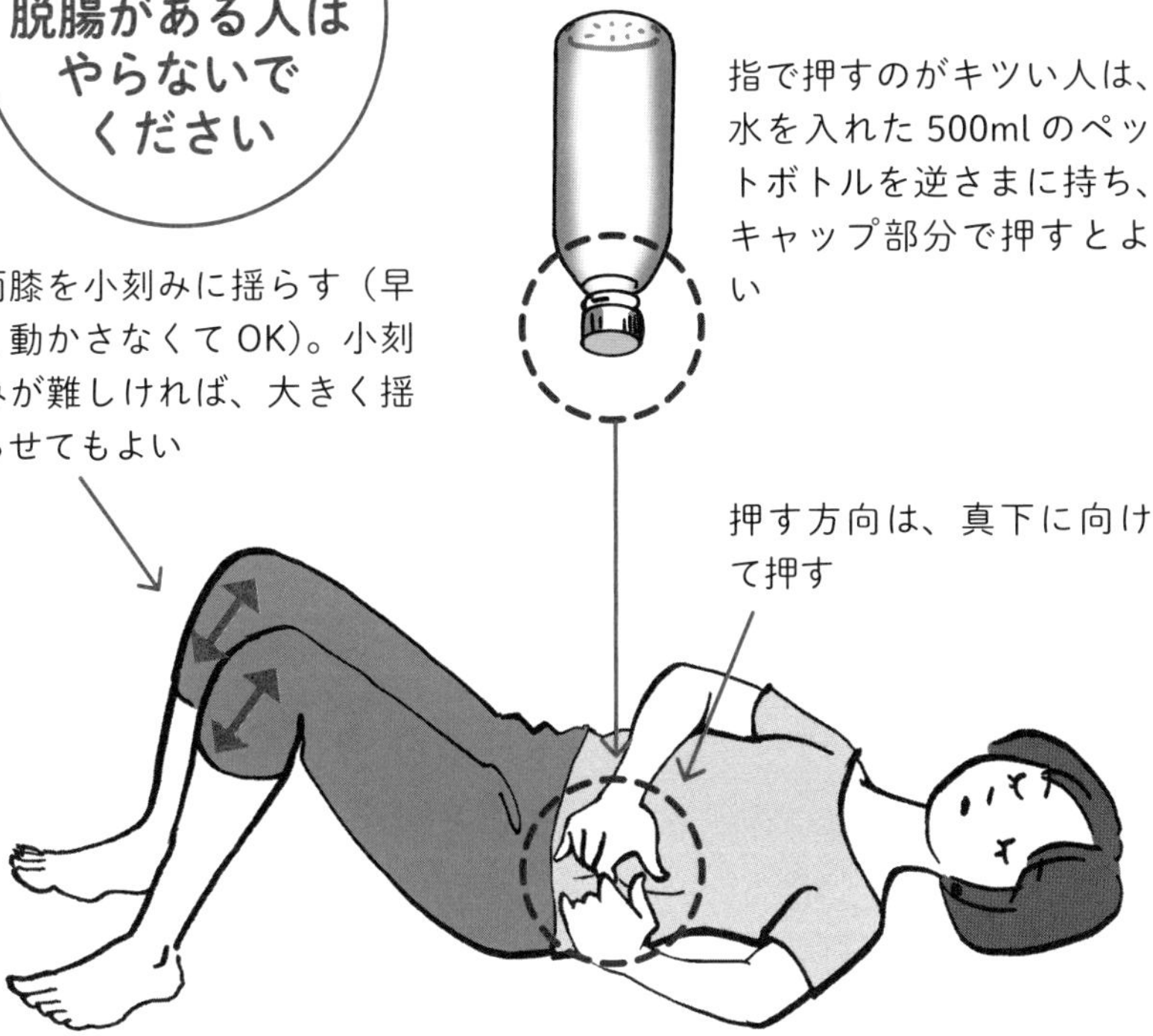
両膝を小刻みに揺らす（早く動かさなくて OK)。小刻みが難しければ、大きく揺らせてもよい
指で押すのがキツい人は、水を入れた 500ml のペットボトルを逆さまに持ち、キャップ部分で押すとよい
押す方向は、真下に向けて押す

**あおむけに寝て、膝を立てる。
両手の指を合わせて、右ページの図で示した箇所を
押しながら、両足を小刻みに揺らす。
呼吸を止めずに30 秒行う**

右の肋骨のねじれを治す

左かかと落とし

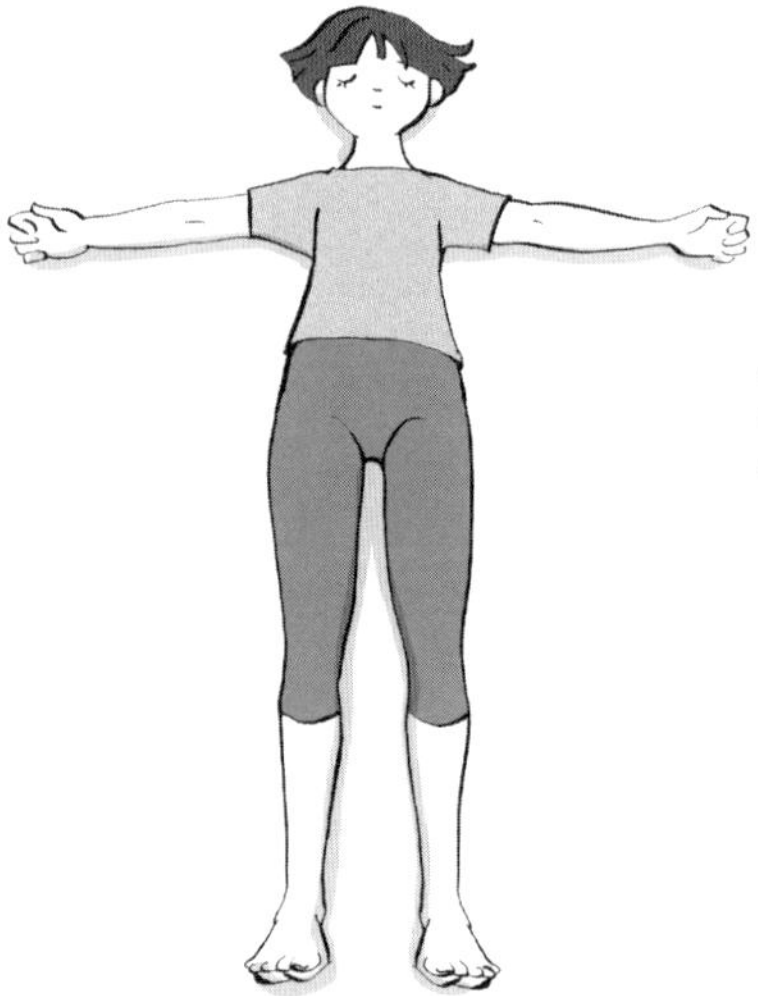

1

あおむけに寝て、手のひらを上にして両腕は、真横に伸ばす。足は、まっすぐ伸ばす

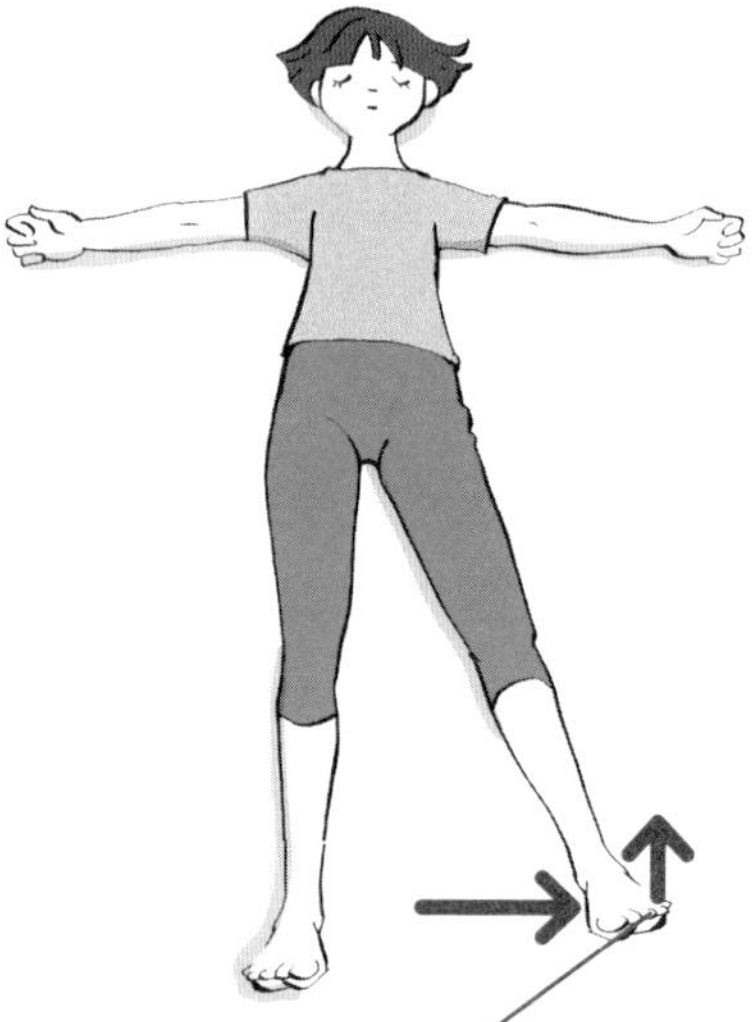

つま先は真上に向ける

2

左足を45°程度開いて、つま先を真上に向ける

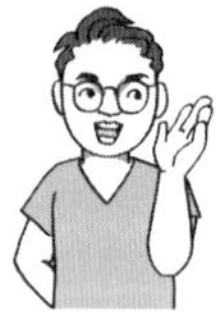

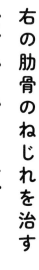

天道先生の動画をスマホでチェック！ ⇨

※動画の4:57からチェック！

オールマイティな腰痛改善セルフケアコース

注意！　ぎっくり腰の人はやらないでください

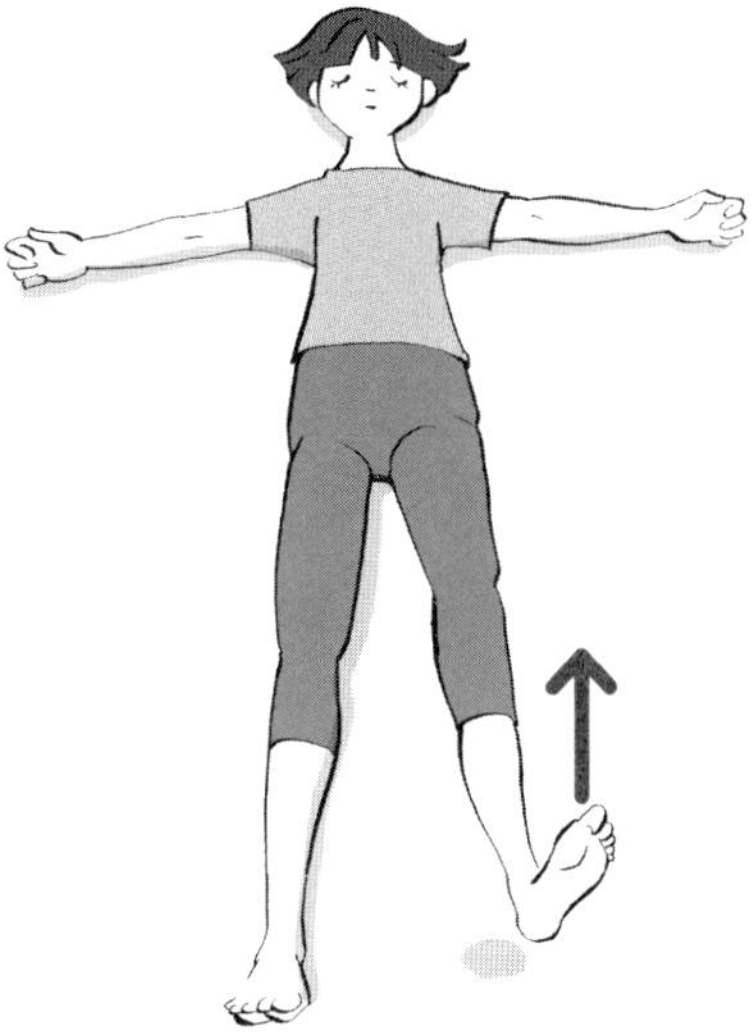

3

左足を少し持ち上げる（持ち上げる高さは、床に足を落としても痛くない程度に）

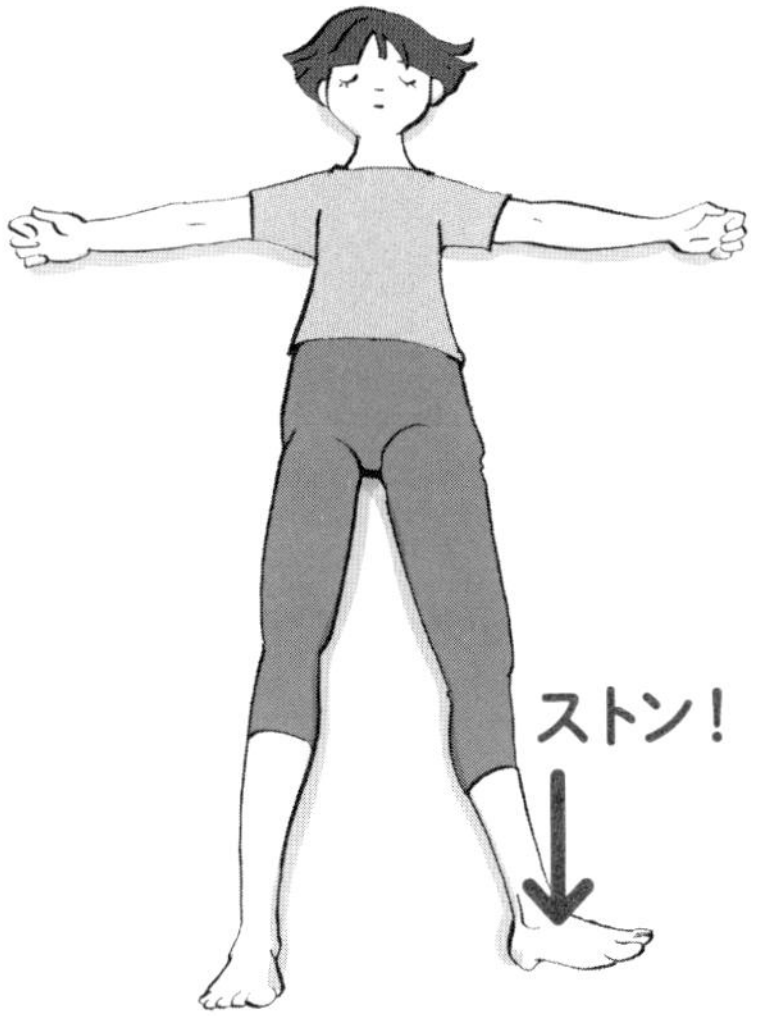

4

持ち上げた左足を床にストンと落として、脱力する。3～4を5回くり返す

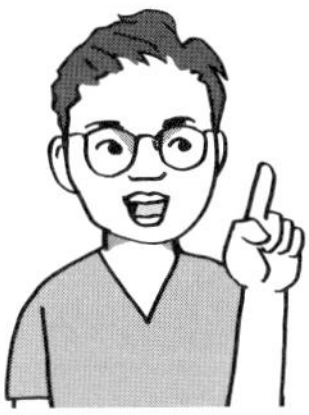

ワンポイント！

簡単なセルフケアですが、腰椎の左の曲がりやねじれが改善され、腰痛や坐骨神経痛もグッと緩和されるはずです。**140～147ページ**のセルフケアも**コースとして通し**でおこなってください！

骨盤・腰椎のねじれを治す
お尻たたき

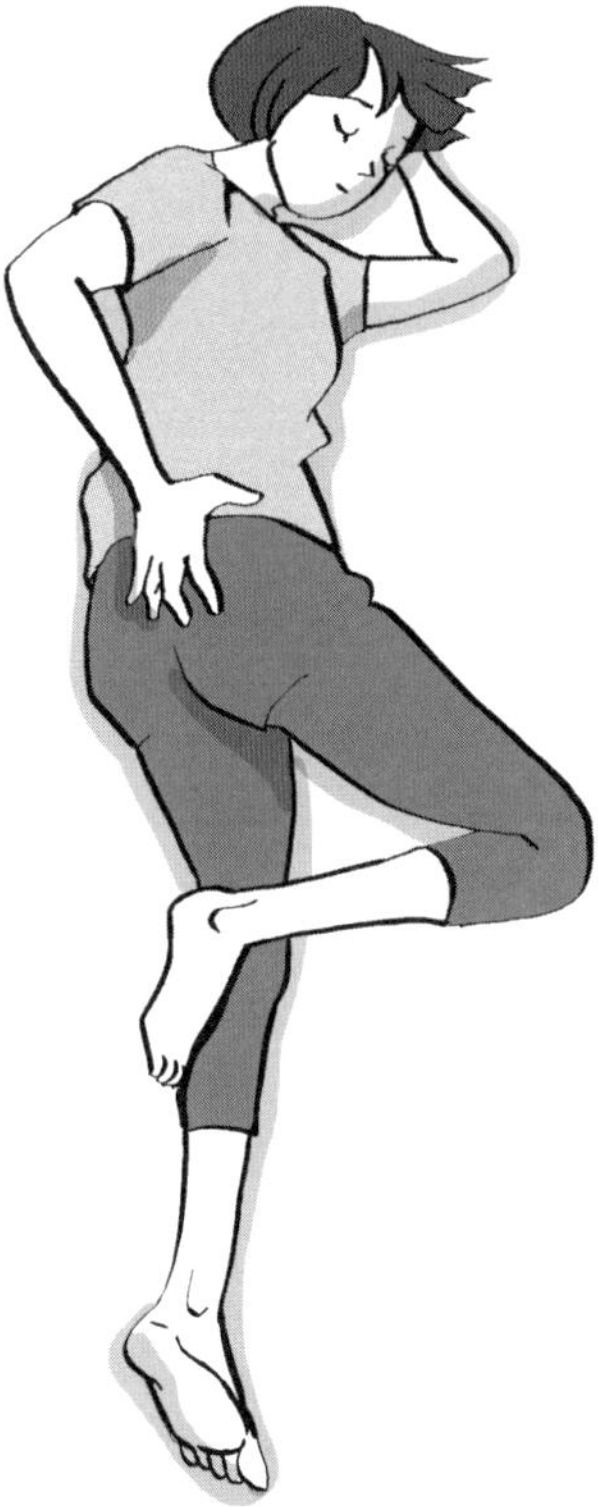

1

右側を上にして寝る。左腕をまくらにし、左足は軽く伸ばす。右足のくるぶしを左足のひざに引っかけて、右足のひざを床につける

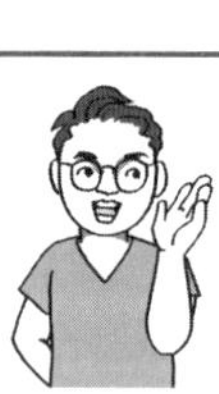

天道先生の動画を
スマホでチェック！ ⇨
※動画の 6:43 からチェック！

オールマイティな腰痛改善セルフケアコース

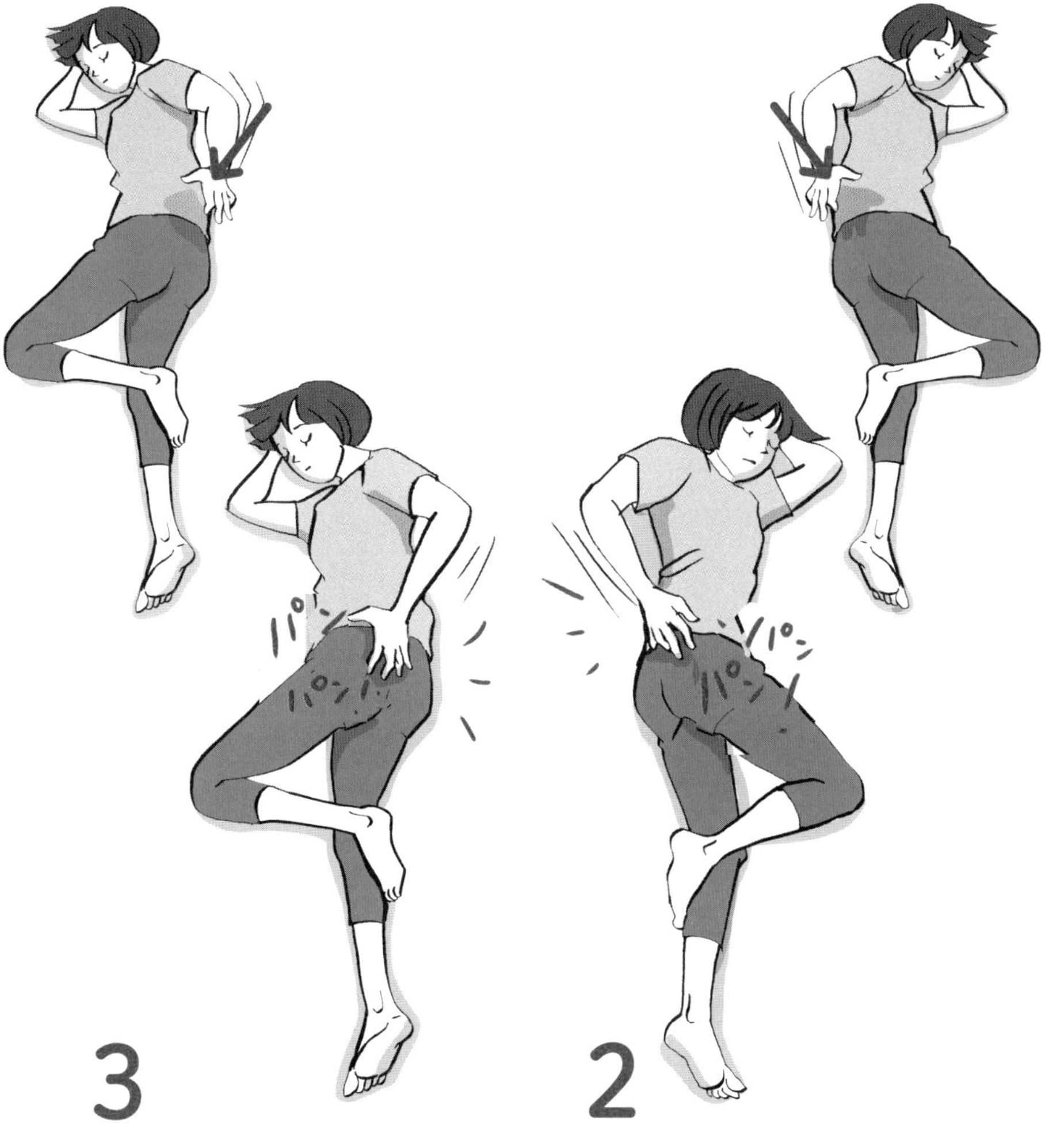

2

右の手のひらで、右のお尻の肉付きがよい部分を矢印方向に20回たたく

3

左側を上にし、同じように寝て、左の手のひらで左のお尻の肉付きがよい部分を矢印方向に20回たたく

右の筋膜のねじれを治す

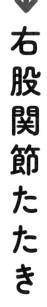

右股関節たたき

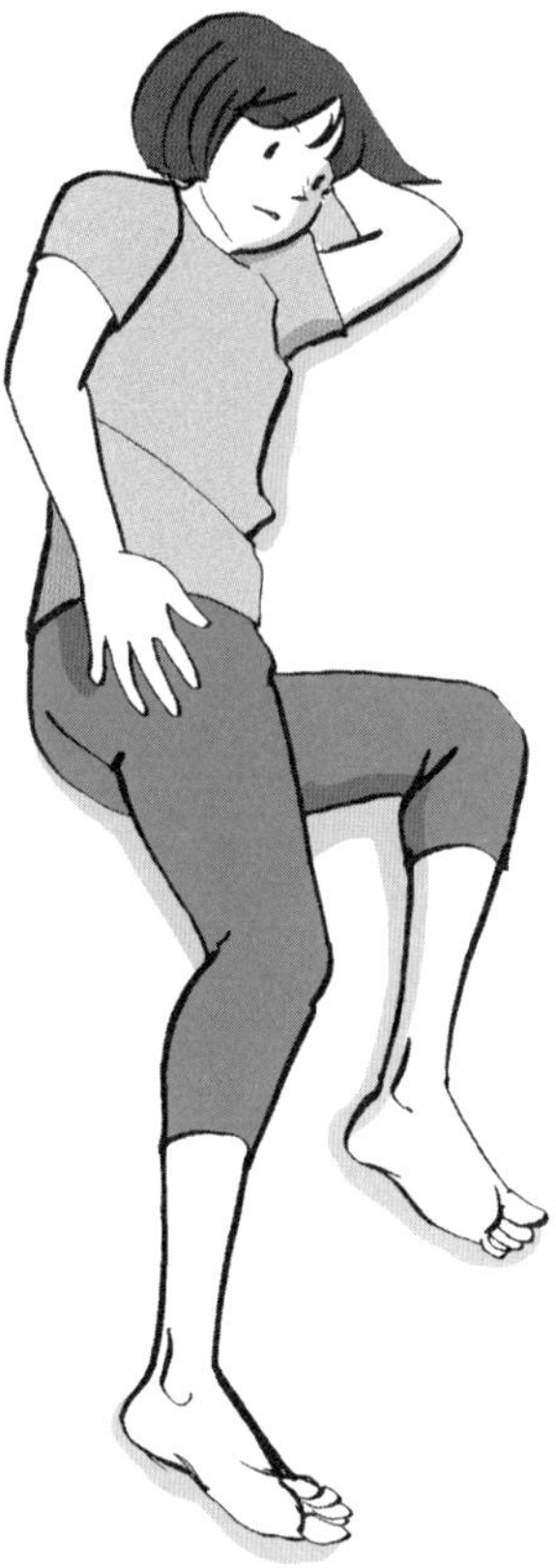

1

右側を上にして寝る。左腕をまくらにし、左足は図のように股関節とひざを曲げる。右足は軽く伸ばす

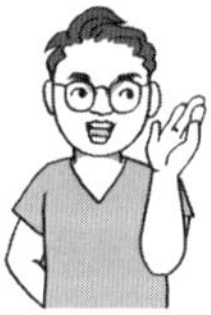

天道先生の動画を
スマホでチェック！ ⇨
※動画の 8:40 からチェック！

オールマイティな腰痛改善セルフケアコース

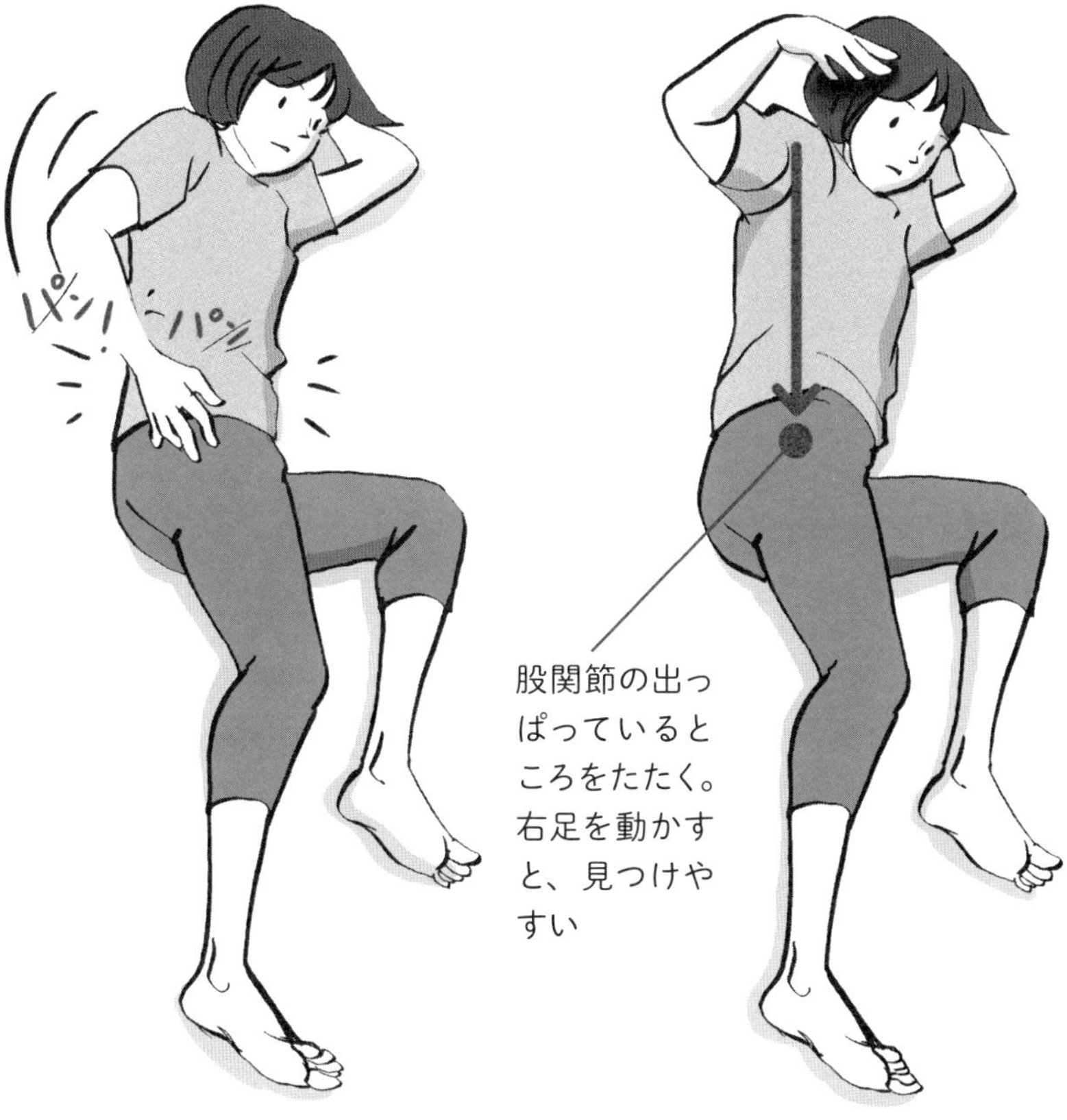
パン!
パ
股関節の出っぱっているところをたたく。右足を動かすと、見つけやすい

2

右の手のひらのくぼみに、股関節の出っぱりがフィットする角度で、30 秒間たたく

右の腸腰筋のねじれを治す

右腸腰筋ほぐし①大腰筋

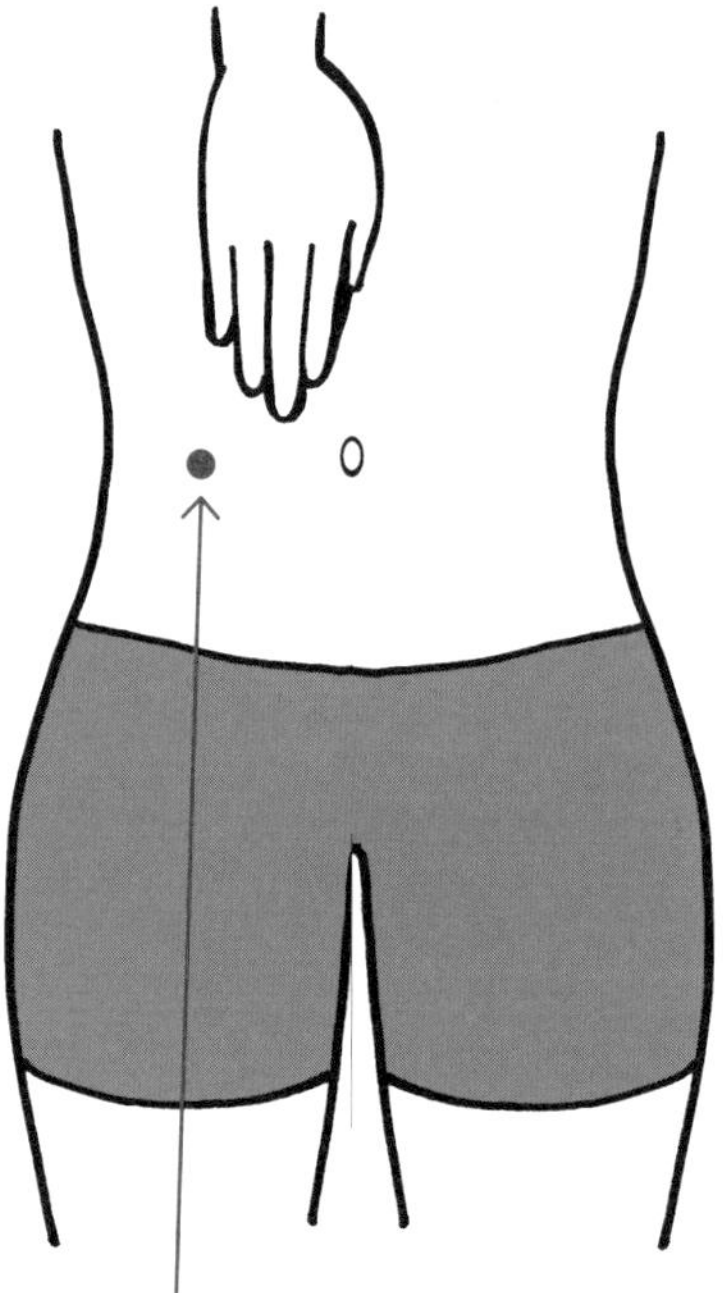

刺激する箇所
（大腰筋）
おへそからそろえた指４本分
（人差し指〜小指）外側を押す

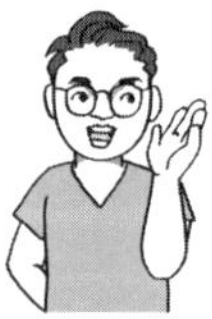

天道先生の動画を
スマホでチェック！ ⇨
※動画の 13:26 からチェック！

オールマイティな腰痛改善セルフケアコース

**注意！
腹部大動脈瘤や
脱腸がある人は
やらないで
ください**

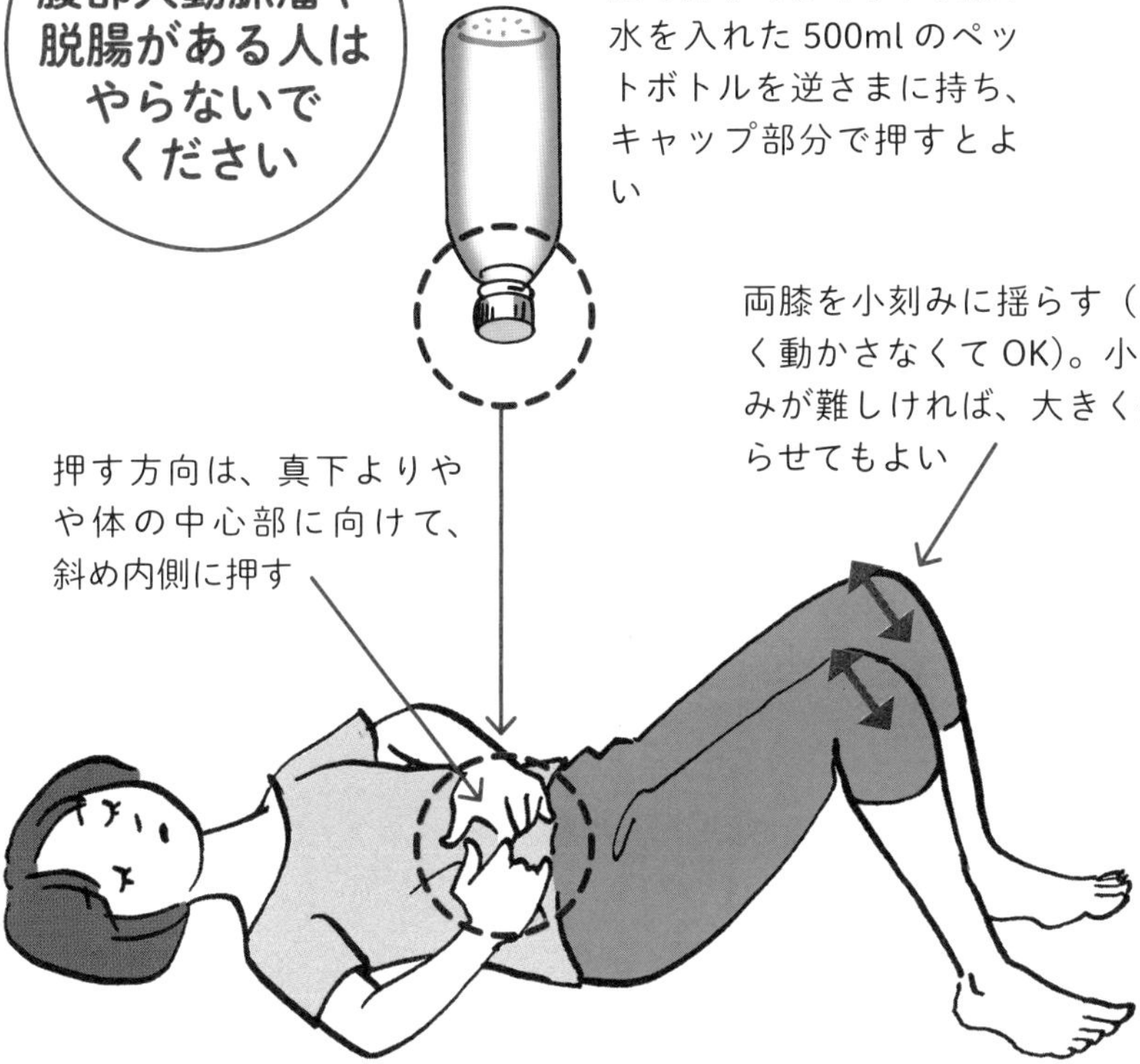
指で押すのがキツい人は、水を入れた500mlのペットボトルを逆さまに持ち、キャップ部分で押すとよい
両膝を小刻みに揺らす（早く動かさなくてOK）。小刻みが難しければ、大きく揺らせてもよい
押す方向は、真下よりやや体の中心部に向けて、斜め内側に押す

**あおむけに寝て、膝を立てる。
両手の指を合わせて、右ページの図で示した箇所を
押しながら、両足を小刻みに揺らす。
呼吸を止めずに30秒行う**

右の腸腰筋のねじれを治す

右腸腰筋ほぐし②腸骨筋

刺激する箇所
（腸骨筋）

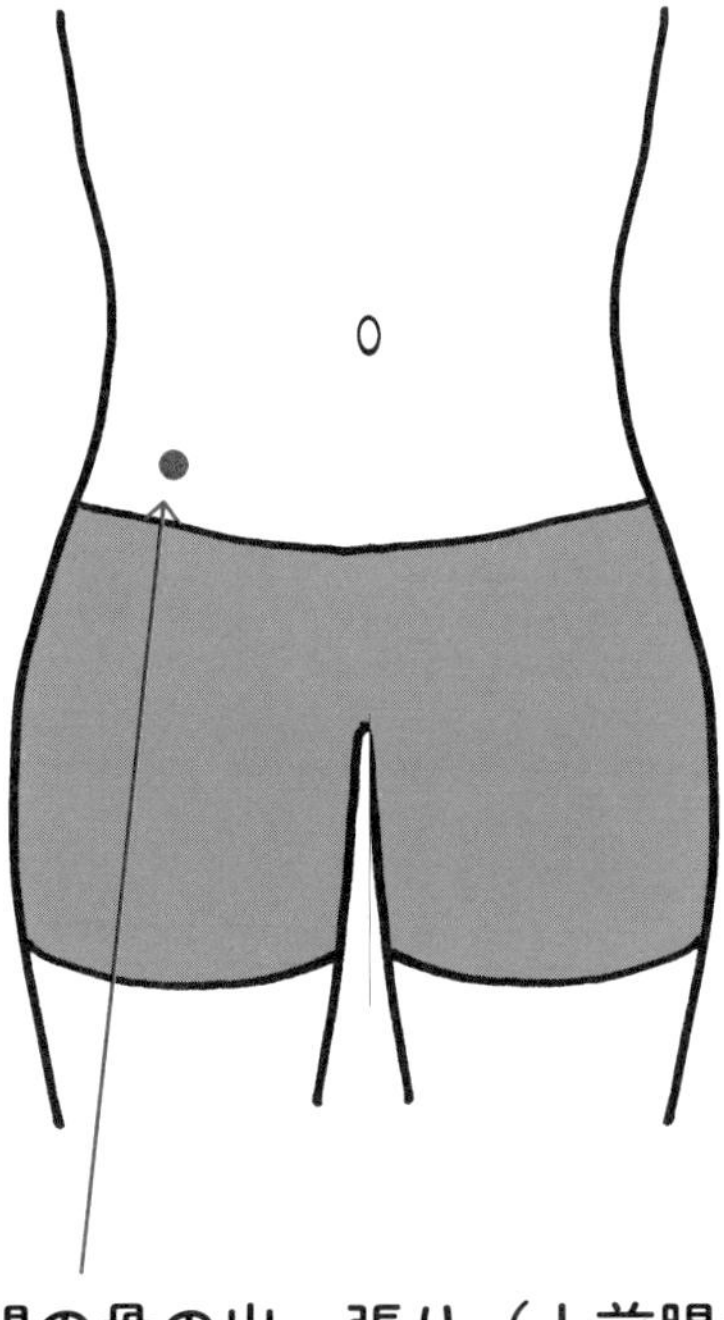

骨盤の間の骨の出っ張り（上前腸骨棘）のすぐ内側を押す。わかりにくいときは、両ももに手を置き、そのまま下に下げると出っ張りに当たる

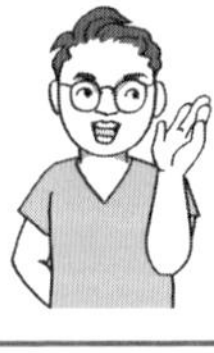

天道先生の動画をスマホでチェック！ ⇨
※動画の10:40からチェック！

オールマイティな腰痛改善セルフケアコース

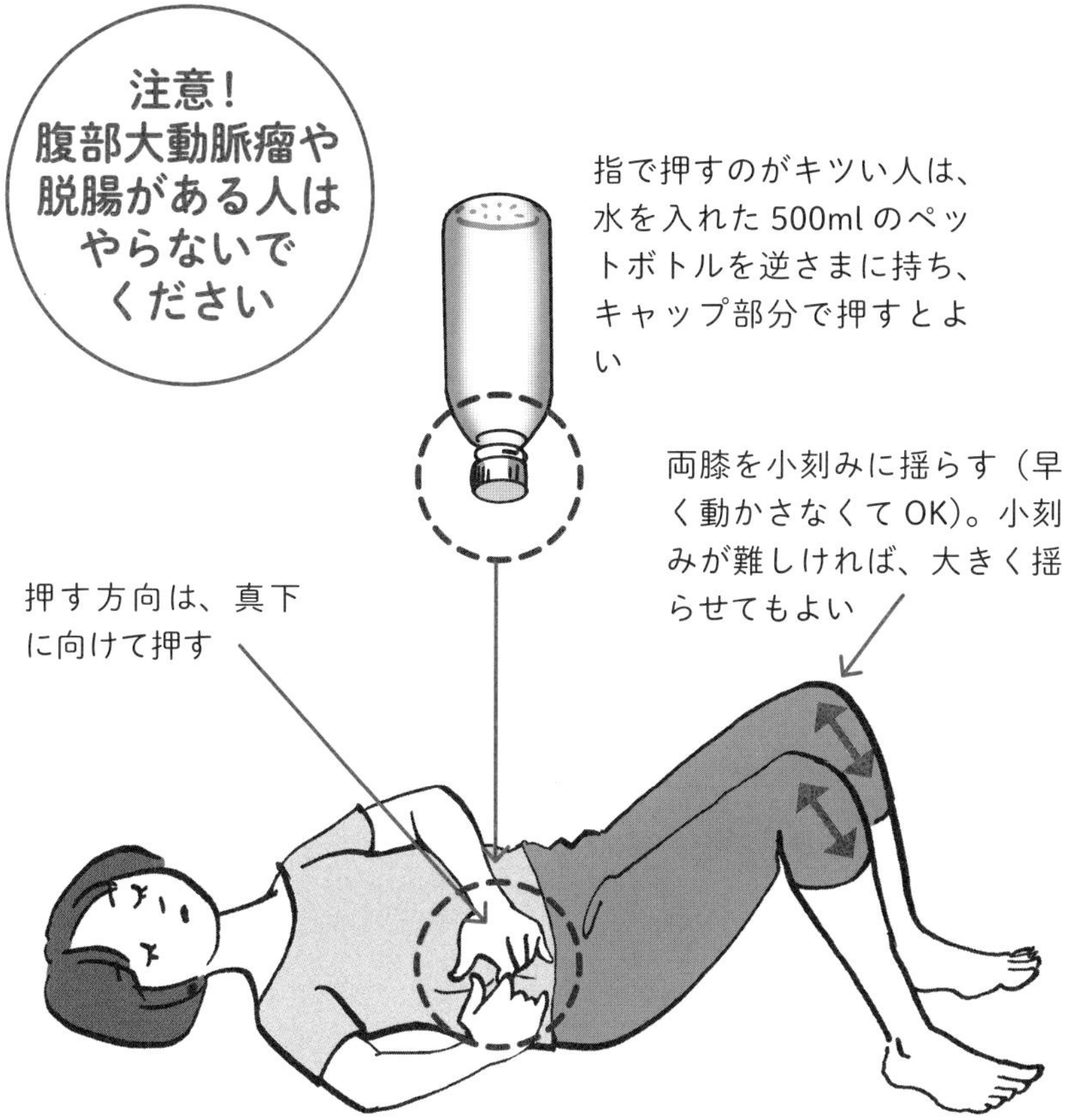
注意！
腹部大動脈瘤や
脱腸がある人は
やらないで
ください
指で押すのがキツい人は、水を入れた500ml のペットボトルを逆さまに持ち、キャップ部分で押すとよい
両膝を小刻みに揺らす（早く動かさなくて OK)。小刻みが難しければ、大きく揺らせてもよい
押す方向は、真下に向けて押す

あおむけに寝て、膝を立てる。
両手の指を合わせて、右ページの図で示した箇所を
押しながら、両足を小刻みに揺らす。
呼吸を止めずに30 秒行う

ゾーン⑧タイプ

セルフケア効果を確認しよう

セルフケアをおこなった後、もう一度、124 ～ 125 ページのセルフチェック、前屈・後屈をやってみてください。

どこが痛いのか、よくわからなかった腰痛でも、その痛みが改善されていませんか？

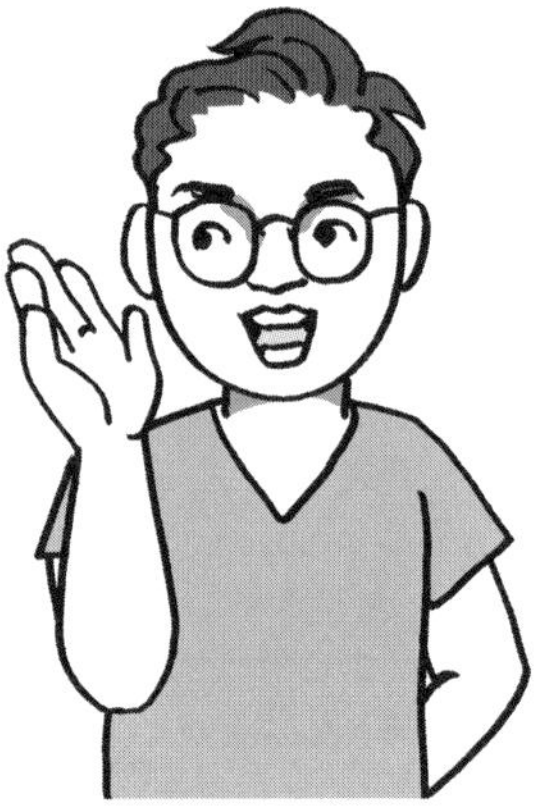

セルフケアでこんな変化がありませんか？

**ひざ倒しは、左右ともに
やりやすく、可動域も広くなる！**

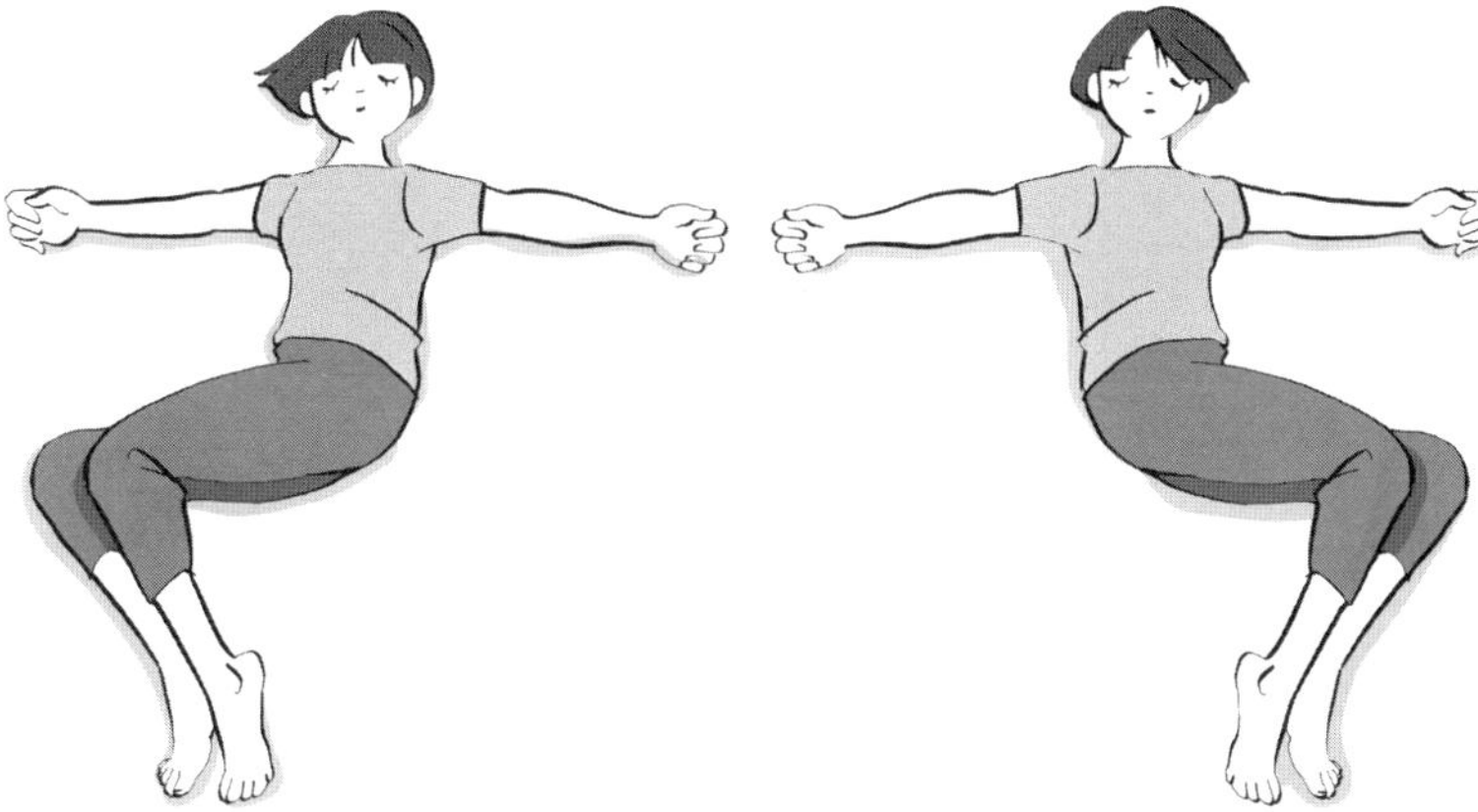

**前屈や後屈したときの腰の張りや痛みが消え、
体をしなやかに曲げやすくなる！**

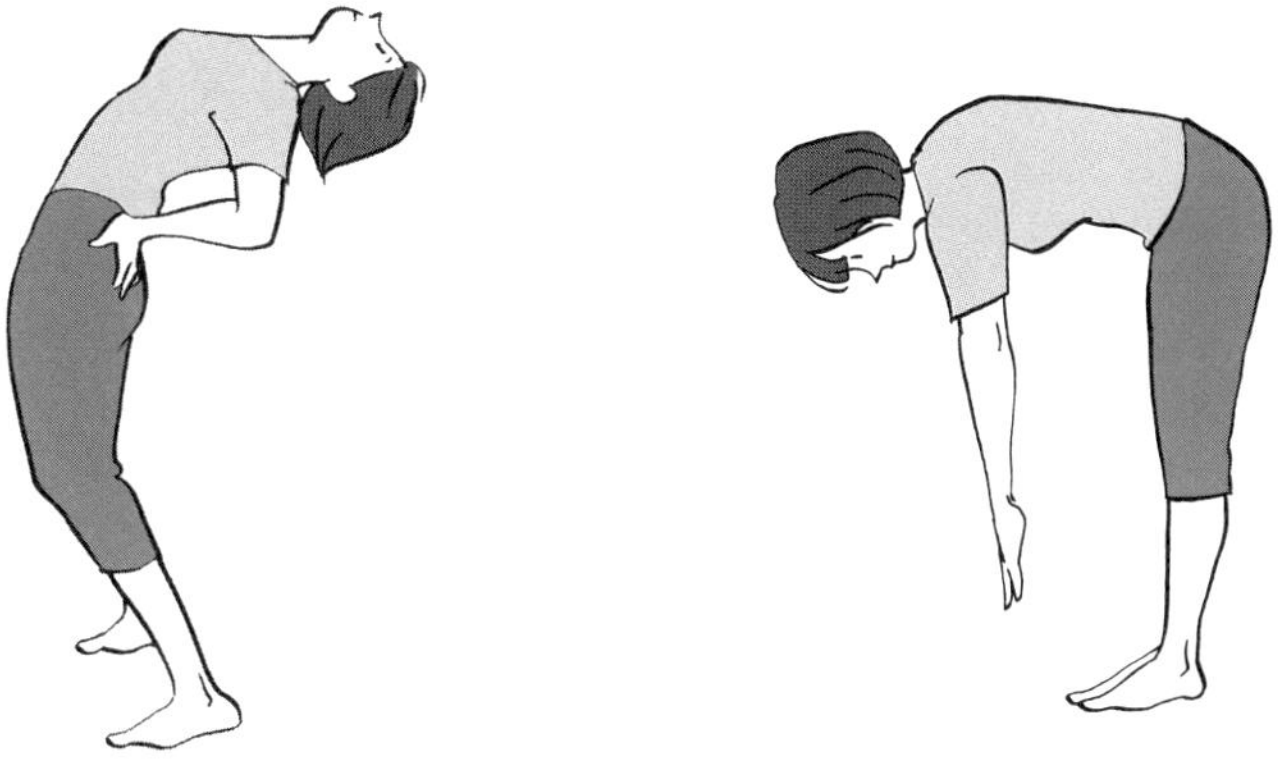

※前屈・後屈は、20～23ページを参照してください。

座る・立つ・歩く・寝る・体温・食生活で予防・改善できる

腰痛・坐骨神経痛にいい生活習慣

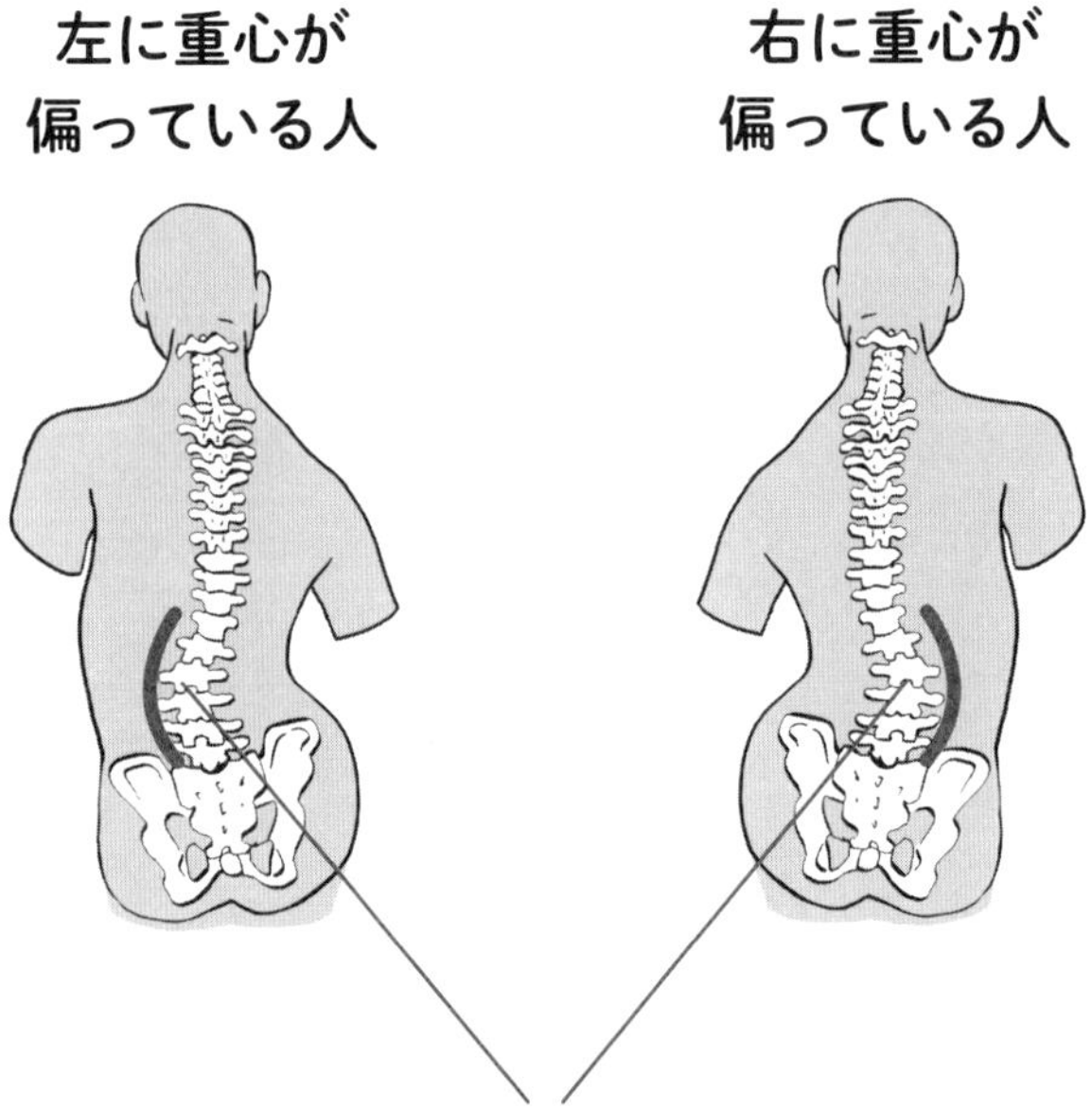
左に重心が
偏っている人
右に重心が
偏っている人

曲がった腰椎がこれ以上曲がらないように、筋肉が支えるため、硬く凝り固まる。筋膜の動きもスムーズさを失う。さらに腰椎にねじれが生じると、さまざまな神経を圧迫する

腰痛の原因となる腰椎の曲がりやねじれは、座る・立つ・歩く・寝るなどの日々の生活習慣の積み重ねによって生じます。ポイントは、左右のバランスが偏り過ぎないように、均等に整えることです。また、体調管理も重要です。

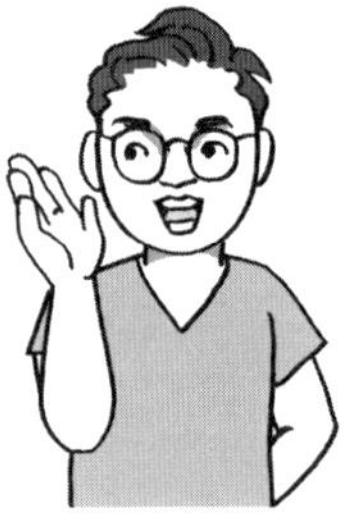

腰痛・坐骨神経痛にいい生活習慣①座り方

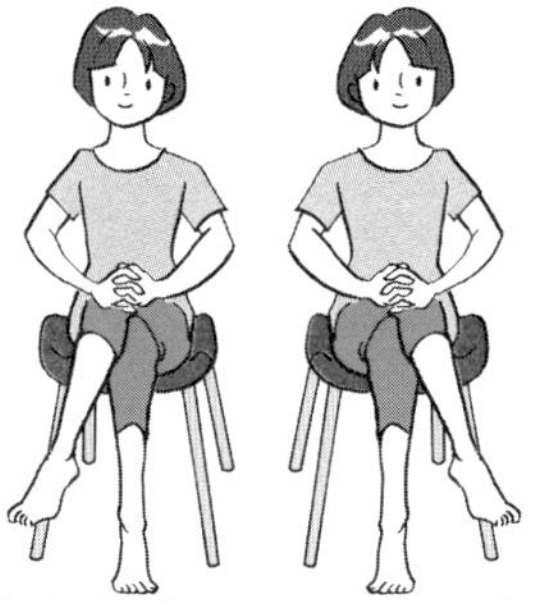

足を組む場合は、ときどき意識的に足の組み方を変える。左右それぞれ座る時間を均等にする

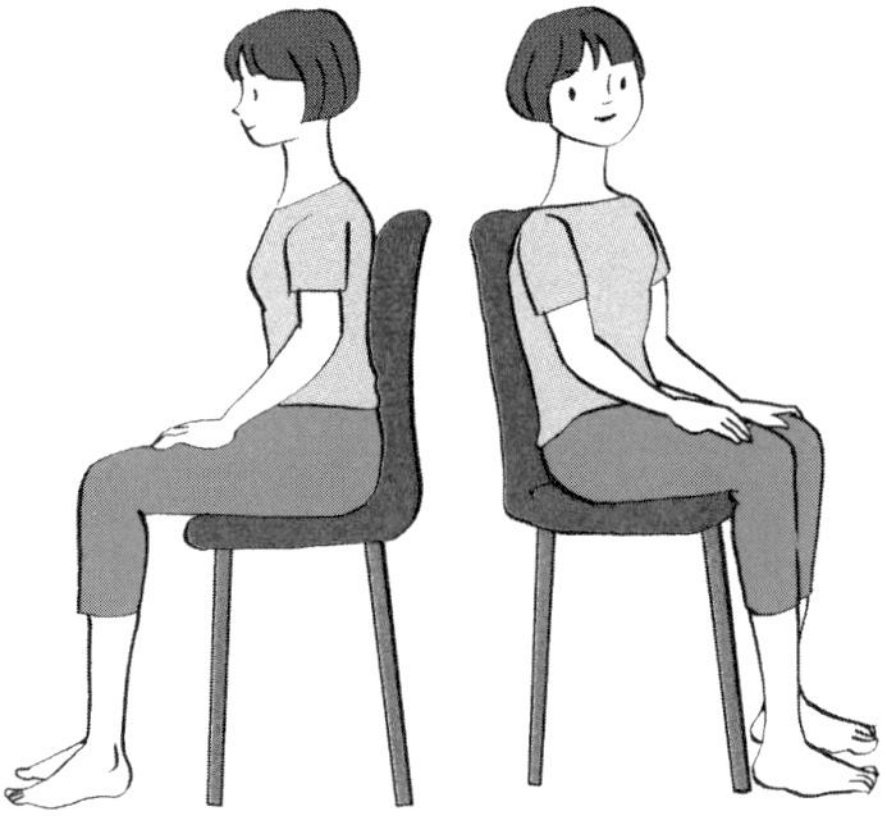

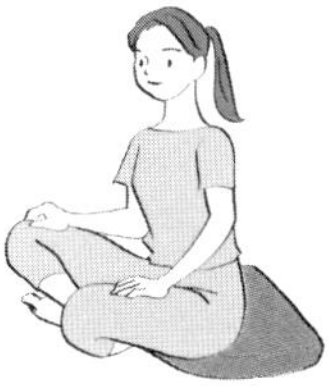

床に座るときは、厚めの座布団をお尻の下に敷く。重心は、なるべく中心にする

背もたれのあるイスに深めに座る。重心は、なるべくお尻の中心に置く。休み姿勢（右）と背筋を伸ばす姿勢（左）で座る時間を均等にする

NG習慣

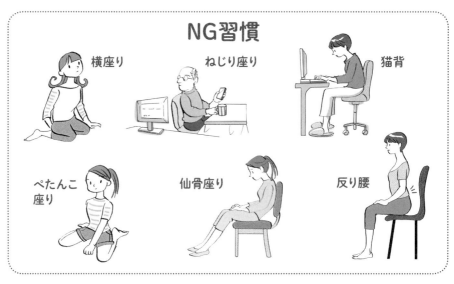

横座り

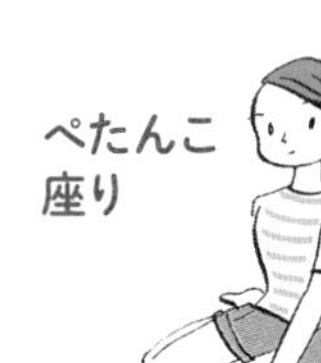

ねじり座り

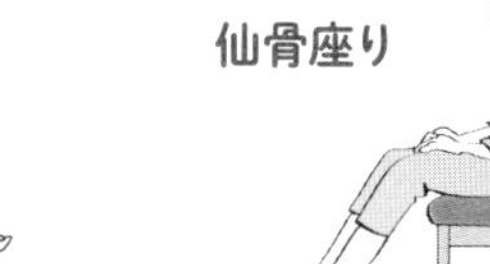

猫背

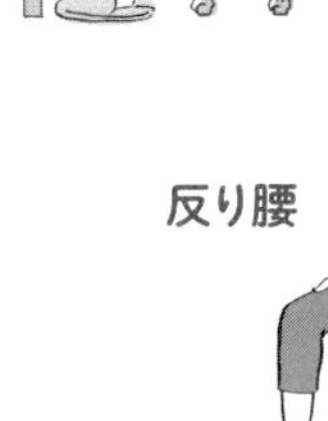

ぺたんこ座り

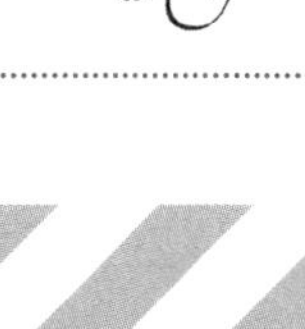

仙骨座り

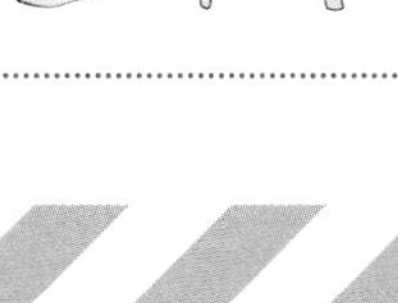

反り腰

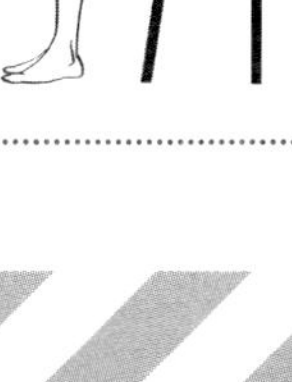

腰痛・坐骨神経痛にいい生活習慣②立ち方

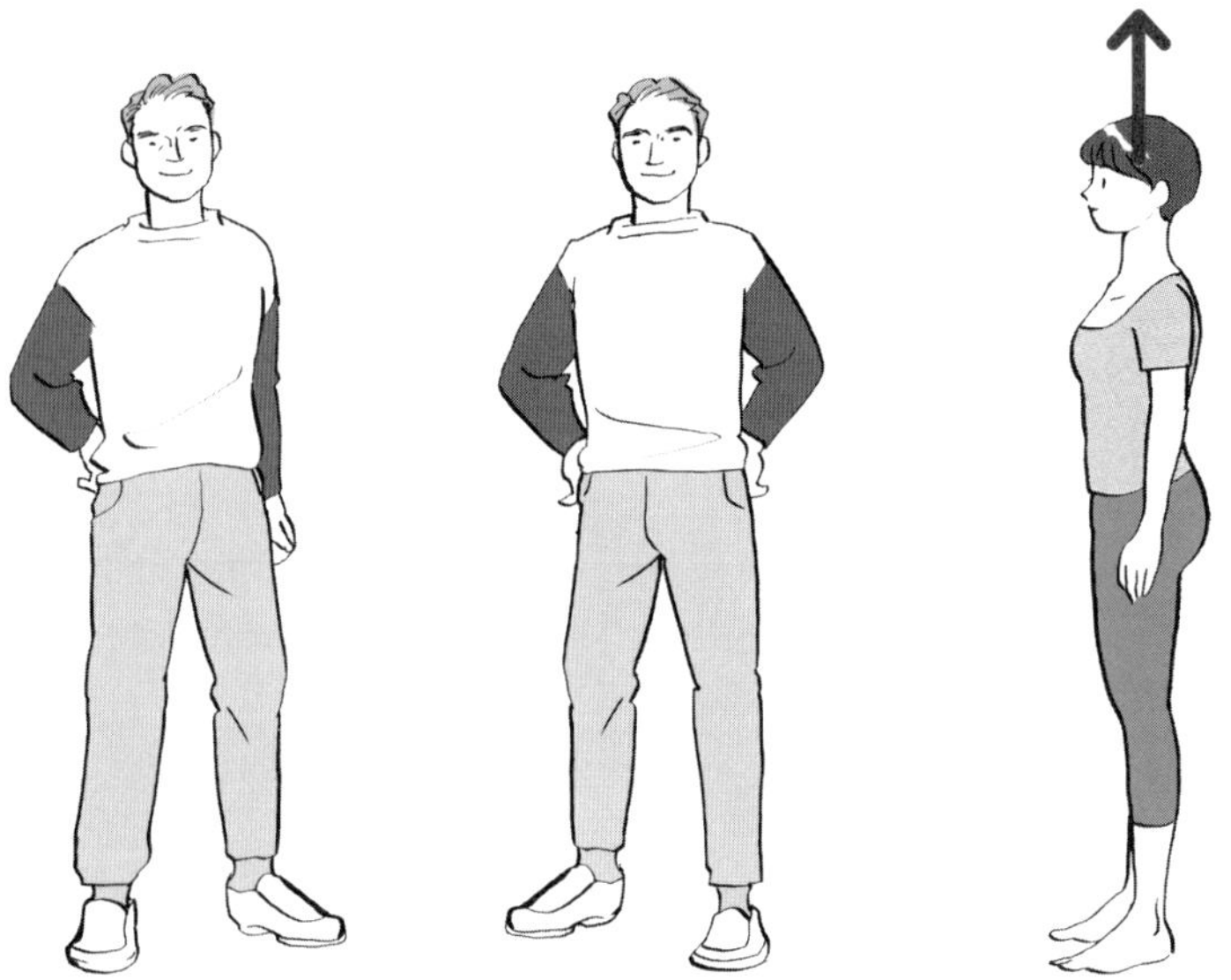

頭のてっぺんから真上に引っ張られていることをイメージして背筋を伸ばす。ただし、この頭上のイメージなしに胸だけを張ると反り腰になるので、注意する。足をずらして体重を左右の片側にかけるときは、体重をかける時間が左右均等になるように、適宜足を入れ替える

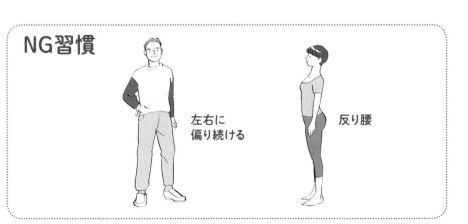

NG習慣

左右に
偏り続ける

反り腰

腰痛・坐骨神経痛にいい生活習慣③歩き方

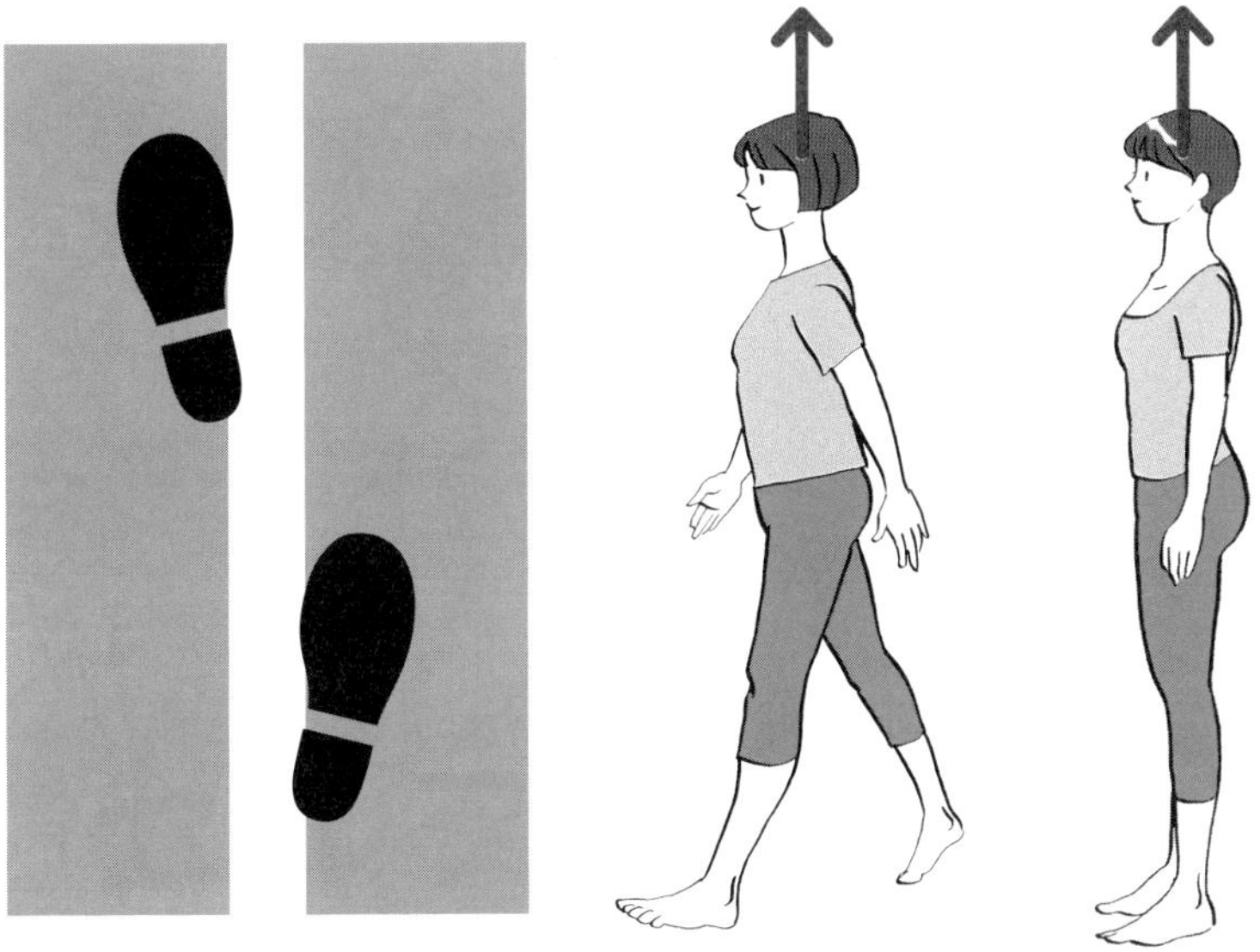

前ページの立ちかた同様に、頭のてっぺんから真上に引っ張られていることをイメージしながら、背筋を伸ばして歩く。
足の幅は歩道を示す白線の両端を踏むくらいで、つま先を15°程度外に向ける

NG習慣

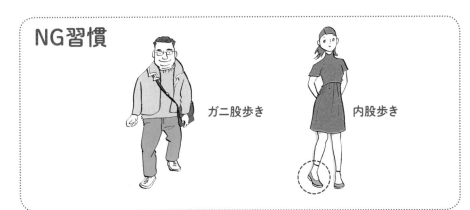

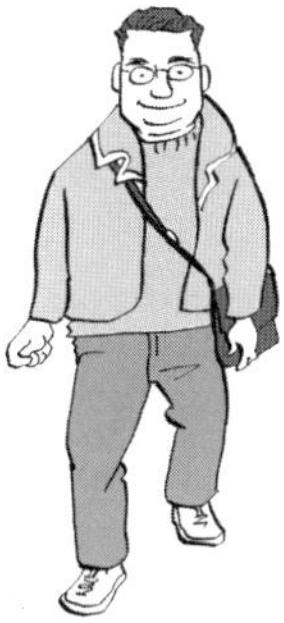

ガニ股歩き

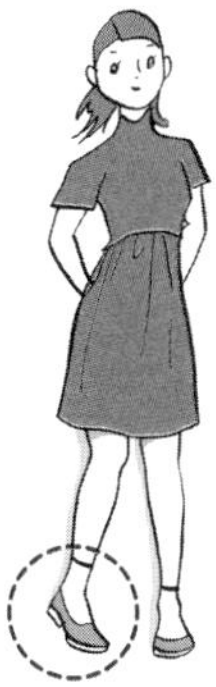

内股歩き

腰痛・坐骨神経痛にいい生活習慣④寝方

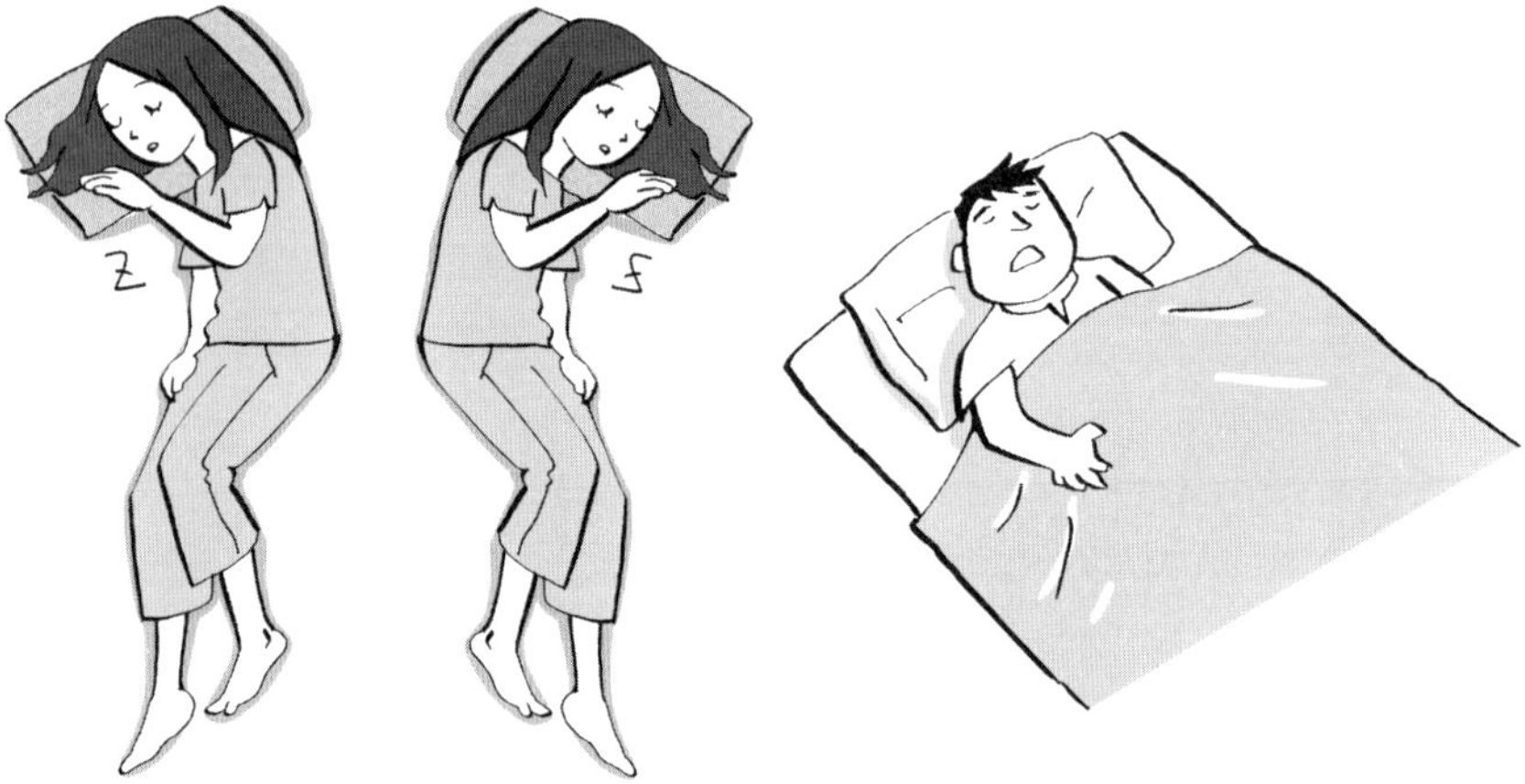

仰向け、横向きで寝て寝返りを多くするのがベスト。
そのためには、高反発ベッドやコイルの多いマットレスがオススメ！
横向きで寝る場合は、左右どちらか一方の向きばかりの体勢で寝るのはよくない

NG習慣

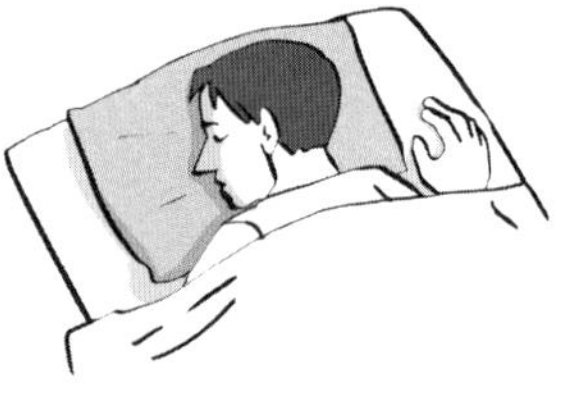

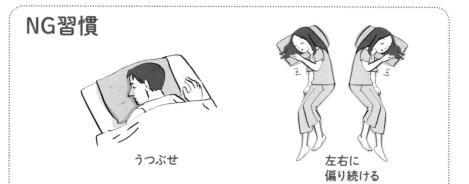

うつぶせ

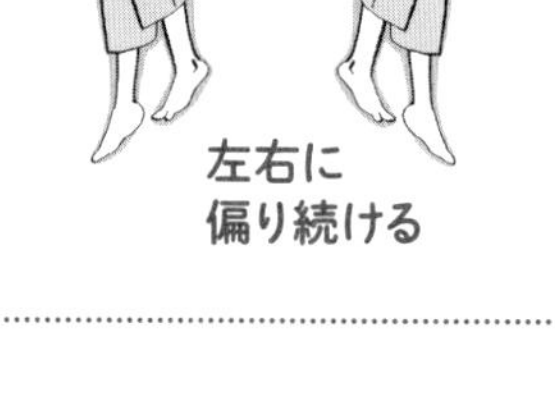

左右に
偏り続ける

腰痛・坐骨神経痛にいい生活習慣⑤体温と食事

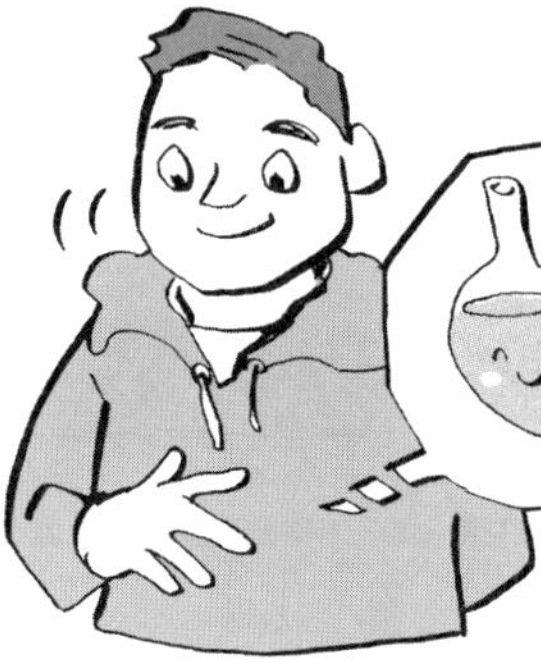

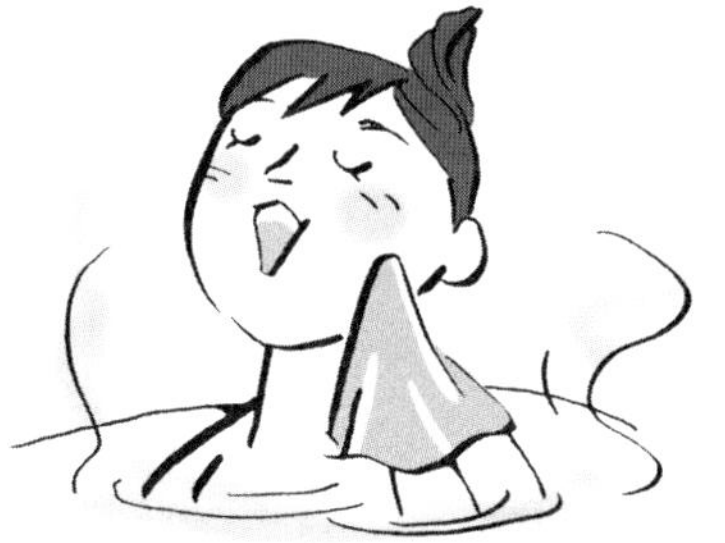

筋肉は、冷えると硬くこわばりやすいため、夏場のクーラーや冬場の外出などには注意する。体が冷えたときは、入浴などで体を温める。
また、内臓が疲労しても腰や背中の筋肉が硬くなり、腰痛や坐骨神経痛の原因になることがあるため、暴飲暴食を避けて、腹八分目の食生活をおくるとよい

NG習慣

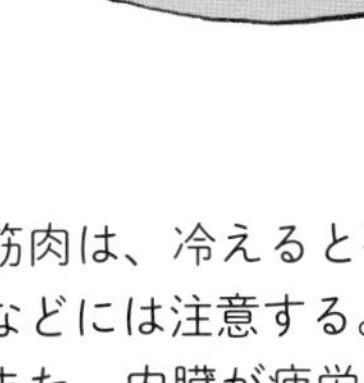

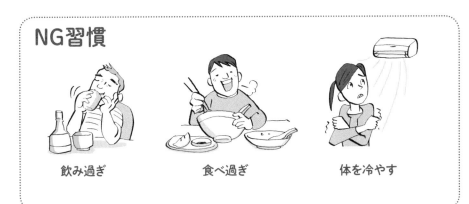

飲み過ぎ

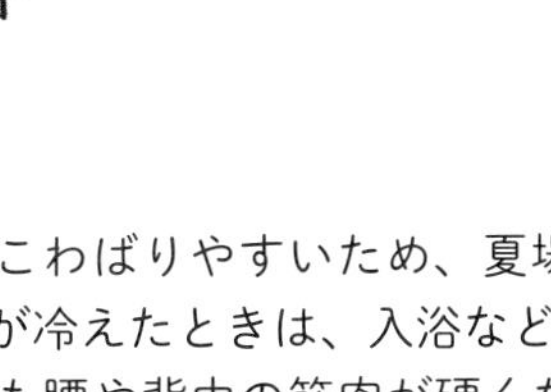

食べ過ぎ

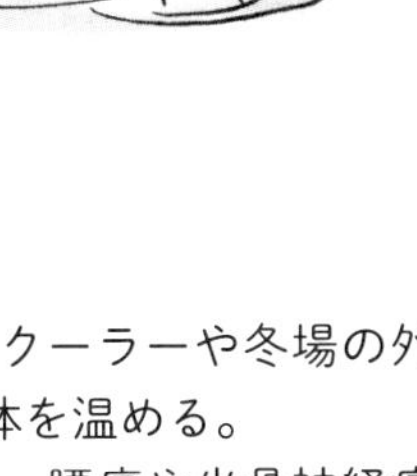

体を冷やす

おわりに

本書を手にとってくださった読者のみなさんの多くは、急性な痛みやしびれではなく、長い間、慢性的に腰痛や坐骨神経痛に悩まされていた方々だと思います。

慢性疾患としての腰痛、坐骨神経痛の基本的な原因は、誤った生活習慣です。

日々くり返している座り方、立ち方、歩き方、あるいは寝方など、日常の姿勢を誤ったまま続けていると、腰椎に曲がりやねじれができて、腰痛や坐骨神経痛を引き起こします。

つまり、本書でご紹介したセルフケアを続けるだけではなく、誤った生活習慣や姿勢を改めることも、症状を緩和・改善し、再発を防ぐためには重要なことなのです。

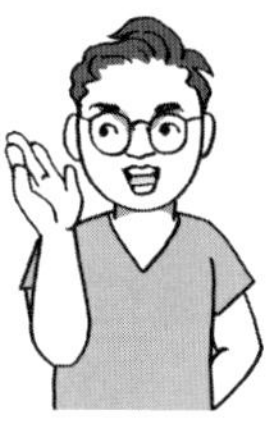

この本を参考にしてセルフケアをおこない、生活習慣や姿勢を改めても、痛みやしびれが治らない方は、ぜひ当院にお越しいただき、直接私の施術を受けてみていただければと思います。誠心誠意、対応させていただきます。

また、腰に激しい痛みがある場合、あるいは腰痛だけではなく足にも痛みやしびれが出ている場合で、一度も病院で診てもらっていない方は、すぐに医師の診断を受け、ＭＲＩやレントゲンなどの検査を受けてください。

椎間板ヘルニアや脊柱管狭窄症、腰椎すべり症、腰椎分離症などだけでなく、思いもよらない大病の影響である場合も稀にあります。

最後に大切なことをひとつ、覚えていただきたいと思います。

当院にお越しくださる患者さんの中には、痛みやしびれが生じている部分をもんだり、ストレッチしたりする人が少なくありません。

しかし、腰痛や坐骨神経痛の原因は、痛みのある場所に存在するとは限りません。

むしろ、痛む箇所とは別のところに原因が潜んでいることのほうが多いのです。

本書を参考にご自身の腰痛の原因をしっかりと理解し、正しいセルフケアをおこなうことでつらい痛みは消え去るはずです。

一日でも早く、みなさんの腰痛・坐骨神経痛が改善することを祈っています。

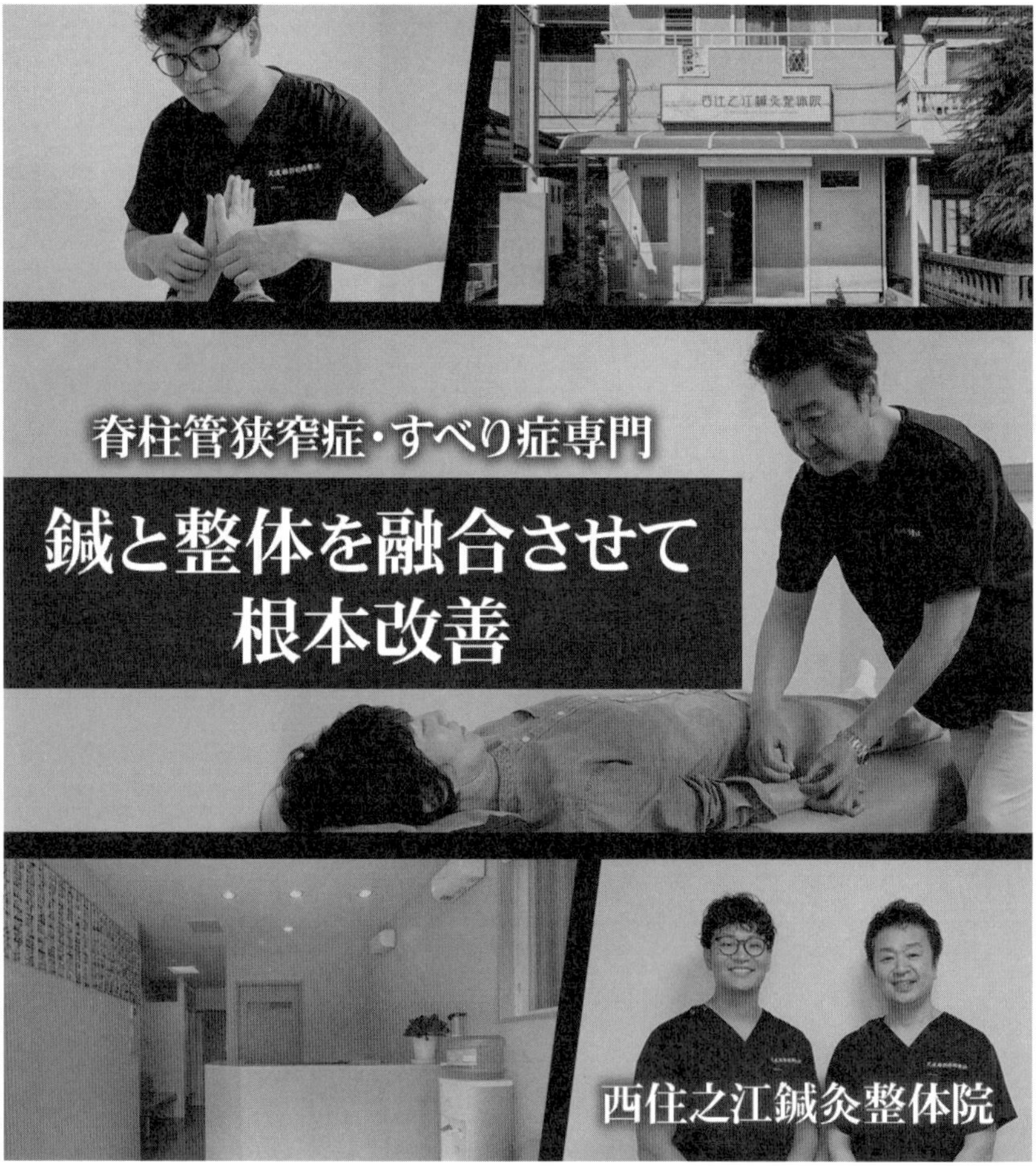
脊柱管狭窄症・すべり症専門
鍼と整体を融合させて
根本改善
西住之江鍼灸整体院

当院は、父の代から開業以来37年間、のべ9万5000人の腰椎疾患と向き合い続けてまいりました。脊柱管狭窄症やすべり症専門ではありますが、自身が過去に原因不明の坐骨神経で苦しんだ経験もあり、腰痛・坐骨神経痛の改善も得意としております。

また、独自の鍼治療と整体を融合させた施術で、根本からの改善が可能です。

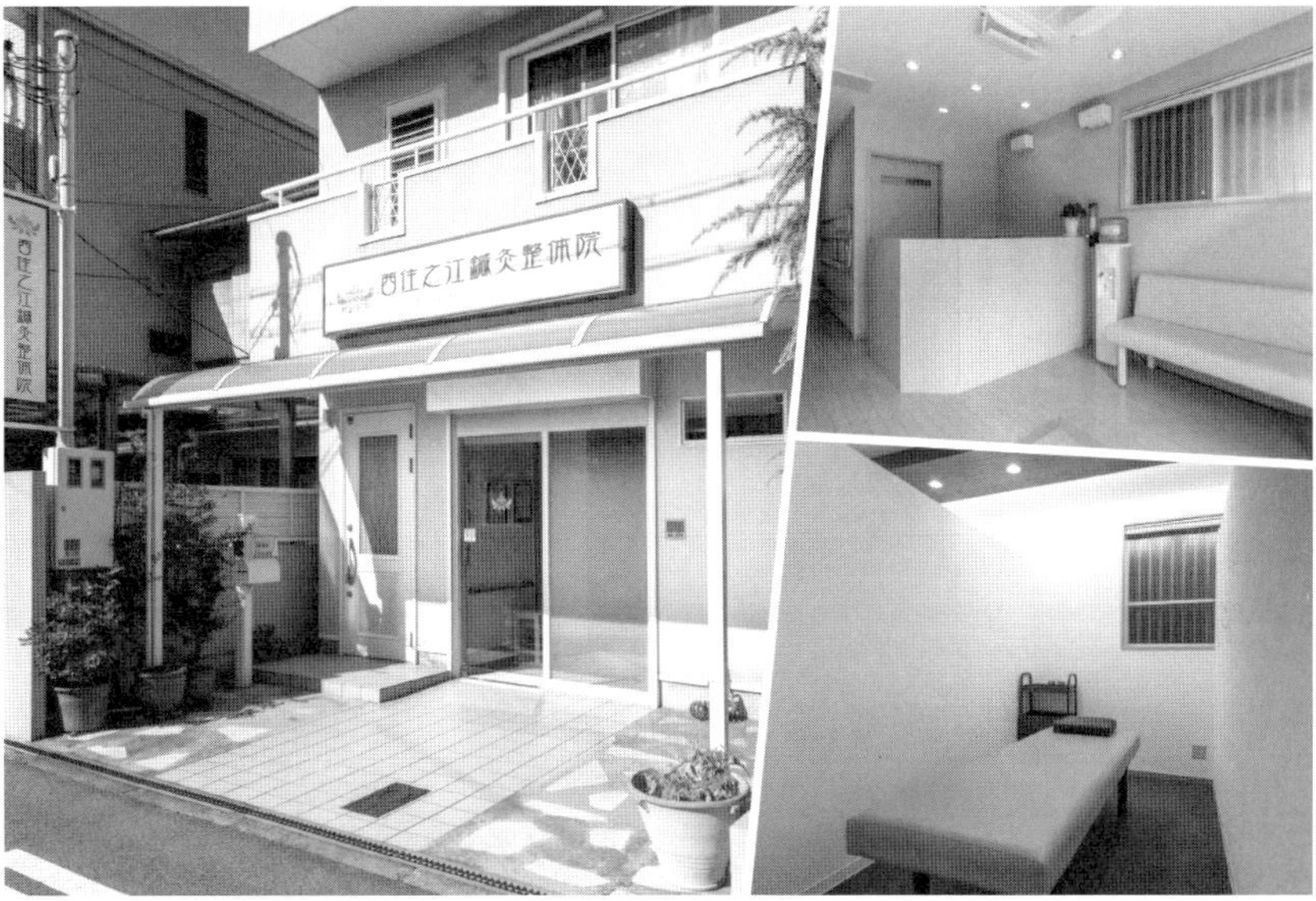

3つの特徴

① 鍼と整体を融合させた施術で根本改善が可能
② 専門書8冊出版、YouTube動画700本の専門知識
③ 無料駐車場完備、駅から徒歩5分で通院しやすい

西住之江鍼灸整体院
〒559-0005　大阪市住之江区西住之江2-11-6
（南海本線住ノ江駅・阪堺電車我孫子道駅から徒歩5分）
TEL 0120-998-045
営業時間 9:00～12:00 / 14:00～17:00
定休日 水曜午後・木曜・日曜・祝日
https://nishisuminoe-sekkotsu.com/

白井 天道（しらい てんどう）

西住之江鍼灸整体院院長

◎YouTubeチャンネル「脊柱管狭窄症・すべり症の専門家てんどう先生」は登録者12万人超え。再生回数１７００万回を超える超人気整体師。鍼灸師。

◎自身の体験（ぎっくり腰による坐骨神経痛）から、腰痛・足のシビレに悩む人の治療に特化。「脊柱管狭窄症」「椎間板ヘルニア」「腰椎すべり症」など、のべ９万５０００人の腰椎疾患の改善に尽力する。同時に、腰以外の痛みや不調も解消する施術を行い、好評を博す。

◎親子2代にわたる長年の臨床経験を活かして鍼治療「天道脈診経絡整法」、整体「白井メソッド」を開発。薬や注射も効果がない痛み・シビレを劇的に改善させて、手術の必要もなくなる技術力の高さから、喜びの口コミ・直筆の体験談が８００件あまり寄せられる。

◎中国・上海医科大学の研修で本場の鍼灸を学ぶ。また指圧、気功、日本古来の整体への造詣も深く、独自の治療法を開発している。

ホームページ
西住之江鍼灸整体院
https://nishisuminoe-sekkotsu.com/

YouTubeチャンネル
脊柱管狭窄症・すべり症の専門家てんどう先生
https://youtube.com/user/osakaseitai

2500万人《にせんごひゃくまんにん》が苦《くる》しむ名《な》もなき腰痛《ようつう》を自分《じぶん》で治《なお》すすごい本《ほん》

二〇二四年（令和六年）二月二十四日　初版第一刷発行
二〇二四年（令和六年）三月十五日　初版第二刷発行

著　者　白井天道
発行者　石井悟
発行所　株式会社自由国民社
　東京都豊島区高田三─一〇─一一　〒一七一─〇〇三三
　電話〇三─六二三三─〇七八一（代表）
造　本　JK
印刷所　奥村印刷株式会社
製本所　新風製本株式会社